Pflege
MANAGEMENT

Günther Schlott | Dieter Mank

Versorgungsplanung in der letzten Lebensphase

Praxis-Handbuch: Erfolgreiche BVP-Implementierung

2., bearbeitete Auflage

schlütersche

Günther Schlott studierte Psychologie und Philosophie. Im Anschluss absolvierte er eine Ausbildung zum Hotelkaufmann. 2005 wandte er sich der Altenpflege zu und leitete verschiedene Pflegeeinrichtungen für private und diakonische Träger. Seit 2012 ist er als Einrichtungsleiter für Mission Leben gGmbH tätig, seit 2019 im Altenpflegeheim »Ludwig-Eibach-Haus« in Wiesbaden. Neben zahlreichen Fortbildungen als Schulungsleiter verfügt er über eine einjährige Ausbildung zum Qualitätsmanagement-Fachingenieur.

Dieter Mank studierte Germanistik und Philosophie. Nach der Promotion im Fach trat er als Volontär in die Frankfurter Neue Presse ein. Seit 1987 ist er als freiberuflicher Journalist und Autor tätig, überwiegend schreibt er (Auto-)Biografien, Firmenporträts und wissenschaftliche Beiträge und ist gelegentlich als Ghostwriter tätig.

»BVP ist das ideale Projekt zur Erzeugung einer perfekten Win-win-Situation. Jeder investierte Cent rechnet sich ein Vielfaches!«

GÜNTHER SCHLOTT

Bibliografische Information der Deutschen Nationalbibliothek
Die Deutsche Nationalbibliothek verzeichnet diese Publikation in der Deutschen Nationalbibliografie; detaillierte bibliografische Daten sind im Internet über http://dnb.ddb.de abrufbar.

ISBN 978-3-8426-0819-1 (Print)
ISBN 978-3-8426-9024-0 (PDF)
ISBN 978-3-8426-9025-7 (EPUB)

Titelbild: Jürgen Fälchle - stock.adobe.com
Covergestaltung und Reihenlayout: Lichten, Hamburg
Druck: Beltz Bad Langensalza GmbH, Bad Langensalza

Inhalt

Vorwort 1

Herzlich willkommen!

Ich freue mich, dass Sie diese Zeilen lesen und mit uns ein wenig Zeit verbringen. Und ich hoffe, Ihr Interesse erlahmt nicht so schnell. Denn wir haben uns wirklich Mühe gegeben, dieses Buch kurzweilig und informativ zu gestalten. Da wäre es doch schade, wenn Sie so schnell aufgeben würden, oder?

Wir wollen Ihnen in diesem Buch den Prozess einer erfolgreichen Implementierung von BVP am Projekt »beizeiten begleiten®« aufzeigen.

Aber wir wollen Ihnen nicht nur das Projekt vorstellen, Prozessschritte erläutern und ein taugliches Rahmenkonzept liefern. Ziel ist auch, unseren Gedanken, Überlegungen und Zweifeln Ausdruck zu verleihen, die sich uns in den vielen Monaten der Ausbildung und der Implementierung aufdrängten. Fragen nach dem Sinn des Ganzen, nach den Beschränkungen des Ansatzes im Allgemeinen und dem Konflikt zwischen Vision und Wirklichkeit. Die Realitätsprüfung unserer Arbeit hat die Teammitglieder unterschiedlich stark mitgenommen, letzten Endes ist unser Team von acht auf sechs aktive Teilnehmer geschrumpft.

Und so ist dieses Buch auch aufgebaut: Von der Frage »Macht das wirklich einen Sinn?« bis hin zu der möglichen Antwort: »Ein durchaus lohnenswertes Projekt!« Gehen Sie mit uns durch die hellen, klaren Visionen und lassen Sie sich anstecken. Aber auch diese klebrigen Zweifel, die nie ganz verschwinden, wollen wir offen ansprechen. Wenn Sie der Virus der Vision erfasst, sehr gut! Wenn wir Sie mit den Zweifeln in Versuchung führen, auch gut. Wenn die Zweifel überwiegen, dann bitte: Nehmen Sie lieber Abstand vom BVP-Projekt. Auch dann hätten wir ein durchaus legitimes Ziel erreicht: die Abschreckung der nur halb Überzeugten. Denn dafür ist der Weg zu lange und man sollte keine Hoffnungen wecken, die man hinterher nicht erfüllen kann.

Dieses Buch ist wie ein kaltes Buffet. Es gibt natürlich die üblichen Standards, wie Prozesse, Konzepte und Listen, aber es gibt auch diverse geistige Schmankerl, manche gesund, manche sehr lecker, aber schwer verdaulich, und manche ein unverhohlener Angriff auf Ihre gute Figur. Dies sind jene, die ein wenig am Selbstvertrauen kratzen und die Psychohygiene durcheinander bringen. Es gibt Anleihen bei Psychologie und Philosophie, kleine Ausflüge ins Exotische und viel zu diskutieren (und natürlich zu kritisieren, das haben wir so eingebaut).

Das Schöne an unserem kalten Buffet ist, dass Sie sich nicht anstellen müssen. Sie können direkt zur Dessertstation laufen, ohne sich zuerst die gewichtigen Hauptgänge einzuverleiben. Sie können sich die besten Sachen herauspicken und sogar noch einen Nachschlag bekommen. Sie können auch alles nacheinander durchprobieren, sofern Sie das Fassungsvermögen dazu besitzen. Aber es ist durchaus legitim, manche Angebote einfach außer Acht zu lassen.

Und so können Sie auch dieses Buch lesen: Von hinten nach vorne, nur die Kapitel, die Sie interessieren, die langatmigen Stellen überspringen oder auch ganz methodisch streng Seite für Seite lesen. In jedem Falle wünschen wir Ihnen viel Spaß. Und so bleibt uns nur eines zu sagen: **Das Buffet ist eröffnet.**

Ihr
Günther Schlott

Vorwort 2

Erich Kästner pflegte die meisten seiner Bücher mit einem, ja gelegentlich sogar mit zwei Vorworten zu versehen und sah das sogar als dringende Notwendigkeit an. Er hielt das für keine Unart. Gilt das nur für Schriftsteller der heiteren bis wolkigen Muse? Es ist höchste Zeit, dass auch Sachbuchautoren ihre entsprechenden Rechte anmelden! Im Ernst gesprochen – warum soll ein von zwei Autoren geschriebenes Buch nicht auch zwei Vorworte haben? Zumal jeder von uns beiden seine eigene Vorstellung von der Vorgehensweise an dieses ernste Thema hat – wenn auch Günther Schlott wesentlich mehr dazu beigetragen hat als ich. Im Übrigen bedeutet der Umstand, dass sich zwei Autoren an diesem Thema versucht haben, keineswegs, dass wir völlig verschiedene Denkweisen haben und der völlig erschöpfte Leser (oder die Leserin) sich am Ende fragt: Ja, was meinen die denn jetzt eigentlich mit ihrem Buch? Nein – das »Wir« steht im Vordergrund dieser Texte über jenes Projekt, das den etwas sperrigen Titel »Behandlung im Voraus Planen« trägt und das dazu beitragen soll, u. a. der zentralen Problematik einer echten Vorsorge für das eigene Leben und Sterben und den eigenen Tod zu besserem Verständnis und mehr Entscheidungskriterien zu verhelfen, als dies bisher der Fall war.

Ich hoffe, dass Sie meine Beiträge mit ebenso großem Interesse lesen wie die von Günther Schlott und nicht mit Stirnrunzeln sagen werden: Jetzt kommt der schon wieder! Wir haben allein wegen unserer Biografien unterschiedliche Ansätze zu diesem Komplex. Günther Schlott hat u. a. Psychologie studiert und ist schon seit Jahren in den Bereichen der Hotellerie und Altenpflege als Einrichtungsleiter tätig. Ich habe Germanistik studiert, habe es im Berufsleben bis zum Redakteur gebracht und mir im Lauf der Jahre einiges von dem angeeignet, was ich seit rund 30 Jahren als vielseitiger freier Autor nutze. Dazu gehören auch eine über 30-jährige Erfahrung als ehrenamtlicher Mitarbeiter in der Altenpflege und ein recht umfassender Überblick über die Entwicklungen in der Geriatrie.

Diese durchaus unterschiedlichen Erfahrungen in Studium und Beruf decken schon eine recht große Bandbreite ab. Und wir denken, dass jeder von uns, auch in der Sprache, seine persönliche Sichtweise zum Ausdruck bringen können sollte. Übrigens – auch die »Ansteckungsgefahr« durch dieses Buch wird durch die Tätigkeit zweier Autoren erhöht! Aber das nur nebenbei.

Wichtig ist, dass Sie – an welcher Stelle Sie mit diesem Buch auch immer anfangen – mit der Lektüre einen direkten Zugang zu diesem äußerst schwierigen Thema finden können. Wir als Autoren treten in diesem Buch nicht etwa als Konkurrenten gegeneinander an; nein wir probieren durch eine vielleicht unterschiedliche Sicht auf die Dinge, den Leser zum Nachdenken anzuregen. Denn eines ist gewiss: Nachgedacht wird heute über Themen wie Krankheit, Sterben und Tod in ganz anderen Bahnen als noch vor 20 oder 25 Jahren. Zu dieser Zeit, das nur als Beispiel, wäre ein Gespräch über die diversen Möglichkeiten, Sterbende in der letzten Lebensphase zu begleiten, völlig undenkbar gewesen. Einen Begriff z. B., wie »Letzte Hilfe« (in Ergänzung zur »Ersten Hilfe«), hätte man schlicht und einfach für tabu erklärt, vor allem unter vielen Medizinern!

Es ist an der Zeit, gerade jetzt ein Buch über dieses Thema zu schreiben! Und auch bei diesem sehr ernsten und sehr komplexen Leitgedanken, allen Menschen ein Leben und Sterben in Würde zu ermöglichen – und keine Pflege um jeden Preis –wünschen beide Autoren Ihnen, den Lesern, ein reges Interesse an der Lektüre.

Und dass es nicht nur beim Interesse bleibt, sondern wir Ihnen konkret dabei helfen können wirksame Schritte aus diesem Buch ableiten zu können. In diesem Sinne wünsche auch ich Ihnen viel Freude!

Ihr
Dr. Dieter Mank

Vorwort zur zweiten Auflage

Wir möchten an dieser Stelle all jenen Lesern danken, die uns eine Rückmeldung zu diesem Buch gegeben haben. Erfreulicherweise gab es viele positive Reaktionen, die uns bestärkt und Mut gemacht haben. Aber es gab auch kritische Stimmen, denen wir ebenso aufrichtig danken. Einiges an unserem »Buffet« lag den Lesern dann doch schwer im Magen und war letztlich nicht völlig gar. Fehler, die sich eingeschlichen haben, wurden daraufhin berichtigt, bei einigen Begriffen und Darstellungen die Trennschärfe erhöht und Missverständliches verdeutlicht. Ich hoffe, es ist uns zur Zufriedenheit aller gelungen. Die nur schwer verdaulichen Gerichte wurden aus dem Angebot herausgenommen und das Buffet entsprechend angepasst. Und so wünschen wir auch den Lesern der 2., bearbeiteten Auflage viel Spaß beim Lesen und diskutieren.

Ihr
Günther Schlott

1 Die Basis: Das Konzept BVP am Beispiel »beizeiten begleiten®«

Günther Schlott

Patientenverfügungen gibt es seit Anfang der 1970er Jahre. Durch das dritte Gesetz zur Änderung des Betreuungsrechtes wurde das Rechtsinstrument der Patientenverfügung in Deutschland erstmals gesetzlich geregelt. Es wird daher umgangssprachlich auch als **»Patientenverfügungsgesetz«** bezeichnet und trat am 1. September 2009 in Kraft. Es regelte erstmals, dass Patientenverfügungen Geltung zu verschaffen ist, wenn sie auf die aktuelle Lebens- und Behandlungssituation zutreffend sind.

Im Prinzip befürworten die meisten Menschen, dass anhand von Vorausplanungen ungewünschte medizinische Anstrengungen zur Lebensrettung und Lebensverlängerung vermieden werden können. Gleichzeitig sind sich die meisten Menschen bewusst, dass Patientenverfügungen seit Jahrzehnten in der realen Welt medizinischer Entscheidungsfindung meist nur eine untergeordnete Rolle spielen. Kritische Entscheidungen in Unkenntnis des Patientenwillens sind an der Tagesordnung – zu Hause, im Altenheim oder auf der Intensivstation.

Seit den 1990er-Jahren hat sich mit Advanced Care Planning (ACP) – deutsch: Behandlung im Voraus planen (BVP) – eine neue Herangehensweise an Patientenverfügungen entwickelt. Sie besitzt das Potenzial, diese Defizite erfolgreich zu kompensieren.

Auch in Deutschland ist das Interesse an diesem Konzept in den vergangenen Jahren erheblich gestiegen, nicht zuletzt durch das im Dezember 2015 in Kraft getretene Hospiz- und Palliativgesetz (HPG). Mit dem neuen § 132g SGB V können stationäre Pflegeeinrichtungen und Einrichtungen der Behindertenhilfe künftig ihren Bewohnern eine »Gesundheitliche Versorgungsplanung für die letzte Lebensphase« zulasten der Krankenkassen anbieten. Dies ist für die Einrichtungen der Altenpflege und Behindertenhilfe ein Novum.

Definition **»Behandlung im Voraus Planen« (BVP)**

»Behandlung im Voraus Planen« verfolgt das Ziel, mögliche künftige medizinische Entscheidungen so vorauszuplanen, dass Patienten auch dann zuverlässig nach ihren individuellen Wertvorstellungen und Wünschen behandelt werden, wenn sie diese krankheitsbedingt nicht mehr selbst äußern können[1].

Zudem können auch Wünsche und Präferenzen zu anderen künftig relevanten Aspekten geäußert und festgelegt werden, z. B. pflegerischer, psychosozialer oder spiritueller Art. Nicht zuletzt können auch medizinische Indikationen für das Vorgehen im Notfall im Voraus überprüft und ein Handeln gemäß den Regeln ärztlicher Kunst rechtzeitig gebahnt werden.

BVP bewahrt nicht einwilligungsfähige Patienten vor ungewollter Über- oder Unterversorgung und hat darüber hinaus das Potenzial, Angehörige bzw. Bevollmächtigte oder Betreuer sowie Pflegende und Ärzte, die stellvertretend weitreichende Entscheidungen treffen oder mit deren Folgen leben müssen, vor vermeidbaren psychischen Belastungen zu schützen.

Info – »beizeiten begleiten®«

Im Rahmen eines BMBF-geförderten Forschungsprojektes (Bundesministerium für Bildung und Forschung, 2009–2011) wurde in enger Anlehnung an internationale BVP-Standards und speziell an das Programm Respecting Choices das regionale BVP-Programm »beizeiten begleiten®« entwickelt[2].

In einer international kontrollierten Studie konnte gezeigt werden, dass das Programm geeignet ist, nicht nur die Anzahl, sondern auch die Qualität der Patientenverfügungen (insbesondere Aussagekraft und Validität) im Beobachtungszeitraum signifikant zu steigern.

»beizeiten begleiten®« wurde anschließend – ohne externe Förderung – von zwei der Interventionseinrichtungen in die Regelversorgung übernommen, eine Einrichtung praktiziert es bis heute. Eine zunehmende Anzahl von weiterer Institutionen, Träger

---

[1] In der Schmitten J, Nauck F, Marckmann G (2016): Behandlung im Voraus planen/Advanced Care Planning): ein neues Konzept zur Realisierung wirksamer Patientenverfügungen, Z Palliativmed 2016, 17: 177-195, Thieme Verlag, Stuttgart

[2] In der Schmitten J, Marckmann G (2015). Das Pilotmodell beizeiten begleiten. In: Coors M, Jox R, in der Schmitten J (2015) (Hrsg. Advanced Care Planning): Von der Patientenverfügung zur gesundheitlichen Vorausplanung. Kohlhammer Verlag, Stuttgart

und Netzwerke aus ganz Deutschland hat seit dem Jahr 2015 – durchaus mit Blick auf den neuen §132 g SGB V – begonnen, beizeiten begleiten® zu implementieren oder die entsprechenden Vorbereitungen zu treffen.

1.1 Elemente von »beizeiten begleiten®«

»beizeiten begleiten®« wurde entwickelt als ein Modell für eine regionale Implementierung von Advance Care Planning (▶ Kap. 2). Kern des Projekts ist ein Gesprächsangebot, z. B. für alle Bewohner der teilnehmenden Pflegeeinrichtungen und Einrichtungen der Eingliederungshilfe für behinderte Menschen durch qualifizierte Gesprächsbegleiter und fortgebildete kooperierende (Haus-)Ärzte.

Dabei besteht in ein- bis zweistündigen Gesprächen Gelegenheit, über die eigenen individuellen Behandlungswünsche für zukünftige Behandlungsszenarien nachzudenken. Die persönlichen Festlegungen werden mit Unterstützung der Gesprächsbegleiter auf eigens entwickelten, einheitlichen und aussagekräftigen Patientenverfügungen bzw. Vertreterdokumenten sowie einem Notfallbogen dokumentiert. Neben dem Personal der Pflegeeinrichtungen und den teilnehmenden (Haus-)Ärzten sind u. a. auch die ambulante Hospizbewegung, Angehörige des Betreuungswesens, die Heimaufsicht, der Rettungsdienst und die Leitung sowie das ärztliche und pflegerische Personal des regionalen Krankenhauses involviert.

1.1.1 Aufsuchendes Gesprächsangebot

Bislang blieb die Initiative zur Abfassung einer Patientenverfügung dem Betroffenen selbst überlassen. Dadurch hat nur ein kleiner Teil der Bevölkerung eine Vorausverfügung erstellt. Im Konzept »beizeiten begleiten®« übernehmen die regionalen Akteure im Gesundheitswesen die Verantwortung, auf die jeweilige Zielgruppe (z. B. die Bewohner von Altenpflegeheimen) zuzugehen und ihnen die Möglichkeit und Vorteile einer Vorausplanung von Behandlungsentscheidungen zu erläutern. Sie bieten unverbindlich die Unterstützung durch eine entsprechend geschulte und professionell agierende Gesprächsbegleitung an. Mit diesem aufsuchenden Gesprächsangebot soll die Anzahl von Vorausplanungen in der Zielgruppe deutlich gesteigert werden.

1.1.2 Qualifizierte Gesprächsbegleitung

Das zentrale Element von BVP ist ein qualifizierter Gesprächsprozess, der die Betroffenen bei der Entwicklung und Dokumentation ihrer Wünsche für mögliche künftige Behandlungen unterstützt. Spezifisch hierfür geschultes nichtärztliches und ärztliches Personal begleitet den Gesprächsprozess, der in der Regel in eine individuelle schriftliche Vorausverfügung mündet. Um den nicht-direktiven Charakter der Unterstützung zu verdeutlichen, wird bei dieser Rolle im Konzept »beizeiten begleiten®« von einem **BVP-Gesprächsbegleiter** gesprochen, nicht von einem Berater.

1.1.3 Professionelle Dokumentation

Regional einheitliche, aussagekräftige Formulare sollen sicherstellen, dass die im Gesprächsprozess ermittelten Präferenzen so dokumentiert werden, dass sie von allen Akteuren im Gesundheitswesen effektiv umgesetzt werden können. Sie sollten dabei die inhaltliche Struktur des begleiteten Gesprächsprozess abbilden. Insbesondere bei älteren oder chronisch kranken Personen sollten in einem **Notfall- oder Krisenbogen** Behandlungswünsche für den Fall einer plötzlichen gesundheitlichen Krise mit Verlust der Entscheidungsfähigkeit festgehalten werden.

Auch bei (dauerhaft) nicht mehr einwilligungsfähigen Personen sollte eine Vorausplanung vorgenommen und in einer **Vertreterdokumentation** festgehalten werden. Neben dem Betroffenen, bzw. dem gesetzlichen Vertreter, unterzeichnen der Gesprächsbegleiter und der ebenfalls spezifisch fortgebildete (Haus-)Arzt das Formular des Notfall- oder Krisenbogens, um damit den qualifizierten Gesprächsprozess zu dokumentieren und die Validität der Vorausplanung für Dritte nachvollziehbar zu machen. Die Unterschrift des behandelnden Arztes ist ausdrücklich erwünscht, aber nicht zwingend notwendig. Das Dokument ist auch ohne Unterschrift des Arztes rechtsgültig.

1.2 Inhalte eines BVP-Gesprächs

- Zunächst sollte im freien Gespräch die Einstellung des Betroffenen zum Leben, Weiterleben und generell zum Einsatz medizinischer Maßnahmen bei schwerer Erkrankung ermittelt werden – im Sinne einer Klärung des Lebenswillens generell sowie bedingter Behandlungsziele. Diese Ausführungen dienen zum einen als Grundlage für die dann folgende Planung konkreter medizinischer Entscheidungssituationen, zum anderen im späteren Anwendungsfall als Orientierung bei medizinischen Situationen, die nicht explizit von der Vorausverfügung abgedeckt sind.
- Sodann sollten Behandlungspräferenzen für mögliche zukünftige medizinische Entscheidungssituationen geklärt und dokumentiert werden, für die sinnvollerweise die gewünschten Behandlungsmaßnahmen vorausgeplant werden können und sollten. Es erscheint dabei sinnvoll drei Szenarien zu besprechen, die sich durch die jeweils verfügbare Information über die **Prognose** unterscheiden:
  - Akute medizinische Krisen mit plötzlichem Verlust der Einwilligungsfähigkeit (es ist keine prognostische Information verfügbar)

1

  - Akute schwere Erkrankung mit anhaltender Nichteinwilligungsfähigkeit (ein Spektrum unterschiedlicher Verläufe und Ergebnisse ist möglich) und
  - Chronische Erkrankungen mit anhaltender Nichteinwilligungsfähigkeit (eine dauerhafte kognitive Einschränkung ist sicher)
- Schließlich sollte eine Vertrauensperson ermittelt und benannt werden, die als Stellvertreter für künftige medizinische Entscheidungen bevollmächtigt wird.

1.3 Kernaussagen von BVP

- »Behandlung im Voraus Planen« (BVP) verfolgt die übergreifende Zielsetzung, dass Patienten auch dann nach ihren individuellen Wünschen behandelt werden können, wenn sie diese nicht mehr äußern können.
- Mit der konventionellen Herangehensweise an Patientenverfügungen ist dieses Ziel nicht zu erreichen. Diese sind nach wie vor zu wenig verbreitet, häufig nicht aussagekräftig formuliert und von fragwürdiger Validität, bei Bedarf nicht zur Hand und sie bleiben vom Gesundheitspersonal oft unbeachtet.
- Um die übergreifenden Ziele zu erreichen – effektive Wahrnehmung der Patientenautonomie bei Verlust der Einwilligungsfähigkeit -, weisen BVP-Programme wie »beizeiten begleiten®« zwei konstitutive Elemente auf:[3]
  - Eine qualifizierte Gesprächsbegleitung im Sinne einer gemeinsamen Entscheidungsfindung und
  - eine regionale Implementierung
    - Im Rahmen eines professionell begleiteten Gesprächsprozesses erhalten Menschen Gelegenheit, eigene Präferenzen für mögliche zukünftige medizinische Behandlungen bei Nichteinwilligungsfähigkeit zu entwickeln, mit Angehörigen zu besprechen und auf aussagekräftigen Formularen zu dokumentieren.
    - Die in den regionalen Versorgungsstrukturen tätigen Personen werden so geschult bzw. informiert, dass die resultierenden Vorausverfügungen regelmäßig verfügbar sind und zuverlässig beachtet werden.
    - Internationale Studien belegen, dass mittels umfassender BVP-Programme nicht nur die Selbstbestimmung von Patienten in der letzten Lebensphase effektiv berücksichtigt, sondern auch die Qualität der Versorgung für Patienten und ihre Angehörigen verbessert werden kann.
    - Der neue § 132g SGB V verschafft nun zunächst den stationären Pflegeeinrichtungen Deutschlands und den Einrichtungen der Behindertenhilfe nach § 43 sowie kooperierenden Institutionen und Akteuren die Möglichkeit, ihren Bewohnern eine BVP zu Lasten der Krankenkassen anzubieten.

[3] Nauck F, Marckmann G, in der Schmitten J (2018): Behandlung im Voraus Planen – Bedeutung für die Intensiv- und Notfallmedizin. AINS 01/2018, Georg Thieme Verlag, Stuttgart, New York

Tab. 1: Vergleich herkömmlicher Patientenverfügungen mit BVP-Dokumentationen

Herkömmliche Patientenverfügungen	BVP nach »beizeiten begleiten®«
Formulare meist nicht validiert	Wirksamkeit überprüft
Viele unterschiedliche Formulare erschweren die Akzeptanz	Einheitliches Formular wird durch regionale Vernetzung bekannt gemacht
Jede Verfügung steht isoliert für sich	Einbindung der Kooperationspartner im regionalen Netzwerk
Oft ohne qualifizierte Beratung	Begleitung durch geschultes Personal
Meist nicht verfügbar	Klare Regelungen zur Aufbewahrung
Oft unvollständig ausgefüllt	Hilfe beim Ausfüllen
Oft schwer interpretierbar	Konkrete und klare Aussagen ohne Interpretationsspielraum
Meist Ankreuzverfahren von vorgegebenen Möglichkeiten	Grundbaustein ist die im freien Text erfasste Werteorientierung
Maßnahmenbezogen	Wertebezogen
Individueller Ansatz	Systemischer Ansatz
Oft nicht wirksam, da nicht alle entscheidungsrelevanten Informationen berücksichtigt wurden	Umfassende schriftliche (im Dokument selbst) und mündliche (durch den Begleiter) Information über entscheidungsrelevante Aspekte
Keine ärztliche Konsultation	Einbindung des Hausarztes ist vorgesehen
Meist keine Aufklärung und Hintergrundinformation	Umfassende Hintergrundinformation/Aufklärung
Mitunter rechtlich bedenkliche Aussagen	Dokumentation rechtlich abgeklärt
Oft nur für den Sterbeprozess formuliert (Reichweitenbegrenzung)	Verfügung gilt sofort für alle formulierten Szenarien
Statische Beschreibung der Entscheidungen	Dynamisch abgestufter Prozess bei den Szenarien
Meist kein Notfallszenario	(Ärztliche) Notfallanordnung
Unklare Aussagen zu den Szenarien	Mehrere Szenarien werden durchgespielt
Akzeptanzproblem bei Rettungsdiensten und Krankenhäusern	Bekanntmachung bei den Akteuren durch Schulung und Information
Keine Fallbesprechungen	Fallbesprechung im besonderen Fällen vorgeschrieben
Wird nicht mehr aktualisiert	Regelmäßige Überprüfung auf Aktualität
In Sprache und Rechtsprechung oft veraltet	Regelmäßige Anpassung an neue gesetzliche Gegebenheiten
Keine Weiterentwicklung	Weiterentwicklung nach neuesten Erkenntnissen
Keine Ansprechpartner nach Verfassen	Ansprechpartner immer vor Ort

2 Wo kommen wir her? Eine kurze Geschichte des ACP

Dr. Dieter Mank

Wie eingangs geschildert: »beizeiten begleiten®« wurde entwickelt als ein Modell für eine regionale Implementierung von Advance Care Planning. **ACP** (Advance Care Planning) heißt so viel wie »gesundheitliche Vorausplanung«, und in den angloamerikanischen Ländern ist diese Entwicklung seit den 1990er Jahren auf dem Vormarsch.

»Gesundheitliche Vorausplanung« im Sinne von ACP bedeutet mehr als nur eine Empfehlung, möglichst gesund zu leben. Es geht darum, dass jeder Mensch bei klarem Verstand seine persönlich gewollten Möglichkeiten und Grenzen individueller ärztlicher Maßnahmen lebensverlängernder Behandlung im Voraus so genau wie möglich beschreibt.

Der Mediziner Jürgen in der Schmitten hat in dem für den deutschen Sprachbereich richtungsweisenden Buch »Advance Care Planning«[4] festgestellt, dass ACP einen Ausweg aus der Situation verspricht, sich einer für den Laien undurchschaubaren Apparate-Medizin ausgeliefert zu fühlen, die Lebensverlängerung um jeden Preis zu betreiben scheint.

[4] Coors M, Jox R. & in der Schmitten, J (2015): Advanced Care Planning. Von der Patientenverfügung bis zur gesundheitlichen Vorausplanung. Kohlhammer, Stuttgart, S. 12

Info – ACP ist mehr als eine Patientenverfügung

Es geht nicht um vorformulierte Verfügungen, die meistens ohne die gewünschte Wirkung bleiben und vielfach vom medizinischen Personal nur teilweise oder gar nicht beachtet werden.

ACP, so haben es in der Schmitten, Coors und Jox in der Einführung ihres Buches über »Advance Care Planning« formuliert, sei eine Annäherung an das Ideal einer gemeinsamen Entscheidungsfindung für künftige Behandlungsentscheidungen.

ACP kann in der Tat eine neue, klar umrissene Grundvorstellung schaffen, die erhebliche Unterschiede zu traditionellen Patientenverfügungen aufweist. Mit diesem Buch wollen wir eine zusätzliche Hilfestellung anbieten: ACP wendet sich u. a. an jene Patienten und Angehörige, die es nicht länger hinnehmen, dass ihr Wille als Patienten ignoriert wird.

Info – ACP – Damit der Patientenwille nicht ignoriert wird

Ist der Patient nicht mehr fähig, seinen eigenen Willen zur Behandlung durchzusetzen, greift stattdessen eine von ihm und fachkundigen Begleitern erstellte, ggf. immer wieder aktualisierte Patientenverfügung.

Im Mittelpunkt dieser Patientenverfügung steht die ständige Kommunikation zwischen Patient (so lange er noch entscheidungsfähig ist), Arzt, medizinischem Personal und entsprechend ausgebildeten Gesprächsbegleitern.

Es waren die US-amerikanischen Autoren Teno, Nelson und Nelson[5], die in den **USA** zum ersten Mal den Begriff ACP auch als Bezeichnung für eine andere Art von **»Patientenverfügung«** verwendeten. Viele amerikanische Wissenschaftler sind ihren Leitlinien gefolgt. Die Schöpfer des US-amerikanischen ACP-Programms haben damit heute eines der im weltweiten Vergleich beispielgebenden und mit Sicherheit ergebnisreichsten Advance-Care-Planning-Projekte vorgelegt, das sich »Respecting Choices« nennt: Es meint, dass getroffene Entscheidungen (die zu jeder Zeit wider-

5 Teno JM, Nelson, JH & Lynn L. (1994): Advance Care Planning. Priorities for ethical and empirical research. Hastings Cent Rep 24(6): S. 32-36

rufen und/oder ergänzt werden können) ohne Wenn und Aber respektiert werden müssen.

Es gibt neben diesem Programm in den Vereinigten Staaten noch eine ganze Reihe anderer Initiativen, die sich ähnliche Ziele gesetzt haben, u. a. Five Wishes[6], oder Let me decide[7]. Auch das POLST-Programm[8] zählt dazu. Es gibt in den USA jedoch noch keine übergreifende, nationale Strategie, die den Grundgedanken einer neuartigen Vorgehensweise bei Patientenverfügungen für alle Gebiete und Einrichtungen der USA verbindlich macht.

Andere Länder gehen andere Wege. In **Australien** hat man sich an den Worten des kanadischen Wissenschaftlers Peter A. Singer orientiert, der 1996 formuliert hat, vorausdenkende Behandlungsplanung sei »ein Prozess, bei dem der Patient im Austausch mit Ärzten, Angehörigen und anderen, für ihn wichtigen Menschen konkrete Entscheidungen über seine zukünftige medizinische Behandlung trifft«[9]. Offizielle Verlautbarungen der australischen Regierung bekunden ein tieferes Verständnis für die Bestrebungen von ACP und zeigen deutlich, dass auch in zentralen Regierungsstellen eine mit professionellen Gesprächsbegleitern geführte Unterhaltung des Patienten und seiner Angehörigen als zentraler Bestandteil der Hilfsmöglichkeiten des **ACP** betrachtet wird. Zudem gibt es eine Reihe von regionalen Webseiten, die interessierten Personen einen Zugang zur Auffindung von befähigten Gesprächsbegleitern ermöglichen.

In **Neuseeland** gibt es eine koordinierte nationale Strategie, welche die Bestrebungen des ACP als Prozess definiert, in dem eine künftige medizinische Behandlung am Ende des Lebens überdacht, besprochen und voraus geplant wird. Das Hauptgewicht liegt auch hier auf dem Miteinander-Reden – zu einer Zeit, in welcher der Patient mit Sicherheit noch bewusst und frei entscheiden kann. Allerdings gibt es in Neuseeland bislang keine regionalen Versuche, ACP systematisch in das bestehende Gesundheitssystem zu integrieren.

Die **Kanadier** verfügen über eine nationale Initiative, die von der »Kanadischen Gesellschaft für Hospiz- Palliativbetreuung verantwortet wird. Hier wird, wie in Neuseeland, der hauptsächliche Anteil auf das Gespräch zwischen Patient, Arzt, Angehörigen wie anderen für den Patienten wichtigen Personen gelegt. Ein wirkliches nationales Anliegen zur systematischen Verbreitung von ACP besteht auch in **Kanada** nicht. Die Menschen wissen zwar darüber Bescheid, wie und wo sie sich informieren

---

6 www.fivewishes.org
7 www.letmedecide.ie/index.php/home
8 www.polst.org
9 zit. n. Coors, Jox & in der Schmitten 2015, S. 79

können – eine wirksame Integration in das bestehende Gesundheitssystem besteht nach wie vor nicht.

In **Großbritannien** liegt das Problem zunächst darin, dass die Briten seit Jahrhunderten ein Teil Europas sind, dies aber in einer Volksabstimmung – als »Brexit« bekannt – konsequent verneint haben. Dies bringt natürlich auch erhebliche Einschränkungen im gesundheitspolitischen Bereich mit sich; zumal sich das englische Gesundheitssystem seit Jahren schon in erheblichen Schwierigkeiten befindet – so sehr, dass englische Patienten schon in französische Kliniken ausweichen müssen, um sich dort behandeln zu lassen. Eine vom National Health Service (NHS) mit initiierte Ausbildung von ACP-Gesprächsbegleitern sowie der Versuch, die systematische Implementierung von ACP auf regionaler Ebene zu installieren, ist allein auf palliativmedizinische Programme beschränkt.

Fazit

In der Bundesrepublik Deutschland stehen wir noch ganz am Anfang und haben erst ein vergleichsweise kleines Stück des Weges zurückgelegt. Wir müssen politische und ethische Herausforderungen Punkt für Punkt diskutieren - und praktisch umsetzen.

Wesentlich ist, dass jeder Mensch, der Ärzte und Pfleger im Notfall um Hilfe bittet, individuelle Unterstützung erfährt. Dazu müssen wirksame, gesetzliche Rahmenbedingungen geschaffen werden, die Beratungs- und Betreuungsangebote ermöglichen – letztlich also gesetzliche Regelungen, die von Zeit zu Zeit einer behutsamen Aktualisierung bedürfen.

Info - Patientenverfügungen - ein Angebot der Betreuung

Es ist auch die Absicht unserer ausgebildeten Helfer, alten und möglicherweise kranken Menschen, die in einer Einrichtung der stationären Altenpflege leben, Hilfen zu geben und Angebote zu einer nicht nur medizinischen Betreuung zu machen. Darüber hinaus soll den Betroffenen auch eine pflegerische, psychosoziale und ggf. auch seelsorgerische Betreuung in der letzten Lebensphase zuteilwerden.

Patientenverfügungen sind ein zentraler Bestandteil dieses großen Vorhabens. In der richtigen Weise eingesetzt, können sie Menschen ein Gefühl der Sicherheit in ihrem zu Ende gehenden Leben vermitteln. Vor allem, weil jederzeit die Möglichkeit besteht, einzelne Punkte dieser Verfügung zu ändern oder aufzuheben.

Eine Patientenverfügung wird nicht allein von alten Menschen verfasst, die krank sind oder bereits im Sterben liegen. Oftmals wenden sich Angehörige an uns und versuchen, die Möglichkeiten des antizipierten Sterbens zu erahnen. Das fällt sehr schwer, aber auch hier müssen wir helfen können.

Es ist nicht so, dass die Mitarbeiter des ACP eine vorgefertigte Liste aus der Tasche ziehen können, um in bestimmten Problemfällen sagen zu können: »So jetzt machen wir das und dann das und dann vielleicht noch jenes!« Nein, gerade bei diesen »letzten Dingen« müssen wir alle uns immer wieder fragen: »Ist das, was ich sage und niederschreibe jetzt auch richtig und behält es für den direkt betroffenen Menschen seine individuelle Gültigkeit?«

Bei dem Versuch, andere Menschen bei der Abfassung ihrer Patientenverfügung zu unterstützen, kann und darf es keine Formulierungen geben wie: »Das kriegen wir schon irgendwie hin«, wobei wir die psychische und mentale Situation unseres Gegenübers angemessen einschätzen müssen, die bei jedem Gesprächspartner völlig anders sein kann.

Info – Bessere Patientenverfügungen – weniger Angst
Für die letzte Lebensphase sollten unsere Gesprächsbegleiter ganz konkrete Angebote machen können. Der Status, den wir jetzt erreicht haben, versetzt uns in die Lage, Furcht vor Hilfsbedürftigkeit, Armut, Isolation und nicht zuletzt vor dem Sterben durch eine Versorgungsplanung zu verringern.

Selbstbestimmung muss auch so weit gehen, dass Lebensqualität und Sterbequalität nicht voneinander getrennt werden können, sondern unabdingbar zusammen gehören.

Die Schwierigkeit beim Abfassen einer Patientenverfügung, gerade bei jüngeren Menschen, ist die, dass sie sozusagen »in der Blüte ihres Lebens« vorab Entscheidungen treffen müssen, die schlicht und einfach »letzte Entscheidungen« sind. Wobei auch hier wieder betont werden muss, dass Verfügungen jederzeit geändert werden können und müssen.

Mit ACP hat ein Prozess des Umdenkens stattgefunden, ein Kulturwandel, auf den im folgenden Kapitel noch einzugehen sein wird. Wesentlich ist, dass wir die Menschen in diesen letzten und entscheidenden Fragen nicht allein lassen, sondern sie im Bedarfsfall bis zum Ende begleiten. Natürlich ist dies ein Prozess, in dem bei der Auswahl des Hausarztes ebenso sorgfältig vorgegangen werden muss wie bei der Entscheidung, auf welche Gegebenheiten alte Menschen in einem Alten- und Pflegeheim treffen, wo sie erwarten, dass sie auch in der Pflege mit qualifizierten und kompetenten Gesprächspartnern, die keine Ärzte sind, sprechen können.

Fazit

Die Kulturänderung durch das Projekt »beizeiten begleiten®«, das wir angestoßen und in kürzester Frist zu einem (zunächst noch regional) weithin angenommenen Angebot für die Vorsorgeplanung in der letzten Lebensphase gemacht haben, ist nur ein erster Schritt in eine Zukunft, in der Selbstbestimmung und Würde keine leeren Worthülsen sind, sondern mit konkreten Inhalten gefüllt werden.

Wir wollen letztlich eine Situation erreichen, in der die Strukturen unseres Gesundheitswesens so verändert werden, dass in jeder nur denkbaren Konstellation reiflich durchdachte Entwicklungen in den Krankenhäusern und ärztlichen Praxen zu einem Punkt geführt haben, wo sie auch deutlich registriert und umgesetzt werden können.

Für uns in der Bundesrepublik Deutschland verspricht der Status quo sehr viel. Sinnvoll ist es, dass die Beratung – die nach medizinischen und pflegerischen Gesichtspunkten erfolgen soll – von den gesetzlichen Krankenkassen finanziert wird. Damit wäre ein wesentlicher Punkt unserer Arbeit abgedeckt – Fragen über medizinische Abläufe und über die Grenzen ärztlicher Eingriffsmöglichkeiten können dann im Zuge der Beratung erörtert werden.

Diese Entwicklung, so steht zu hoffen, wird dazu führen, dass für die neuen gesetzlichen Regelungen gilt: Die Patientenverfügungen sind letztlich auch neu bewertet worden. Somit werden sie nach und nach ihren Eingang in einen Alltag finden, der naturgemäß auch von Sterben und Tod bestimmt wird. Das uns eindeutig bewusst zu machen, ist eine Absicht dieses Buches. Sterben und Tod sind keine Begriffe, die auf Dauer von uns verdrängt werden können.

3 Wo wollen wir hin? Von der Notwendigkeit eines Umdenkens in der Altenpflege

Dr. Dieter Mank

Ein strukturiertes Umdenken in der Altenpflege, ein Paradigmenwechsel, ist dringend erforderlich. Ein Paradigma ist eine grundsätzliche Denkweise, ein einigermaßen zusammenhängendes und von vielen Wissenschaftlern geteiltes Bündel aus theoretischen Leitsätzen, Fragestellungen und Methoden, das längere Zeit in der Wissenschaft überdauert. Die Ersetzung eines Paradigmas durch ein anderes nennt man Paradigmenwechsel.

Das ärztliche Denken wurde lange von den Ärzten geprägt: »Wir wissen (besser), was gut für dich ist. Daher entscheiden wir besser selbst. Bevor wir den Patienten mit Informationen belasten, die er nicht versteht.« In der Altenpflege galt seit jeher das Prinzip der »Pflege um jeden Preis«. In gutem Glauben wird der kranke und pflegebedürftige Mensch gepflegt bis zum unausweichlichen Ende. Natürlich hat die Altenpflege das primäre Ziel, den Kranken und Schwachen eine gute, fachlich korrekte und vollständige Pflege angedeihen zu lassen. Übernommen hat man dieses Leitbild übrigens von der Medizin. Noch vor zehn Jahren war dieses Leitmotiv beispielsweise in den Köpfen vieler Rettungssanitäter so ausgeprägt, dass es für viele nicht nachvollziehbar war, dass Patienten mittels einer Verfügung in gewohnte medizinische Abläufe eingreifen konnten. Gleiches galt für die stationäre Altenpflege, für Altenpflegeschulen, Hospiz-Vereine, Sozialdienste, Institutionen der Ambulanten Pflege und für weite Teile der Ärzteschaft in Kliniken und für Hausärzte.

Hier findet zurzeit ein Umdenken statt. Der eigentliche Angstauslöser ist nicht der Tod, sondern der Prozess des Sterbens – und das Sterben kann erträglicher gestaltet werden – durch sachkundige und professionelle Hilfe im Rahmen von BVP.

Fazit

Heute sind viele Mediziner der Ansicht, dass die Frage nach Selbstbestimmung zwangsläufig ein Bestandteil der Pflege sein muss. Die Diskrepanz zwischen der in Umfragen gestiegenen Zahl der Patientenverfügungen und der realen Anwendung in Fragen des Gesundheitswesens verringert sich zusehends.

Doch es muss abgewogen werden: zwischen dem Recht auf Autonomie des Patienten und der Fürsorgepflicht von Medizinern, dem Pflegepersonal in Kliniken, Hospiz-Vereinen und vor allem in Alten- und Pflegeheimen[10].

Es müssen noch wesentlich genauer akzentuierte, gesetzliche Bestimmungen geschaffen werden, verbunden mit dem Recht des Patienten auf einen wesentlich höheren Stellenwert von Autonomie und dem Recht, das Angehörige (Eheleute oder gesetzliche Vertreter) in Zusammenarbeit mit dem Pflegepersonal und spezifisch geschulten Gesprächsbegleitern haben, mit einer nach den Maßstäben des ACP erstellten Patientenverfügung in den medizinischen Ablauf eingreifen zu können – wenn der Patient nicht mehr fähig ist, selbst am Entscheidungsprozess teilzunehmen.

Heute besteht weitgehend Einigkeit darüber, dass zur Einwilligung fähige, erwachsene Bewohner, die in Alten- und Pflegeheimen leben, für den Fall ihrer zukünftigen Unfähigkeit, durchaus medizinische Entscheidungen im Voraus treffen können.

Wenn wir also über unsere künftige medizinische Versorgung entscheiden, fassen wir in der Regel keine Entschlüsse über bestimmte Therapien oder Behandlungen; vielmehr eher darüber, in welcher Weise sich bestimmte Gesundheitszustände mit unseren ganz individuellen Wertvorstellungen und Prioritäten decken oder nicht.

Fazit

Vorausplanung auch in medizinischen Fragen bedeutet, jene Punkte festzumachen, an denen sich gegenwärtig oder zukünftig eine Änderung der Ziele der gesundheitlichen Versorgung abzeichnet. Das zu entscheiden ist mit Hilfe einer ausgebildeten Begleitperson durchaus möglich.

[10] Schulze U, Niewohner S (hrsg. im Auftrag der Forschungsgruppe Pflege und Gesundheit) (2014): Selbstbestimmt in der letzten Lebensphase – zwischen Autonomie und Fürsorge. Impulse aus dem Modellprojekt LIMITS Münster

Die Rechtsunsicherheit, die bei sehr vielen Bewohnern von Pflegeheimen, noch immer vorherrscht (»Ich hab ja keine Ahnung, was daraus noch alles wird!«) muss unter allen Umständen durch eine weitgehende Rechtssicherheit ersetzt werden!

Die bereits bestehenden Rechtsvorschriften müssen stärker beachtet werden, erste Klagen von Angehörigen aufgrund der Missachtung einer Patientenverfügung mit dem Vorwurf der Körperverletzung sind bereits geführt worden. Die Notwendigkeit, in diesen Fragen umzudenken, ist gerade in Pflegeheimen mit Händen zu greifen und vielfach auch schon umgesetzt worden, gerade wenn das Pflegepersonal vor ganz konkreten Problemsituationen steht.

Wichtig **Wünsche verlangen Respekt**

Die Implementierung, d. h. die feste Integration der gesundheitlichen Vorausplanung in die Abläufe von Pflege und Kommunikation eines Alten- und Pflegeheims, kann nur funktionieren, wenn Wünsche von Bewohnern für die letzte Lebensphase grundsätzlich respektiert werden. Damit kann die Lebensqualität am Ende des Lebens beträchtlich verbessert werden.

Dorthin wollen wir letztlich gelangen – im Gespräch mit allen Beteiligten, dem kranken Menschen ein würdevolles Sterben zu ermöglichen, das ihn in Frieden entlässt.

4 BVP aus medizinethischer Sicht

Günther Schlott

An dieser Stelle wollen wir die Versorgungsplanung kurz aus medizinethischer Sicht betrachten. In fast allen **Kulturkreisen** finden sich feierliche Selbstverpflichtungen der Ärzte bezüglich ihrer ärztlichen Kunst, des Verhältnisses zu Patienten und zum eigenen Berufsstand. In Europa dürfte der **Eid des Hippokrates** (ca. 4. Jahrhundert v. Chr.) am bekanntesten sein. Er wurde im **Genfer Ärztegelöbnis** (1948, 1968, 1983) zeitgemäß neu formuliert. Im europäischen Mittelalter beruhte die medizinische Ethik vor allem auf theologischer Ethik und die ärztliche Ethik wurde insbesondere durch christliche Nächstenliebe und Barmherzigkeit bestimmt.

Definition **Medizinethik**

Die Medizinethik hat die Moral in der Medizin zum Gegenstand. Sie untersucht das moralische Denken und Verhalten in Bezug auf die Behandlung menschlicher Krankheit und die Förderung menschlicher Gesundheit und fragt nach dem moralisch Gewünschten und Gesollten im Umgang mit menschlicher Krankheit und Gesundheit. Mit der Wirtschaftsethik unterhält die Medizinethik eine enge Beziehung.[11]

Jede Bereichsethik weist einen empirischen und einen normativen Teil auf. Die empirische Medizinethik untersucht das moralische Denken und Verhalten in Bezug auf die Behandlung menschlicher Krankheit und die Förderung menschlicher Gesundheit. Die normative Medizinethik befasst sich nach Schöne-Seifert[12] mit Fragen nach »dem moralisch Gesollten, Erlaubten und Zulässigen speziell im Umgang mit menschlicher Krankheit und Gesundheit«.

---

[11] Definition nach Prof. Dr. Oliver Bendel , Fachhochschule Nordwestschweiz FHNW, Hochschule für Wirtschaft, Institut für Wirtschaftsinformatik

[12] Schöne-Seifert B (2007): Grundlagen der Medizinethik. Kröner Verlag, Stuttgart.

In der normativen Medizinethik kann wie folgt gefragt werden:

- Wie ist die Autonomie von Patienten zu bewerten und zu schützen?
- Wie steht es um die Zulässigkeit fürsorglicher Fremdbestimmung?
- Wie soll mit Patientenverfügungen umgegangen werden?
- Was ist ein lebenswertes Leben und welchen Wert hat das Leben an sich?
- Wie aktiv oder passiv darf man im medizinischen Kontext sein?
- Wie weit darf man in die Natur und in den Körper eingreifen?

Mit der **Wirtschaftsethik** sollte sich die Medizinethik ständig austauschen, schon weil das **Gesundheitswesen** unter einem hohen ökonomischen Druck leidet. In angrenzenden Bereichsethiken wie der Altersethik und der Sterbeethik wird z. B. die Kommerzialisierung und Instrumentalisierung von Alterspflege und Sterbehilfe erforscht. Im Zentrum der angewandten Ethik kann man die **Informationsethik** verorten. Einige Fragen der Medizinethik sind angesichts technologischer Innovationen neu zu stellen: Wie ist die Autonomie von Patienten in der **Informationsgesellschaft** zu schützen? Wie steht es um die Zulässigkeit fürsorglicher Fremdbestimmung im virtuellen Raum? Mit der Entwicklung von medizinischen Apps, elektronischen Assistenzsystemen sowie Operations-, Pflege- und Therapierobotern sieht sich die Medizinethik vor neuen Herausforderungen. Auch die Verschmelzung von Mensch und **Maschine** in sogenannten **Cyborgs** wird ein wichtiges Anwendungs- und Forschungsfeld sein. Mediziner und Medizinethiker müssen sich informationstechnisch weiterbilden, Informationsethiker sich im Medizinischen und Medizinethischen qualifizieren. Bei Erwerb und Nutzung der Apps, Geräte und **Roboter** ergeben sich informations- und wirtschaftsethische Herausforderungen, etwa hinsichtlich des Missbrauchs von **Daten** und des Ausschlusses von Risikopatienten von Versicherungsleistungen. Nicht zuletzt muss sich die Medizinethik gesellschaftlichen und politischen Diskussionen öffnen, bspw. solchen um die Beschneidung von Kindern oder die Durchführung von Schönheitsoperationen.

Für die Informationen und das Zahlenmaterial im folgenden Abschnitt danke ich PD Dr. Carola Seifart, Ärztin und Medizinethikerin, Geschäftsführung der Ethikkommission der Universität Marburg sowie Hansjakob Fries, der mir Daten aus seiner noch unveröffentlichten Promotionsarbeit (Arbeitstitel: »Gespräche am Lebensende – haben Ärzte eine ethische Verpflichtung sie zu führen?«) zur Verfügung gestellt hat.

Die Autonomie als medizinethisches Paradigma ist aufgrund von als unethisch empfundenen medizinischen Versuchen im vergangenen Jahrhundert in den USA sehr stark in den Vordergrund gerückt und hat in den letzten 30 Jahren immer mehr an Bedeutung gewonnen. Die heutige Auffassung von Selbstbestimmung ist die der »Entscheidungshoheit in Fragen persönlicher Belange«.[13] Insofern bedeutet Patien-

[13] Schöne-Seifert 2007

tenautonomie heute »Respekt vor der Autonomie des Patienten«.[14] Dies bedeutet, der Patient kann, darf und soll selbst entscheiden, ob eine medizinische Maßnahme durchgeführt oder unterlassen wird.

Wichtig

Nach den heute gängigen Definitionen ist Patientenautonomie zunächst einmal in erster Linie ein **Abwehrrecht**!

Auch aus medizinethischer Sicht gibt es hier die bereits bekannten Problemstellungen:

- Seit den 1960er Jahren sind die (technischen) Möglichkeiten der Medizin sprunghaft gestiegen.
- Patienten werden älter und kommen häufig mit komplexen Komorbiditäten ins Krankenhaus, die Behandlungsverläufe sind oft komplikationsreich.
- Dies hat zur Folge, dass mögliche Therapien nicht immer den gewünschten Behandlungen entsprechen, insbesondere in Anbetracht der Tatsache, dass manchmal keine Aussicht auf relevante Besserung oder hinreichende soziale Teilhabe besteht.
- Oft sind die Betroffenen dann nicht mehr in der Lage, ihre Wünsche zu äußern.
- Es gibt ein großes Wissens- und Erfahrungsgefälle zwischen Arzt, den Pflegenden und dem Patienten. Der Arzt und die Pflegefachkräfte sind Experten mit Erfahrung, der Patient nimmt die Rolle des Laien ein.
- Der Patient ist möglicherweise nicht in der Lage, die notwendigen Entscheidungen zu treffen, da ihm die notwendigen Informationen fehlen.
- Medizin ist nie schwarz oder weiß, sondern grau. In Bezug auf schwere Erkrankungen und Komplikationen sind Patienten oft überaus schwer verlässlich zu informieren, da die Zukunft nicht vorhersehbar ist.

Der ärztliche Eingriff ist, sofern eine entsprechende Indikation vorliegt, durch das ethische Selbstverständnis der Ärzte, den hippokratischen Eid, legitimiert. In der modernen Medizinethik ist die Indikation jedoch nur eine Säule, auf der die Behandlungsentscheidung fußt. Die zweite Säule ist im Sinne der Patientenautonomie der Patientenwille selbst. Somit ist die Basis das »*Voluntas aegroti suprema lex*«, das Recht, die Behandlung zu verweigern. Dies ist eine der Normsetzungen in der Medizinethik im Verhältnis zwischen Arzt und Patient.

[14] 1. Prinzip der Prinzipienethik von Beauchamp L, Childress JF (2012): Principles of Biomedical Ethics. 7. Aufl. Oxford University Press, Oxford

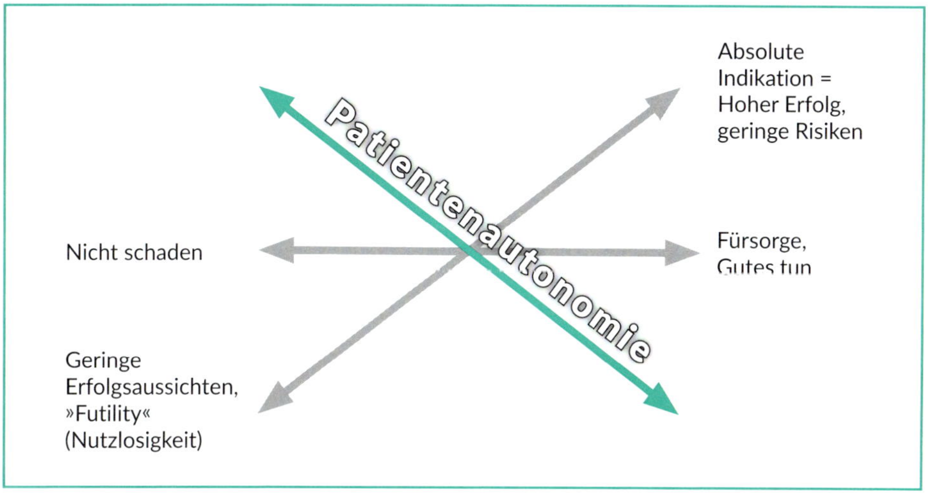

Abb. 1: Schaubild der Patientenautonomie.

Es gibt sechs Normsetzungen, die im Gesundheitswesen handlungsleitend sind:

1. **Autonomie**: Der Patient hat das Recht, die Behandlung zu verweigern (Voluntas aegroti suprema lex)
2. **Wohltätigkeit**: Der Arzt soll im besten Interesse des Patienten handeln (Salus aegroti suprema lex)
3. **Schadensvermeidung**: Das Prinzip, zuerst einmal nicht zu schaden (Primum non nocere)
4. **Gerechtigkeit**: Beschäftigung mit der Verteilung knapper Gesundheitsressourcen, und die Entscheidung, wer welche Behandlung bekommt (Gerechtigkeit und Gleichheit)
5. **Respekt**: Der Patient (und die Person, die den Patienten behandelt) haben das Recht, mit Würde behandelt zu werden
6. **Aufrichtigkeit und Ehrlichkeit**: Das Konzept der »informierten Einwilligung« (informed consent)

Vor besonderen Herausforderungen stehen die Medizinethiker im Falle der Entscheidungsunfähigkeit:

- Über 80 Prozent der Deutschen sterben an chronischen Erkrankungen, an zuvor diagnostizierten Problemen.
- Davon versterben die meisten in der medizinischen Versorgung. Um hier Patientenautonomie zu gewährleisten, müsste eine Entscheidung zur Therapiezieländerung getroffen werden.
- Ca. 70 Prozent dieser Patienten können aber nicht mehr selbst entscheiden.
- Die Stellvertreter kennen die Wünsche der Patienten oft nicht, da nicht über schwere Erkrankung, Sterben und Tod gesprochen wurde.

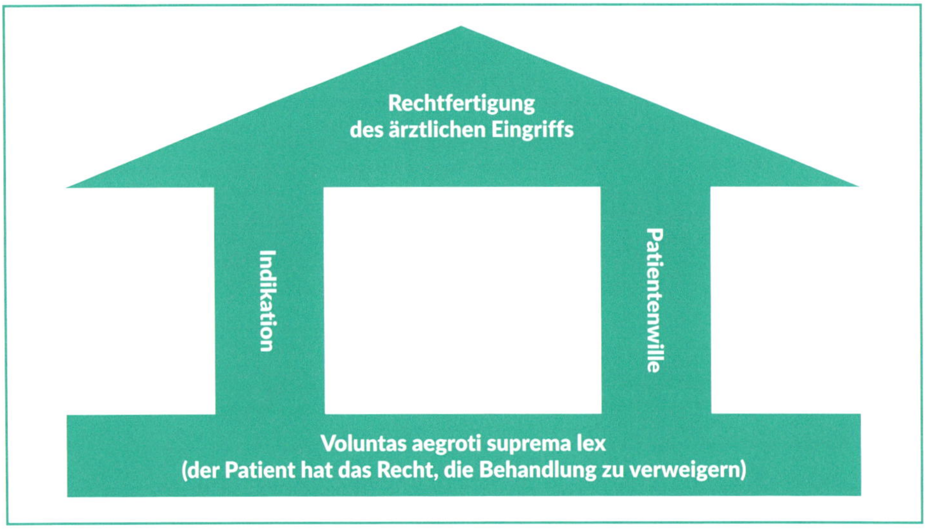

Abb. 2: Dimensionen medizinischen Handelns.

Das Selbstbestimmungsrecht bleibt auch im Falle der Entscheidungsunfähigkeit erhalten. Das heißt, die letztendlichen Behandlungsentscheidungen müssen den Wünschen des Patienten entsprechen. Bei der Suche nach einer Lösung für die aufgeworfenen Fragestellungen schlägt auch die Medizinethik die Möglichkeit einer verbindlichen Vorausverfügung und schriftlichen Dokumentation des Patientenwillens vor. 1969 wurde zuerst die Möglichkeit einer Patientenverfügung als vorausverfügter Wille beschrieben. Die traditionelle Patientenverfügung ist ein Schriftstück, meist zum Ausschluss lebensverlängernder Maßnahmen unter bestimmten Umständen. 2009 ist in Deutschland auf Drängen der EU das Patientenverfügungsgesetz verabschiedet worden, welches der Patientenverfügung Rechtsverbindlichkeit zusichert.

Doch die Hürden sind hoch:

Beispiel **Der Fall einer 75-jährigen Patientin**

2011: Schlaganfall mit Schluckstörung – erhält PEG (Medikamente etc.)
2012: Aufnahme in eine Pflegeheim
2013: Die Patientin verliert aufgrund einer Epilepsie ihre Sprechfähigkeit. Seither befindet
- sie sich als Pflegefall in einem Zustand massiver Beeinträchtigung der Hirnfunktion,
- unfähig zur Kommunikation mit der Umwelt.

2015: Nun wird die Frage gestellt, ob die Ernährung eingestellt werden sollte.

Die Patientin hat drei volljährige Töchter, Tochter 1 ist als Bevollmächtigte mit Generalvollmacht eingesetzt. Es existiert eine christliche Patientenverfügung. Darin ist festgehalten: »Dagegen wünsche ich, dass lebensverlängernde Maßnahmen unterbleiben, wenn medizinisch eindeutig festgestellt ist, dass ich mich

- unabwendbar im Sterbeprozess befinde, bei dem jede lebenserhaltende Therapie das Sterben oder Leiden ohne Aussicht auf Besserung verlängern würde, oder
- dass keine Aussicht auf Wiedererlangung des Bewusstseins besteht, oder
- dass aufgrund von Krankheit oder Unfall ein schwerer Dauerschaden des Gehirns zurückbleibt, oder …

Die Bevollmächtigte und die behandelnde Hausärztin sind übereinstimmend der Auffassung, dass der Abbruch der künstlichen Ernährung gegenwärtig nicht dem Willen der Betroffenen entspricht. Dem gegenüber vertreten die beiden anderen Töchter die gegenteilige Meinung. Der Streit wurde dem Gericht vorgelegt.

An dieser Stelle möchte ich Sie fragen: Wie würden Sie entscheiden?
Die Festlegungen in der Patientenverfügung scheinen eindeutig und auf diesen Fall exakt zuzutreffen. Es ist keine Besserung in Sicht, es besteht keine Aussicht auf Wiedererlangung des Bewusstseins, und ein schwerer Dauerschaden des Gehirns liegt vor … Das Gericht fällte am 06. Juli 2016 folgenden Beschluss (XII ZB 61/16): »Die schriftliche Äußerung, »keine lebensverlängernden Maßnahmen« zu wünschen, enthält für sich genommen nicht die für eine bindende Patientenverfügung notwendige konkrete Behandlungsentscheidung des Betroffenen. Die insoweit erforderliche Konkretisierung kann aber gegebenenfalls durch die Benennung bestimmter ärztlicher Maßnahmen oder die Bezugnahme auf ausreichend spezifizierte Krankheiten oder Behandlungssituationen erfolgen.«

Das Gericht verwies hier sehr klar auf einen Mangel der traditionellen Patientenverfügung: Die Nichtbeachtung des Konkretisierungsgebotes kann zu einer Unwirksamkeit der Patientenverfügung führen. Diesem Umstand wurde im Konzept »beizeiten begleiten®« versucht abzuhelfen.

4.1 Was Patienten sagen

In einer Studie[15] wurden 344 Teilnehmende, teils kurative Patienten, teils palliative Patienten, gebeten, an einer Befragung über die medizinische Versorgung am Lebensende teilzunehmen.

[15] Seifert et al. 2017

Kurativ (»heilend«) bedeutet hier, dass der behandelnde Arzt von einer vollständigen Genesung der Krankheit ausgeht. Palliativ (»ummantelnd«) bedeutet hier, dass der ärztliche Ansatz nicht auf Heilung ausgerichtet ist, sondern darauf, Symptome zu lindern und nachteilige Folgen zu reduzieren.

Erstes erstaunliches Ergebnis war, dass 146 Personen, palliativ wie kurativ zur Hälfte, nicht an der Befragung teilnehmen wollten. Nur 57 Prozent (196 Personen) waren bereit, über die medizinische Behandlung in ihrer letzten Lebensphase zu reden.

In der Studie wurden den Patienten verschiedene Aussagen vorgelegt, zu denen sie ihre persönliche Zustimmung geben sollten. Die Mehrheit der Patienten stimmte folgenden Aussagen zu (in Klammer die jeweiligen Prozentzahlen für palliativ bzw. kurativ behandelnde Patienten):

- »Es ist mir wichtig, selbst über mich zu bestimmen.« (82 Prozent palliativ/79,4 Prozent kurativ)
- »Das Recht auf Selbstbestimmung muss auch für den Zeitpunkt des Todes gelten.« (79,5 Prozent palliativ/72,9 Prozent kurativ)
- »Ich möchte, dass Entscheidungen darüber, welche medizinische Behandlung ich in meiner letzten Lebensphase erhalte,
  - ... nur durch mich getroffen werden.« (33 Prozent palliativ/34,6 Prozent kurativ)
  - ... von meinem Arzt und meinen Angehörigen gemeinsam getroffen werden.« (23 Prozent palliativ/5,6 Prozent kurativ)
  - ... von mir, meinen Angehörigen und meinem Arzt gemeinsam getroffen werden.« (71,9 Prozent palliativ/72,9 Prozent kurativ)

Fazit

Bei dieser Aussage sieht man an der Gewichtung der Aussage sehr gut, was sich die Patienten wünschen: Zur absoluten Autonomie (Antwortteil 1) neigen über die Hälfte der Patienten. Fremdbestimmung dagegen (Antwortteil 2) wird überwiegend abgelehnt. Mit überwältigender Mehrheit wünschen sich die Patienten jedoch, die schwierige Entscheidung über medizinische Behandlungen in ihrer letzten Lebensphase mit allen an der Situation Beteiligten gemeinsam zu besprechen und gemeinsam zu entscheiden! Dies ist der klare Hinweis auf die »relationale Autonomie«, wie sie auch im Konzept »beizeiten begleiten®« umgesetzt wird.

- »Es ist mir wichtig, über die medizinische Versorgung am Lebensende zu sprechen.« (57,7 Prozent palliativ/43,4 Prozent kurativ)
- »Ich möchte, dass mich jemand auf das Thema medizinische Versorgung am Lebensende anspricht.« (23,3 Prozent palliativ/32,7 Prozent kurativ)

Fazit

Rund 80 Prozent der Befragten betonten die Selbstbestimmung, auch für den Zeitpunkt des Todes, wobei die Entscheidung über die Behandlung von ihnen, den Angehörigen und dem Arzt gemeinsam getroffen werden sollten. Doch nur rund die Hälfte der Befragten möchte darüber ein Gespräch führen und/ oder darauf angesprochen werden! Wie soll das in der Praxis umgesetzt werden?

Diese Diskrepanz zwischen der (theoretischen) Einstellung zu Patientenautonomie und dem Handlungswunsch in der Realität ist beachtlich. Menschen haben offenbar sehr stark den Wunsch nach Autonomie, werden jedoch zögerlich, wenn es darum geht, darüber zu sprechen. Die Hemmschwelle, in einem ausführlichen Gespräch der Möglichkeit des eigenen Todes zu begegnen, ist offenbar sehr groß. Doch wie sieht die Realitätsprüfung bei dieser Probandengruppe aus?

- 67,6 Prozent der kurativen Patienten haben selten oder nie nach ihrer Diagnose über ihre Wünsche in der letzten Lebensphase gesprochen, und über 45 Prozent der palliativen Patienten.
- Eine überwältigende Mehrzahl der Patienten hat offenbar nicht mit ihrem Arzt über die letzte Lebensphase gesprochen, sogar 61,4 Prozent der palliativen Patienten, die im Schnitt noch eine Lebenserwartung von rund einem Jahr hatten.
- Eine überwältigende Mehrzahl der Patienten (62,9 der palliativen und 73,8 Prozent der kurativen Patienten) hat **keine Patientenverfügung** erstellt.

Wie ist dieser Befund zu erklären? Ist es wirklich nur die große Hemmschwelle, sich mit dem eigenen Tod zu befassen? Haben die Patienten kein Vertrauen in eine Patientenverfügung? Scheuen Sie vielleicht die Gesprächssituation? Wollen Sie sich nicht einer paternalistischen Einstellung eines Arztes aussetzen? Glauben Sie, sie hätten sowieso zu wenige Informationen, um solche schwerwiegende Entscheidungen zu treffen? Oder zweifeln Sie an der Ehrlichkeit und der Aufrichtigkeit ihrer Gesprächspartner?

In jedem Falle zeigt die Studie, auf welche Situationen sich ein Gesprächsbegleiter einstellen muss. Eine theoretische Zustimmung zum gemeinsamen Gespräch gibt es schon, aber praktisch eher ein Vermeidungsverhalten. Die Studie zeigt ebenso, wie wichtig es ist, bereits im Vorfeld eines Gesprächs eine Atmosphäre der Offenheit und des Vertrauens zu schaffen. Vielleicht erweist es sich als Vorteil, als Gesprächsbegleiter ein »unbeteiligter Dritter« zu sein, nicht der Arzt oder die engsten Verwandten (auch wenn man diese später nach Möglichkeit in das Gespräch einbinden sollte). Die Studie weist darauf hin, welch große Bedeutung die kommunikativen Fähigkeiten der Gesprächsbegleiter in diesem Kontext haben.

Fazit

Zusammenfassend lässt sich aus medizinethischer Sicht sagen: Patientenverfügungen erfüllen nur dann ihre Funktion, wenn sie ...
- überhaupt **erstellt** wurden,
- vorliegen und in der Entscheidungssituation **auffindbar** sind,
- **aussagekräftig** formuliert sind, d. h. relevante Entscheidungssituationen inklusive Notfall sind konkret abgedeckt,
- **verlässlich** sind, d. h. tatsächliche und wohlinformierte Präferenzen der Betroffenen widerspiegeln,
- von den Ärzten und anderem Gesundheitspersonal **befolgt** werden.

In BVP-System müssen genau diese Gegebenheiten geschaffen werden. Dies wird BVP von der traditionellen Patientenverfügung unterscheiden. Das BVP-System muss:
- die Autonomie von Patienten und Angehörigen respektieren,
- den Betroffenen fundiert informieren,
- komplexe Fragen und Entscheidungen gemeinsam reflektieren,
- den Entscheidungsprozess des Einzelnen im Gespräch bestmöglich unterstützen,

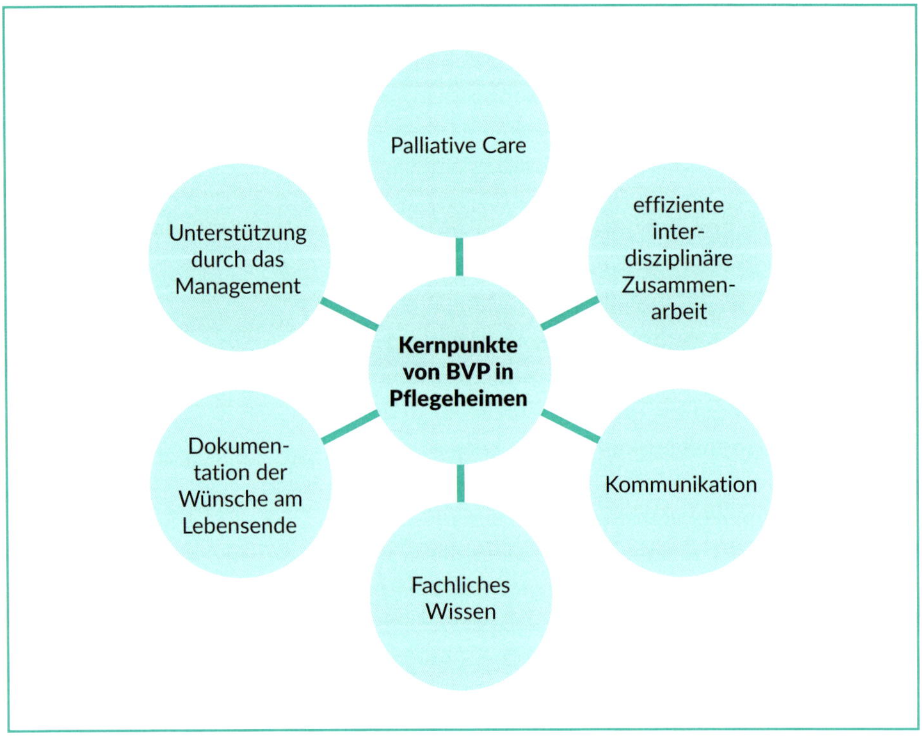

Abb. 3: Kernpunkte von BVP in Pflegeheimen.

- Personen des sozialen und medizinischen Umfeldes mit einbeziehen,
- die Wünsche des Patienten im Ernstfall klarer erkennen lassen.

Die Ergebnisse der Studie decken sich auch mit meinen praktischen Erfahrungen. Die Gedanken und Interpretationen der Ergebnisse werden sich wie ein roter Faden durch das ganze Buch ziehen.

Es besteht ein wesentlicher Zusammenhang zwischen BVP und der Kultur der Palliativen Pflege in einer Einrichtung der Altenpflege. Pflegekräfte sollten in der vorausschauenden Vorsorgeplanung geschult werden, eine interdisziplinäre Zusammenarbeit ist Grundvoraussetzung und unverzichtbar. Nachfolgend sind die Erfordernisse und Argumente für eine Implementierung in Bereich der Stationären Altenpflege aufgeführt:

Sechs Punkte sprechen für die Implementierung von BVP in Altenpflegeheimen:
1. die effiziente interdisziplinäre Zusammenarbeit
2. eine verbesserte Kommunikation
3. der Vorteil der Reduktion sinnloser Krankenhauseinweisungen
4. die Möglichkeit, dass Sterben am gewünschten Ort möglich wird
5. die erhöhte Selbstwirksamkeit von Pflegepersonen
6. das Ermöglichen von Wünschen am Lebensende

Teil 1

Die Implementierung von BVP

5 Wie die Jungfrau zum Kinde: Einleitung und erste Gedanken

5.1 Ein unzufälliger Vorfall

Günther Schlott

Im Altenpflegeheim »An den Platanen« in Neu-Isenburg fanden wir, mehr durch Zufall im Anfang 2016 Kontakt zur Idee der BVP. Eine Praktikantin war »schuld«: Kirsten Wolf absolvierte im Rahmen ihres Studiums »Case Management« ein Praktikum in unserem Hause. Hauptberuflich war sie zu der Zeit Leiterin des 2016 gegründeten Würdezentrum Frankfurt gUG. Kirsten Wolf stellte uns die Idee von »beizeiten begleiten®« vor und fragte, ob wir Interesse hätten, mehr über dieses Projekt zu erfahren.

Zu dem Zeitpunkt kannten wir den § 132 g SGB V, das Hospiz- und Palliativgesetz, das zum 1. Januar 2017 in Kraft treten sollte. Wir wussten also von den Änderungen im § 132 g, aber dies betraf uns im Grunde nicht. Die Idee war schon lange überfällig, aber wo sollte der Weg hingehen?

Über Kirsten Wolf kamen wir in Kontakt mit dem Würdezentrum gUG, namentlich Boris Knopf, dem zweiten Geschäftsführer des Würdezentrums. Als Gesundheitsnetzwerker sozusagen die Personifizierung von BVP, ein unbelehrbarer Visionär, der ungeachtet ökonomischer Überlegungen an seiner Idee festhält, den Menschen in der letzten Lebensphase das Leben und das Sterben zu erleichtern, ihnen Hilfe anzubieten und mit Rat und Tat zur Seite zu stehen.

Ich gebe zu, dass ich dieses achtenswerte Engagement zunächst wohlwollend belächelte. Aber diesem Mann ist es gelungen, den Funken überspringen zu lassen. Plötzlich interessierte mich, was ihn und andere Menschen antreibt, woher sie trotz widriger Umstände die Motivation und Energie nehmen, ein lobenswertes, aber sehr schwieriges Ziel so hartnäckig zu verfolgen.

Kirsten Wolf bot uns die Teilnahme an einem Pilotprojekt an. Wir seien das ideale Haus für so ein Projekt. Wir bekämen die Chance auf eine Pionierarbeit, natürlich zu günstigen Konditionen, teils gesponsert durch das Würdezentrum selbst.
Zu diesem Zeitpunkt war ein Curriculum für zertifizierte Gesprächsbegleiter gerade erarbeitet, die ersten Ausbildungslehrgänge hatten ungeachtet einer noch ausstehenden Rahmenvereinbarung mit dem GKV-Spitzenverband bereits stattgefunden und einige Plätze für den nächsten Kurs waren noch frei.

Kurzum: Insgesamt acht Mitarbeiter des Hauses traten der rund einjährigen Ausbildung zum zertifizierten Gesprächsbegleiter nach dem Konzept »beizeiten begleiten®« bei – nach den Vorlagen der Arbeitsgruppe um Prof. Dr. in der Schmitten. Dies war der Anfang eines langen, mitunter auch steinigen Weges.

Fazit

Am Ende wurde unser Haus für seine Bemühungen um die gesundheitliche Vorsorgeplanung in der letzten Lebensphase mit dem »Zukunftspreis Altenheim 2017« ausgezeichnet. Unser BVP-Projekt fand deutschlandweit Beachtung.

Dieses Buch beschreibt die Implementierung der Versorgungsplanung in der letzten Lebensphase nach § 132g SGB V, wie sie im Haus »An den Platanen« unter der Trägerschaft von Mission Leben im Jahr 2017 umgesetzt wurde. Mission Leben ist ein diakonisches und gemeinnütziges Sozialunternehmen und der Diakonie von Hessen und Nassau zugeordnet. Schon seit über 169 Jahren wendet sich Mission Leben den Menschen zu, die Hilfeleistungen benötigen. Mission Leben engagiert sich in zahlreichen Einrichtungen in der Alten- und Behindertenhilfe, der Wohnungslosenhilfe sowie in den Bereichen Ambulante Dienstleistungen und berufliche Bildung. Schwerpunkt ist die Altenhilfe mit derzeit 16 Einrichtungen in Hessen und Rheinland-Pfalz.

Im Pflegeheim »An den Platanen« werden insgesamt 123 alte, pflege- und hilfebedürftige Menschen in den Pflegegraden 2–5 nach dem Bezugspflegesystem und dem Pflegemodell von Monika Krohwinkel betreut und gepflegt. Mission Leben hat bereits sehr früh die Notwendigkeit der Versorgungsplanung in der letzten Lebensphase im Rahmen eines Palliativ-Konzeptes erkannt und dies als Modellprojekt im Haus »An den Platanen« gefördert und unterstützt.

In den folgenden Abschnitten gibt es viele Berührungspunkte mit den Ergebnissen dieser Arbeit und dem geistigen Eigentum von Mission Leben. Die Erwähnung dieser Informationen geschieht mit freundlicher Genehmigung von Mission Leben, um anderen Mitstreitern auf diesem Weg Hilfe und Rat zu ermöglichen. Die Urheberschaft bestimmter Abschnitte bleibt davon unberührt. Die angesprochenen Passagen werden gekennzeichnet und als geistiges Eigentum von Mission Leben im Text kenntlich gemacht. Die Autoren bedanken sich bei Mission Leben für die Unterstützung an diesem Praxis-Handbuch.

5.2 Wie kommen Gedanken in Köpfe? Voraussetzungen einer Implementierung

Günther Schlott

Unsere Entscheidung, sich an diesem Projekt zu beteiligen, war gefallen, seine Zielrichtung abgeklärt. Zunächst stellte sich die Frage: Wie fangen wir das Ganze überhaupt an? Zunächst musste den Mitarbeitern der Paradigmenwechsel bewusst werden. Der Wunsch nach einer Neuausrichtung, nach einem besonderen Aspekt in der täglichen Arbeit, sollte geweckt werden. Wenn es mir gelänge, die Mitarbeiter für das Thema zu interessieren, würde es nicht lange dauern, bis sich die Idee zu einer Teilnahme an BVP aus der Basis heraus selbst entwickeln würde. So war meine Hoffnung.

5.2.1 »Letzte Hilfe« und »Palliative Praxis«

Kirsten Wolf berichtete mir von sogenannten »Letzte Hilfe«-Vorträgen, die sehr gut angenommen wurden. Dies sind kurze drei- bis vierstündige Schulungen für Mitarbeiter in der Pflege und Sozialdienst, bei denen den Teilnehmern der Umgang mit Sterbenden in der letzten Lebensphase näher gebracht wurde.

Die Teilnehmer lernten Hilfsmittel kennen, um Durst und Schmerzen zu lindern und sich in die Lage der Sterbenden zu versetzen. In diesem Angebot erkannte ich den Ansatz zum ersten Schritt. Wir boten den Mitarbeitern zwei solcher Einführungen an, die mit wenig Zeitaufwand und geringen Kosten verbunden waren und dennoch auf reges Interesse stießen. Gleichzeitig boten wir diese Kurse auch den Angehörigen unserer Bewohner an, was ich auf den regelmäßig stattfindenden Angehörigen-Abenden explizit empfahl. Das Interesse war groß, die Teilnehmer waren begeistert. Ebenso wurde vom PalliativTeam Frankfurt ein Schnuppertag »Palliative Care« veranstaltet, der gossen Anklang fand. Die Multiplikatoren waren gefunden, es wurde von Mitarbeitern und Angehörigen viel und positiv darüber gesprochen.

Info – Der »Letzte Hilfe-Kurs«

Der Notarzt und Palliativmediziner Dr. Georg Bollig[16] entwickelte 2015 zusammen mit einer internationalen Arbeitsgruppe aus Deutschland, Dänemark und Norwegen auf der Grundlage bereits bestehende Curricula einen »Letzte Hilfe«-Kurs mit vier Unterrichtseinheiten. Der Kurs beinhaltet 4 Module à 45 Minuten zu den Themen

- Begleiten und Umsorgen Sterbender (Sterben ist ein Teil des Lebens. Wann beginnt das Sterben? Was passiert beim Sterben? Wie erkennt man Sterben?),
- Vorsorgen und Entscheiden (Reaktionen auf begrenzte Lebenszeit; Rechtlicher Rahmen; Medizinische und ethische Entscheidungen; Sicherheit der geteilten Unsicherheit),
- Symptome lindern (Herausforderungen rund ums Sterben; Belastende Beschwerden und Symptome; Symptomlinderung durch Medikamente; Nichtmedikamentöse Symptomlinderung; Flüssigkeitsgabe und Ernährung am Lebensende; Mundpflege) und
- Abschied nehmen (Rituale; Bestattung und Bestattungsformen; Trauern ist normal; Tod und Trauer in verschiedenen Kulturen).

Ein beachtlicher Teil der Teilnehmer äußerte den Wunsch, mehr zum Thema zu erfahren und einen Vertiefungskurs zu besuchen. Auch hier konnte das Würdezentrum helfen. Es wurde ein Kursus »Palliative Praxis« angeboten, der die Thematik nun in einem einwöchigen Lehrgang intensiver behandelte. Dieser Kurs wurde in den internen Fortbildungsplan aufgenommen. Die Mitarbeiter des Hauses nahmen gern teil, wieder mit sehr positiver Resonanz.

---

[16] Bollig G, Kuklau N (2015): Der Letzte Hilfe-Kurs – ein Angebot zur Verbesserung der allgemeinen ambulanten Palliativversorgung durch Information und Befähigung von Bürgerinnen und Bürgern; Z Palliativmed 16/2015: 210-216

Info – Das Curriculum »Palliative Praxis«

- setzt auf die Aneignung von Basiskenntnissen unter Berücksichtigung der Diversität der Mitarbeiter/-innen, unabhängig von ihrer fachlichen Qualifizierung und ihren Deutschkenntnissen
- legt den Schwerpunkt auf die Begleitung von dementiell veränderten Menschen
- ist offen für Pflegende, Ärzt/-innen, Betreuungskräfte anderer Berufsgruppen
- fördert die Zusammenarbeit der am Begleitungsprozess beteiligten unterschiedlichen Berufsgruppen auf der Grundlage von Interdisziplinarität und Flexibilität
- ist angepasst an die begrenzten zeitlichen Ressourcen der ambulanten und stationären Pflege
- umfasst 40 Unterrichtseinheiten und kann als Modul 1 auf den DGP-zertifizierten 160-Stunden-Kurs Palliative Care für Pflegende angerechnet werden.

Die Themen »Letzte Hilfe« und »Palliative Praxis« waren nun im Haus bekannt und positiv aufgenommen worden. Zwei Mitarbeiter äußerten sogar den Wunsch, noch tiefer einzusteigen und brachten die einjährige Ausbildung zur Palliativ-Fachkraft[17] ins Spiel. Dieses Ansinnen fand natürlich sofort meine Zustimmung. Ich fand es sehr gut und für das Projekt förderlich, zwei Palliativ-Fachkräfte in den eigenen Reihen zu haben, noch dazu auf deren eigenen Vorschlag hin. Der Anstoß zu einer Änderung in der Palliativ-Kultur des Hauses war gegeben. Ich musste nur dafür sorgen, dass die Mitarbeiter auch darüber sprachen und sich austauschten.

Der nächste logische Schritt war die Anschaffung eines Pflegewagens, der vielfältige Hilfsmittel und Literatur zur palliativen Versorgung in der letzten Lebensphase enthielt und allen interessierten Mitarbeitern – nach einer Schulung – zur Verfügung stand.

Zusammenfassend boten wir unseren Mitarbeitern (und zum Teil auch Angehörigen) folgende, aufeinander aufbauende, bzw. sich ergänzende Bausteine zur Entwicklung einer Palliativ-Kultur (▸ Abb. 4).

[17] Palliativ-Fachkräfte können seit Mitte 2018 zusätzlich zum Personalschlüssel separat mit den Kostenträgern verhandelt werden!

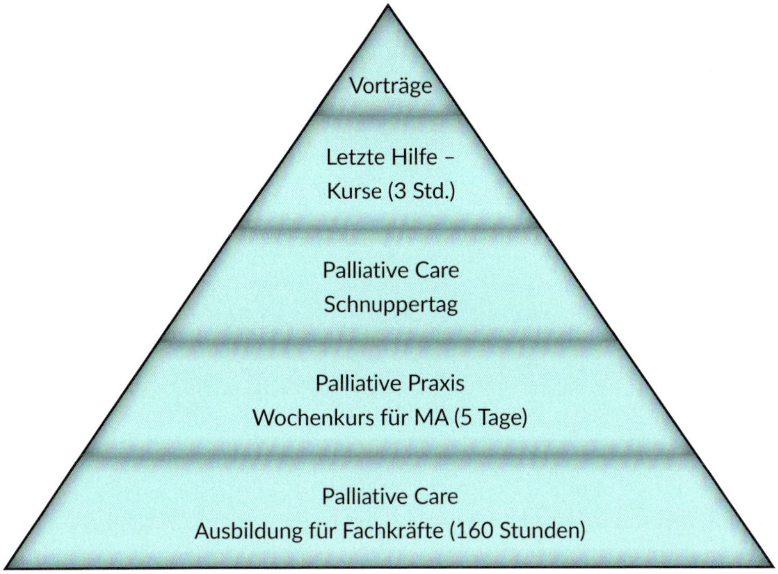

Abb. 4: Mögliche Bausteine der Palliativ-Kultur.

5.2.2 Flankierende Maßnahmen

In der Folge baten wir Boris Knopf vom PalliativTeam Frankfurt, bei einer Mitarbeiter-Versammlung einen Vortrag über ACP (Advanced Care Planning) zu halten und die derzeitigen Erfolge der deutschsprachigen Variante BVP (»Behandlung im Voraus Planen«) aufzuzeigen.

So konnte das Interesse an der palliativen Praxis vertieft werden und die Mitarbeiter kamen in Kontakt mit den Thema BVP. Zeitnah wurde der Vortrag auch auf einem Angehörigen-Abend wiederholt. Das PalliativTeam Frankfurt wurde nun ebenso wie das Würdezentrum Frankfurt fester Partner des Hauses in der palliativen Versorgung, ein Kooperationsabkommen mit dem SAPV-Team wurde geschlossen. Mitarbeiter und Angehörige waren nun mehrmals in Kontakt mit dem Thema gekommen, es war nichts Neues und Unbekanntes mehr. Der Grundstein für das weitere Vorgehen war gelegt.

5.2.3 Externe Vernetzung

Parallel zu dieser Entwicklung nahmen wir Kontakt zur Leiterin des »Fachbereich Soziales« der Stadt Neu-Isenburg auf. Es gelang uns, das Projekt als Gewinn für die soziale Infrastruktur darzustellen und über den Fachbereich die Sozialarbeiter der

Stadt zu erreichen. Auch diese Mitarbeiter der Stadt, die in der Quartiersarbeit (Betreutes Wohnen) schon mehrmals auf die Probleme beim Thema Patientenverfügung gestoßen waren, konnten schnell und unkompliziert gewonnen werden. Wir luden alle Sozialarbeiter der Stadt zu den oben beschriebenen (natürlich kostenfreien) Schulungen ein. Die Resonanz war erstaunlich gut.

Tipp

Nutzen Sie die Vernetzung vor Ort! In nahezu jeder Region gibt es bestimmte Fachforen, die sich dem Thema Pflege, Alternde Gesellschaft oder Gesundheitliche Versorgung befassen. Hier sollten Sie aktives Mitglied sein, denn einfacher finden Sie keine Multiplikatoren!

In Neu-Isenburg und im Kreis Offenbach gibt es ein »Forum Stationäre Pflege«, ein »Forum für psychische Erkrankungen im Alter« sowie ein Netzwerkforum der Stadt selbst, das sich mit dem Thema »Lebensqualität im Alter in Neu-Isenburg« beschäftigt. Auf allen Foren wurde das Thema »BVP nach § 132g / Patientenverfügungen« platziert. Alle drei Foren zeigten Interesse und das Bemühen endete in Vorträgen über das Thema durch das Würdezentrum oder in Vorträgen seitens des Hauses »An den Platanen« über das laufende Projekt.

5.2.4 Das Mandat: Es gibt keinen König ohne Volk

Auf der nächsten Mitarbeiter-Versammlung sprachen wir das Thema BVP in Form der Erstellung von Patientenverfügungen erneut an und baten um Abstimmung, ob wir uns dieses Themas annehmen sollten. Die Resonanz war sehr positiv und man erteilte uns die Zustimmung. Somit hatte ich das Mandat der Mitarbeiterschaft, mich um das Thema zu kümmern.

Tipp

Nehmen Sie Ihre Mitarbeiter mit! Ohne Mandat der Mitarbeiterschaft werden Sie keine fundamentalen Umwälzungen im Betriebsklima und in der Kultur der Einrichtung vorantreiben können. Davon bin ich aufgrund meiner Erfahrungen, auch mit kläglich gescheiterten Projekten, überzeugt. Eine grundsätzliche Zustimmung der Mitarbeiter muss vorliegen, die inhaltliche und organisatorische Feinarbeit wird dann vom BVP-Team erledigt.

Wenn die Führungskraft mit ihren Gedanken und Plänen keine Akzeptanz findet, kann ein Projekt sicherlich trotzdem durchgeführt werden. Aber ich wage zu behaupten, dass ein BVP-Projekt aufgrund der lang andauernden, nachhaltig geplanten Anlage im Sande versickert, wenn an der Basis kein Interesse zur Auseinandersetzung damit besteht. Es gibt keinen König ohne Volk ...

5.2.5 BVP ist Leitungssache

Es war klar, dass der bisher erarbeitete Schwung des Projektes sehr schnell an Fahrt verlieren würde, wenn nur einzelne Mitarbeiter auf eine lang andauernde Schulung geschickt würden. Bevor die Ausbildung beendet wäre, hätte der Großteil der Mitarbeiter die »Initialzündung« wieder vergessen. Eine Arbeitsgruppe »AG BVP« musste gegründet werden. Also besprachen wir uns in der Abteilungsleiter-Runde, wer an dieser Arbeitsgruppe teilnehmen sollte. Die Auswahl fiel nicht schwer. Aufgrund unserer Vorarbeit hatte einige Mitarbeiter bereits Interesse angemeldet.

Insofern stand der Teilnehmerkreis fest:

- Einrichtungsleitung (als Motivator, Moderator und Kämpfer an vorderster Front)
- Pflegedienstleitung (als Vorbild für alle Mitarbeiter in der Pflege und Multiplikator)
- Drei Mitarbeiter aus dem Sozialen Dienst (die wohl am ehesten mit dem Thema betraut werden würden)
- Drei Mitarbeiter aus der Pflege (die die Sorgen und Nöte der Bewohner wohl am besten verstanden)

Sieben Teilnehmer kamen auf diese Weise freiwillig und mit Affinität zum Thema schnell zusammen. Aber ich wollte aus Gründen der Nachhaltigkeit möglichst viele Mitarbeiter begeistern. 10 Prozent der Mitarbeiterschaft waren mein Ziel. Da wir rund 100 Mitarbeiter haben, war es mein Ziel, zehn Mitarbeiter in der Arbeitsgruppe zu haben. Bitte folgen Sie mir nicht in dieser Zielvorstellung! Sie ist unrealistisch, viel zu teuer und, wie Sie sehen, mit grundlegenden Fehlern behaftet. Wir konnten eine Mitarbeiterin überzeugen, an diesem Projekt teilzunehmen. Sie willigte zwar ein, ihr waren die Bedeutung und die Dauer der Ausbildung aber nicht wirklich bewusst. Sie begann die Ausbildung, führte erste Gespräche, und begriff, welchen Aufwand es bedeutete, sich dem Projekt zu widmen. Der Spagat zwischen täglicher Arbeitsroutine, dem Eingespanntsein in die Dienstzeiten und den Bedürfnissen des Privatlebens, die eigene Familie und Selbstorganisation wurde zu groß.

Diese Mitarbeiterin war die erste, die mitten in der Ausbildung unser Projekt wieder verließ. Der Fehler lag bei uns: Man kann zu einem solchen Projekt keine Mitarbeiter »zwangsrekrutieren«. Dies ist vielleicht ein etwas zu starkes Wort für unsere Bemühungen um ein ausgewogenes Verhältnis in der Arbeitsgruppe. Aber es trifft den Kern der Sache.

Theoretisch wusste ich vorher von den Gefahren eines solchen Vorgehens, aber ich habe die Bedenken meinen Zielen untergeordnet. Positiv zu bewerten ist trotzdem die Tatsache, dass diese Mitarbeiterin weiterhin von der Sinnhaftigkeit unseres Projektes überzeugt ist und als »Botschafterin in Sachen BVP« unsere Sache unterstützt. Hier wird die Bedeutung der genau geplanten Vorarbeit sichtbar.

Hat man bei der Gründung der Arbeitsgruppe zu wenige Interessenten, so hat man die Vorarbeit vernachlässigt, die Idee hat die Basis nicht vollständig erreicht, oder aber ganz bitter: Die Idee passt leider nicht zu den Personen, die sie später umsetzen müssen. Das wäre das Ende des Projektes schon vor dem Beginn. Auch eine etwas kleinere, aber dafür durch Eigenmotivation geprägte Arbeitsgruppe wäre schon ein Erfolg. In diesem Fall waren wir einfach zu ehrgeizig.

Tipp

»Man kann nicht ernten ohne zu säen!«

- Bereiten Sie den Boden vor:
  - Interessieren Sie ihre Mitarbeiter für Palliativ-Kultur! Eine Patientenverfügung ist nur ein Baustein im Kulturwandel.
  - Interessieren Sie die Angehörigen für Palliativ-Kultur! Sie werden die Zustimmung der Angehörigen brauchen, sie dienen später als Multiplikatoren.
  - Lassen Sie sich genügend Zeit damit: Je gründlicher Sie den Boden vorbereiten, desto besser wird die Ernte.
- Interne und externe Fortbildungen:
  - Nehmen Sie die Palliativ-Kultur in den internen Fortbildungsplan auf
  - Fördern sie die Mitarbeiter und interessieren Sie sie für das Thema
  - Lassen Sie »Experten« von außerhalb zu Wort kommen. Der Prophet im eigenen Land zählt mitunter nicht so viel
- Netzwerk-Arbeit:
  - BVP stemmen Sie nicht alleine! Holen Sie sich Partner mit ins Boot
  - Ein Palliativ-Team, der regionale Hospizverein, Vereine, die sich mit BVP beschäftigen sind hier die erste Wahl
  - Schließen Sie bei Bedarf Kooperationsvereinbarungen
  - Nehmen Sie Kontakt zur sozialen Infrastruktur der Kommune auf und stellen Sie das Projekt vor
  - Platzieren Sie das Thema BVP in den regionalen Fachforen

Beispiel **Vorgehen am Haus »An den Platanen«**

- Sicherung von externen Kooperationspartnern für Information und Schulung
- Anbieten von mehrmaligen »Letzte-Hilfe« Kursen als Einstieg für Mitarbeiter und Angehörige (Abendkurs)
- Vertiefung des Interesses durch Anbieten von mehrmaligen Kursen in »Palliativer Praxis« (Wochenkurs) für Mitarbeiter und externe Interessierte
- Angebot einer einjährigen Ausbildung zur »Palliativen Fachkraft« an Interessierte
- Anschaffung eines Palliativ-Wagens (oder anderen Materialien) sowie Fachliteratur für die tägliche Arbeit
- Abhalten von regelmäßigen Mitarbeiter-Versammlungen, bei denen (unter anderem) auch über Palliativ-Kultur im eigenen Haus gesprochen wird. Stimmungsbild der Mitarbeiter eruieren und letztlich Zustimmung für das BVP-Projekt einholen
- Abhalten von regelmäßigen Angehörigen-Abenden, an denen (unter anderem) das Thema Palliativkultur und Patientenverfügung angesprochen wird
- Bildung einer interdisziplinären Arbeitsgruppe aus freiwilligen Mitgliedern
- Beginn der Ausbildung zum zertifizierten Gesprächsbegleiter gemäß den Richtlinien der Rahmenvereinbarung nach 132g SGBV

5.3 Schon wieder eine Arbeitsgruppe? Aufbau und Nachhaltigkeit

Werfen Sie einen Blick auf die Organisationskultur in Ihrer Einrichtung:

- Wie organisieren Sie Arbeitsprozesse?
- Gibt es bereits andere Arbeitsgruppen in ihrer Einrichtung? Vielleicht eine AG Hygiene, eine AG Renovierung, eine AG Dienstplan, eine AG zur Vereinfachung der Pflegedokumentation, eine AG Betriebsausflug oder was auch immer.

Arbeitsgruppen erfordern, um nachhaltig und erfolgreich zu sein, ein hohes Maß an Ausdauer und Disziplin. Dies stellt die größte Hürde in einem Dienstleistungsbetrieb dar, in dem Aufgaben und Probleme sich täglich ändern können, Prioritäten wöchentlich neu gesetzt werden und es sehr schwierig wird, eine Motivation über einen langen Zeitraum aufrecht zu erhalten.

Unterschätzen Sie bitte nicht den inneren Widerstand der Mitarbeiter gegen eine Arbeitsgruppe! Eine Arbeitsgruppe bedeutet für die Mitarbeiter immer ein Herauslösen aus der lieb gewonnen Alltagsroutine. Zunächst ist dies spannend und die Kollegen sind neugierig, sehen sicherlich auch die Möglichkeit, dazu zu lernen und sich zu profilieren. Mit der Zeit kann die AG aber zur lästigen Pflicht werden, erfordert Vor- und Nachbereitung, zusätzliche Aufgaben und Engagement.

Dies ist in der Regel der Moment, in dem das Interesse nachlässt, die Motivation sinkt und die ersten Mitglieder nicht mehr voll bei der Sache sind.

Tipp

Seien Sie ein vielfältiger Moderator! Versuchen Sie also als Moderator, die Arbeitsgruppe interessant zu gestalten, immer wieder neue, aktuelle Aufhänger zu finden, eventuell einen Vortrag eines der Kooperationspartner einzuflechten, das Interesse immer wieder neu zu wecken. Sparen Sie nicht mit Lob über das Erreichte, zeigen sie die bisherigen Erfolge auf und geben Sie Impulse, beobachten Sie die Erfolge der Mitbewerber und vergleichen Sie diese in Form eines Benchmarks.

Die Arbeitsgruppe sollte nicht in einer strengen Arbeitsatmosphäre stattfinden, sondern eher ein kreativer Think-Tank sein. Die Mitglieder müssen sich einbringen können, immer wieder Selbstbestätigung erfahren und ihre Ideen verwirklicht sehen. Als Moderator einer Arbeitsgruppe besteht Ihre Hauptaufgabe nicht in der Arbeit an den Inhalten, sondern in der Bereitstellung der Rahmenbedingungen und den strukturellen Aspekten.

Tipp

Grundsätzliches für die erfolgreiche Arbeit in einer AG:

- Der Boden für die Einführung eines Projektes muss vorbereitet werden
- Gehaltvolle Informationen müssen die Mitarbeiterschaft im Vorfeld erreichen
- Interesse muss geweckt werden
- Ein Mandat der Mitarbeiterschaft zum Projekt muss vorliegen
- Die Teilnahme an der Arbeitsgruppe muss freiwillig erfolgen
- Die Arbeitsgruppe braucht einen Moderator, einen Motivator
- Die Arbeitsgruppe braucht ein klares Ziel
- Der Zeitrahmen muss festgelegt sein: Wann, wo, wie lange
- Die AG muss innerhalb der gewohnten Arbeitszeit erfolgen
- Die Struktur und die Aufgaben müssen klar definiert sein

Da BVP Leitungssache ist, muss die Leitung in jeder Arbeitsgruppensitzung anwesend sein. Die Einrichtungsleitung muss aber nicht zwangsläufig die Leitung der AG übernehmen, dies könnte sogar kontraproduktiv sein. Die Rolle eines zurückhaltenden, reflektierenden Moderators wäre geeigneter.

Die Arbeitsgruppe ist ein Team auf Augenhöhe. Stellung in der Organisation oder Profession dürfen keine Rolle spielen. Jedoch darf es keine schweigenden Mitglieder geben, jeder muss zu Wort kommen und seine Erfahrungen in die Arbeitsgruppe einbringen können.

Aufgabe der Einrichtungsleitung ist es, zu schweigen, zuzuhören, finanzielle Schwierigkeiten aus dem Weg zu räumen, Ressourcen, gleich welcher Art, zur Verfügung zu stellen, zu ermuntern, zu motivieren, zu reflektieren und die Ergebnisse zusammenzufassen. Alles andere sollte idealerweise von den Teilnehmern kommen: Ideen generieren, Problemstellungen erkennen, Lösungen erarbeiten und umsetzen.

Im Haus »An den Platanen« einigten wir uns angesichts der Dauer der Ausbildung auf einen Rhythmus in den Sitzungen der AG von sechs Wochen. Die Sitzungen fanden nicht im Büro der Einrichtungsleitung statt, sondern in einem Schulungsraum, der Abgeschiedenheit vom Alltagsgeschäft und etwas Neutralität gewährleistet. Jede Sitzung sollte nicht länger als 90 Minuten dauern, um größtmögliche Konzentration und Effektivität zu gewährleisten.

Die Struktur der Sitzungen wurde festgelegt:

- Rückschau auf die vergangene Periode (Moderator)
- Bericht über das Erreichte (Mitglieder)
- Aktuellen Status Quo zusammen fassen (Moderator)
- Problembereiche erkennen, Schwierigkeiten benennen (Mitglieder)
- Lösungsvorschläge erarbeiten (Mitglieder)
- Aufgaben abstimmen und bis zur nächsten Sitzung verteilen (Moderator)

Tipp

Bereiten Sie die Sitzungen sorgfältig vor! Vermeiden Sie unbedingt ein »zur Sitzung hetzen« ohne genügende Einstimmung auf das Treffen. Die Zusammenkunft ist eine »Auszeit«, nicht ein Teil der Alltagsroutine. Schaffen Sie bei den Sitzungen eine angenehme Arbeitsatmosphäre. Eine Blockform der Tische ist besser geeignet als eine U-Form mit Vortragscharakter. Es sollten ausreichend Getränke und Kaffee zur Verfügung stehen. Eine Kleinigkeit zum Naschen sollte vorhanden sein. Telefone sollten ausgeschaltet sein. Und machen Sie alle Teilnehmer darauf aufmerksam: »Pünktlichkeit ist die Höflichkeit der Könige«.

Zunächst hielten wir eine konstituierende Sitzung ab, besprachen oben angeführte Punkte und legten das Prozedere und die Protokollfrage fest. In den folgenden Sitzungen befassten wir uns mit der Ausbildung, dem Workshop beim Würdezentrum Frankfurt. Wir besprachen die Ausbildungsinhalte, welche Schwierigkeiten uns aufgefallen waren, welche Schlussfolgerung wir daraus zogen und wie wir weiter damit umgehen sollten.

6 Aller Anfang ist schwer – zweite Gedanken

Günther Schlott

6.1 Die Qual der Wahl: Organisation der Versorgungsplanung

Jede Einrichtung, die an einem BVP-Projekt teilnehmen möchte, sollte sich einige grundlegende Fragen gleich zu Anfang stellen:

- In welchem Rahmen soll das Projekt aufgezogen werden?
- Was ist die Zielrichtung des Projektes?
- Wird das Projekt auf eine Einrichtung, auf mehrere Einrichtungen oder gar als Geschäftsmodell als externer Partner der Einrichtungen ausgerichtet?

Info – Die Refinanzierung

Die »Rahmenvereinbarung nach § 132g Abs. 3 SGB V über Inhalte und Anforderungen der gesundheitlichen Versorgungsplanung für die letzte Lebensphase vom 13.12.2017« der GKV gibt folgende Rahmenbedingungen für die refinanzierbare Versorgungsplanung vor:

§ 7 Organisation der gesundheitlichen Versorgungsplanung für die letzte Lebensphase

(2) (...) Zur Sicherstellung der gesundheitlichen Versorgungsplanung sind folgende Varianten möglich:

a) Durchführung durch das qualifizierte eigene Personal

b) Durchführung durch das qualifizierte Personal des Einrichtungsträgers im Rahmen von Kooperationen mehrerer vollstationärer Einrichtungen (...) Dies ist auch trägerübergreifend möglich. (...)

c) Durchführung in Kooperation mit externen regionalen Anbietern. (...)

Jeder BVP-Interessierte kann also unter den drei, bzw. vier obigen Varianten wählen:

1. **Durchführung durch das qualifizierte eigene Personal:** Ist man ein Einzelkämpfer in Sachen BVP nur für seine eigene Einrichtung, bleibt nur Variante 1. Beim Refinanzierungsrahmen von 1/8-Stelle pro 50 Leistungsberechtigten (nur Versicherte der GKV, keine privat Versicherten, Anteil i. d. R. 10 Prozent) sollte überlegt werden, wie viele Mitstreiter sich auf eine Ausbildung zum qualifizierten Gesprächsbegleiter einlassen sollten. Die Ausbildungskosten betragen als reine Kursgebühren bei verschiedenen Anbietern derzeit ca. 2500 €, hinzukommen die Ausfallkosten für die Kurstage und die Gesprächsbegleitungen, die Ausbildung dauert je nach Engagement sechs bis zwölf Monate. Kann man den Ausfall des Mitarbeiters intern durch eine andere Verteilung der Aufgaben kompensieren oder wird eine zusätzliche GfB-Stelle nötig sein? Nimmt nur ein Mitarbeiter die Ausbildung auf, weil man z. B. nur 100 Leistungsberechtigte für die Refinanzierung in der Einrichtung hat, so besteht die Gefahr, dass das ganze Projekt sich im Nichts auflöst, sobald dieser Mitarbeiter die Einrichtung wechselt oder langfristig erkrankt. Der Nachfolger wäre erst nach einem knappen halben Jahr einsatzbereit, je nachdem, wann die Qualifizierungsmaßnahmen angeboten werden (gegenwärtig in Frankfurt etwa zweimal im Jahr)! Dies wäre ein herber Schlag für die Motivation zu BVP. Es ist fraglich, ob dann noch die Lust besteht, das ganze Projekt nochmals von vorne aufzuziehen. Also sollte man sicherheitshalber etwas größere Brötchen backen, auch wenn dies mit den doppelten Kosten verbunden ist. Die beiden Kollegen könnten trotzdem gut zusammenarbeiten, auch wenn nur eine Stelle refinanzierbar ist. Hier wäre eine Zusammenarbeit der Mitarbeiter idealerweise im Bereich Sozialer Dienst denkbar (siehe unten: Ausbildungsvoraussetzungen beachten!). Man könnte bei einem Wegfall eines Teammitglieds den Stellenanteil auf das andere Mitglied übertragen und ein weiteres Teammitglied in die Ausbildung schicken.
2. **Durchführung durch das qualifizierte Personal des Einrichtungsträgers im Rahmen von Kooperationen** mehrerer vollstationärer Einrichtungen: Ist die Einrichtung unter dem Dach eines Trägers mit mehreren Einrichtungen, so fällt die Entscheidung schon leichter: Man sollte mit der Geschäftsführung abklären, ob man das Projekt nicht nur für die eigene Einrichtung plant, sondern
   - **ob man ein regional tätiges BVP-Team** anvisiert und alle Stellenanteile aller räumlich nahe beieinander liegenden Einrichtungen auf das regionale Team konzentriert. Entsprechend groß wäre das BVP-Team. Unter Berücksichtigung des »natürlichen Schwundes« würde ich hier für sechs Teammitglieder plädieren. (Beispielrechung: Bei Mission Leben – Im Alter gGmbH wären dies vier Einrichtungen im Kreis Offenbach mit rund 400 Anspruchsberechtigen = 1 VK-Stelle = zwei bis vier Stellenanteile zu je 50 Prozent oder auch 25 Prozent. In Zahlen bei diesem Beispiel wären rund 45.000 € Personalkosten und rund 6.750 € Overheadkosten refinanzierbar. Dem stünden Ausbildungskosten von rund 6 x 2500 € = 15.000 € gegenüber). Die Stellenanteile, d. h. das BVP-Team, muss nicht unbedingt in einer Einrichtung konzentriert werden, sondern kann

auch dezentral in allen Einrichtungen arbeiten und sich nur zu den Arbeitsgruppen treffen;
- **ob man ein überregional tätiges BVP-Team plant**, komplett von anderen Aufgaben nur für BVP freigestellt mit Zusammenfassung aller Stellenanteile aller beim Träger verfügbaren Leistungsberechtigten. Dies funktioniert natürlich nur bei großen Trägern mit genügend Einrichtungen in Fahrtnähe. Bei denkbaren 2000 Leistungsberechtigten wären dies fünf VK-Stellen mit einem refinanzierungsfähigen Entgelt von rund 250.000 € pro Jahr. Dem stünden Ausbildungskosten von rund 25.000 € gegenüber. Sie sehen, je größer das Team angelegt wird, desto günstiger wird der Invest.

Sollte die Anzahl der Leistungsberechtigten der Einrichtungen beim eigenen Träger für solche Überlegungen nicht ausreichen, so ist auch eine **Kooperation mit einem anderen BVP-interessierten Träger** denkbar. Zum Beispiel zwei kirchliche Träger schließen eine Kooperationsvereinbarung und legen die refinanzierungsfähigen Stellenanteile zusammen. Man kann gemeinsam an dem Projekt arbeiten oder aber ein Träger entschließt sich für Möglichkeit drei.

3. **Durchführung in Kooperation mit externen regionalen Anbietern**: Ist ein Träger an der Verfügbarkeit einer Versorgungsplanung interessiert, möchte aber nicht selbst die Mühen eines BVP-Projektes auf sich nehmen, so kann er eine Kooperationsvereinbarung mit einem externen BVP-Team schließen. Er überträgt die Stellenanteile an den externen Partner, der nun handlungsfähiger und professioneller agieren kann. Der Träger kann den Service anbieten, vermarkten und im QM-System verankern, die Gesprächsbegleiter kommen aber als bestellte Dienstleister von außen. Dieses Geschäftsmodell wäre auch eine Chance für Hospizvereine, Ethiknetzwerke, soziale Beratungsstellen oder sonstige Institutionen, für BVP tätig zu werden, auch wenn sie aufgrund der internen Struktur nicht genug oder gar keine Leistungsberechtigten vorweisen kann. Ich denke, hier ist bewusst eine Marktöffnung für neue Unternehmensmodelle im Sozialen Markt geschaffen worden.

Fazit

Konkretisieren Sie zu Anfang die Zielrichtung und beginnen Sie mit der internen und externen Netzwerkarbeit und den Sondierungen, noch bevor Sie sich zu einem einzelnen BVP-Projekt entschließen.

Die Rahmenvereinbarung bietet mehr Möglichkeiten, sich zu engagieren, als Sie auf den ersten Blick vielleicht annehmen. Ich glaube, dass dies auch bewusst so erfolgte, um den Gedanken der Versorgungsplanung schneller und weiter voranzutreiben und die Umsetzungsprozesse zu erleichtern.

6.2 Es geht ums Geld: Die Refinanzierung

In der Präambel der Vereinbarung nach § 132g Abs. 3 SGB V über Inhalte und Anforderungen der gesundheitlichen Versorgungsplanung wird ganz offen angesprochen, dass – mit Ausnahme von einigen Projekten (z. B. »beizeiten begleiten®«) – in Deutschland bislang kaum Erfahrungen mit der gesundheitlichen Versorgungsplanung für die letzte Lebensphase vorliegen.

Aufgrund der Neueinführung dieser Leistungen fehlen Erfahrungswerte, insbesondere mit Blick auf die Inanspruchnahme, die Anzahl der durchgeführten Beratungen je Beratungsprozess sowie der Dauer der Gespräche je Beratungsprozess. Deshalb erfolgt in einer Übergangszeit eine Datenerhebung in den vollstationären Pflegeeinrichtungen, um auf dieser Grundlage die vereinbarte Vergütungssystematik zu überprüfen und weiterzuentwickeln.

Info – Bis Ende 2021 wird pauschal vergütet
Für eine Übergangszeit bis 31.12.2021 erfolgt zunächst eine pauschale Vergütung. Diese gilt bis zum Abschluss einer neuen Vergütungsvereinbarung fort. Abrechnungsfähig sind die im Zusammenhang mit der Beratung entstehenden Personalkosten sowie die Sach-, Overhead- und Regiekosten der Einrichtung.

Es erfolgt eine Datenerhebung bis 31. Dezember 2020 über Struktur, Dauer, Anzahl und zeitlichem Aufwand bei den Beratungsgesprächen, um die Höhe der pauschalen Vergütung zu überprüfen. Bis dahin gibt sich der GKV-Spitzenverband recht vorsichtig und zugeschnürt. Die Kalkulation der pauschalen Vergütung erfolgt unter der Annahme, dass pro 50 Versicherte in der Einrichtung ein Anteil von 1/8 Stelle erforderlich ist. Für Sach-, Overhead- und Regiekosten wird ein Anteil von 15 Prozent der Personalkosten (Arbeitgeberbrutto) berücksichtigt. Dabei tragen die Krankenkassen nur die notwendigen Kosten, vergüten also nach dem Prinzip der Wirtschaftlichkeit.

Dies bedeutet, die veranschlagten Löhne müssen dem Tariflohn eines durchschnittlichen Gesprächsbegleiters entsprechen. Gehen wir davon aus, dass eine Stelle für einen BVP-Mitstreiter je nach beruflicher Vorqualifikation mit 2.700–3.300 € Arbeitnehmerbrutto dotiert ist und rechnen wir mit einem Arbeitgeberanteil von 26,5 Prozent, so ergeben sich zwischen 42.000 und 50.000 € AG-Brutto-Personalkosten pro Jahr. Zusätzlich rechnen wir mit 15 Prozent Overheadkosten, also zwischen 6.300 und 7.500 € pro Jahr. Bei einer durchschnittlichen Einrichtung mit 100 Leistungsberechtigten (= eine 25 Prozent-Stelle) ergibt dies eine Spanne von ca. 1.000–1.200 € für die monatliche pauschale Refinanzierung. Wie sich die Kostenträger in der konkreten Verhandlungssituation verhalten werden, ist bis dato unbekannt. Zum jetzigen Zeitpunkt ist meines Wissens noch keine Verhandlung nach § 132g abgeschlossen worden. An den Ausbildungskosten beteiligt sich der GKV leider nicht.

Wir erachten die pauschale Vergütung mit einer 1/8-Stelle für 50 Leistungsberechtigte als eindeutig zu gering. Nach unseren Erfahrungen müsste die Vergütung doppelt so hoch liegen, um die tatsächlichen Kosten zu refinanzieren und eine effektive BVP-Arbeit in einer Einrichtung zu gewährleisten. Denn es geht nicht nur um die Anzahl und die Dauer der Gespräche, sondern in erster Linie um die beständige interne und externe Netzwerkarbeit.

Einen BVP-Mitstreiter mit zehn Stunden die Woche einzustellen, halte ich für undurchführbar. Eine 25 Prozent-Stelle wäre entweder ein »Aufstocker«, also ein Mitarbeiter, der in BVP die Chance sieht, seine Teilzeitstelle um 25 Prozent zu erhöhen. Oder aber es besteht die Chance zur »Umwidmung«. Dies hieße, der Mitarbeiter bleibt insgesamt bei seinem bisherigen Stellenanteil, reduziert aber seine ursprüngliche Aufgabe und widmet sich dafür 25 Prozent der Versorgungsplanung. Dann könnte man sich einen Tag pro Woche dem Thema BVP widmen. Durchführbar. Montag bis Donnerstag Pflegefachkraft oder Sozialdienstmitarbeiter, Freitag dann BVP-Beauftragter der Einrichtung. Oder jeden Tag zwei Stunden? Unrealistisch. Dies könnte dazu führen, dass das Thema BVP in der Alltagsroutine untergeht, der BVP-Stellenanteil könnte sozusagen vom Hauptinhalt der Stelle aufgefressen werden. Das übliche Schicksal der Sonderbeauftragungen innerhalb einer Anstellung.

Die Lösung scheint in diesem Dilemma tatsächlich im regionalen Zusammenschluss von mehreren Einrichtungen zu liegen, die dann einen hauptberuflichen BVP-Beauftragten mit einer 50 Prozent oder 75 Prozent-Stelle beschäftigen können, der mit Koordination und Gesprächsbegleitung befasst ist.

Info – Refinanzierbarkeit

- 1/8-Stelle auf 50 Leistungsberechtigte = 25 Prozent-Stelle auf 100 Leistungsberechtigte
- Eine VK-Stelle wird, je nach Tarifvertrag und Lohnniveau, mit 42.000 € bis 50.000 € AG-Brutto pro Jahr gerechnet
- Zusätzlich 15 Prozent Overheadkosten auf das AG-Brutto

6.3 Qualifikation der Mitarbeiter

Ihre zweite Überlegung sollte den verfügbaren Personalressourcen gelten. Nicht jeder Mitarbeiter, der sich in einem BVP-Projekt engagieren möchte und eine große Affinität zum Thema hat, bietet auch die Möglichkeit zur Refinanzierung. Die Rahmenvereinbarung setzt hier klare Regeln.

Info – Anforderungen an die Qualifikation der BVP-Beauftragten

- Abgeschlossene Berufsausbildung als Examinierter Fachpfleger, d. h. Gesundheits- und Krankenpfleger, Altenpfleger, Kinderkrankenpfleger, Heilerziehungspfleger, Heilpädagoge, Erzieher (oder vergleichbare Ausbildung)
- Einschlägiger Studienabschluss der Gesundheits- und Pflegewissenschaften, Geistes-, Sozial- und Erziehungswissenschaften (Pädagoge, Heilpädagoge, Sozialarbeiter, Sozialpädagoge, Psychologe, Theologe)
- 3-jährige einschlägige Berufserfahrung mit mindestens einer 50 Prozent-Stelle innerhalb der letzten acht Jahre

Sollte der zum Thema affine und sehr engagierte Mitarbeiter in der Alltagsbegleitung, der aber nicht obige Ausbildungsvoraussetzungen erfüllt, in das BVP-Team aufgenommen werden und der Betrieb die Ausbildungskosten tragen, obwohl keine Refinanzierung möglich ist? Diese Frage muss sich jeder Betrieb im Hinblick auf seine Größe und seine wirtschaftliche Leistungsfähigkeit selbst beantworten.

Wichtig **Vorsicht vor Demotivation!**

Interessierte und affine Mitarbeiter von der Teilnahme am BVP-Projekt auszuschließen, ist der Motivation der anderen Mitarbeiter nicht unbedingt zuträglich. Das BVP-Projekt trägt sich in erster Linie durch die Nachhaltigkeit und die Zustimmung der Mitarbeiter im eigenen Betrieb.

Wenn einige der am meisten begeisterten Mitarbeiter nicht teilnehmen dürfen, weil der Betrieb die zusätzlichen Ausbildungskosten scheut, so ist dies keine gute Werbung für die Unternehmenskultur, die Sie mit diesem Projekt ja verändern wollen.

Andererseits: In unserem Hause haben wir auch Mitglieder (eine Pflegehilfskraft und eine Alltagsbegleiterin) in das BVP-Team aufgenommen. Von den Ausbildungsvoraussetzungen für die Refinanzierbarkeit wussten wir zu diesem Zeitpunkt noch nichts. Die Folge war eine herbe Enttäuschung für diese Mitarbeiterinnen, als bekannt wurde, dass sie wahrscheinlich nicht ihre Stellenanteile aufstocken und künftig als Gesprächsbegleiter arbeiten können.

Die Pflegehilfskraft verließ das Projekt, für die Alltagsbegleiterin mit Potenzial (sie hat eine Ausbildung als Lehrerin) war dies der Anstoß, ein schon länger geplantes berufsbegleitendes Studium zu beginnen. Zumindest für diese Mitarbeiterin wurde die Ausbildung zur zertifizierten Gesprächsbegleiterin zur Grundlage für Überlegungen über ihren künftigen beruflichen Werdegang. Ich bin sicher, diese Mitarbeiterin wird in absehbarer Zeit zu einer tragenden Rolle im BVP-Team werden und dadurch auch den Sprung von der Alltagsbegleiterin zur Sozialarbeiterin schaffen wird.

6.4 Personale Kompetenzen

BVP-Gesprächsbegleiter sollen, befolgt man den Wortlaut der Rahmenvereinbarung, nicht nur über bestimmte fachliche Voraussetzungen hinsichtlich der Berufsausbildung und Berufserfahrung verfügen, sondern zudem noch bestimmte personale Kompetenzen und Beratungshaltungen aufweisen.

Info – Personale Kompetenzen

§ 12, (3) Die personale Kompetenz zeichnet sich durch eine Gesprächsführungskompetenz und Beratungshaltung aus. Sie ist:

- kooperativ
- kommunikativ
- selbstreflektierend
- verantwortungsbewusst
- respektvoll und
- empathisch

Hier ist die Rahmenvereinbarung vielleicht einen Schritt zu weit gegangen. Selbstverständlich wird eine Einrichtungsleitung nicht versuchen, ausgerechnet jene Mitarbeiter ins BVP-Team zu werben, die introvertiert, maulfaul und unreflektiert durchs Leben gehen. Ich bin sicher, dass jene Mitarbeiter auch das geringste Interesse an einer Mitarbeit im BVP-Projekt haben. Diese Gefahr ist also durch natürliche Selektion schon weitgehend gebannt. Ebenso ist ein Mitarbeiter, den die Jahre in der Pflege mit einem Rückenleiden beschenkt haben, und der nun nach einer weniger anstrengenden Tätigkeit sucht, nicht automatisch für die anspruchsvolle Aufgabe der Gesprächsbegleitung geeignet. Aber bitte halten Sie auch nicht nach den rhetorischen Überfliegern in ihrem Betrieb Ausschau. Geben Sie Ihren Mitarbeitern eine Chance.

Tipp

Leidenschaft vs. Qualifikation? Ja! – Für mich ist das wichtigste Kriterium, dass der Mitarbeiter mit dem Herzen dabei ist. D. h., wenn sich jemand freiwillig aufgrund seiner Affinität zum Thema meldet und die Ausbildung auf sich nehmen will, dann ist die Grundvoraussetzung »Herzenswunsch« erfüllt.

In der Ausbildung selbst wird sehr viel über Kommunikation gesprochen und gelehrt. Dies ist einer der Schwerpunkte des Kurses. Selbst wenn sich ein Mitarbeiter später entschließt, die Ausbildung doch nicht abzuschließen, geht er dennoch mit einem guten Gefühl und bleibt ein wertvoller Mitarbeiter, der um einige Erfahrungen reicher ist.

Fazit

Der Gedanke der Weiterbildung im Betrieb darf nicht bei der Förderung der Besten enden. Fördern und Fordern muss die ganze Bandbreite der Mitarbeiterschaft betreffen, auch jene, die aufgrund ihres beruflichen Werdegangs nicht auf der Liste der künftigen Führungskreismitglieder stehen.

Weiterbildungsbemühungen müssen immer auf die Basis ausgerichtet sein. Die Mitarbeiter müssen gleichwertig behandelt werden und sich auf einer Stufe stehend verstehen können. BVP sehe ich nicht als Spezialausbildung einzelner Leistungsträger, sondern als Teil der Unternehmenskultur, die die ganze Einrichtung »infizieren« muss, um erfolgreich und nachhaltig zu sein.

6.5 Das Curriculum

Die Rahmenvereinbarung hat sich sehr intensiv mit dem Curriculum befasst (▶ Tab. 2).

Tab. 2: Das Curriculum lt. Rahmenvereinbarung

Die Weiterbildung gliedert sich in zwei Teile. Sie umfasst im ersten Teil mindestens 48 Unterrichtseinheiten theoretischen Unterricht (mit Diskussionen, Rollenspielen, Intensivtraining in Kleingruppen etc.) und 12 UE bestehend aus 1. zwei Beratungsprozessen mit insgesamt vier Gesprächen (mit Supervision), 2. einschließlich Vor- und Nachbereitung und Dokumentation durch den Berater.	
Lehrgangsinhalte der 48 Unterrichtseinheiten (rechte Spalte) theoretischer Natur sind: (Die Inhalte in der linken Spalte sind von Kurs zu Kurs verschieden und stellen einen Vorschlag dar)	
Einführung in die gesundheitliche Versorgungsplanung (4 Unterrichtseinheiten)	• Einführung ACP: Entwicklung und aktueller internationaler Stand • Konzept der gesundheitlichen Vorsorgeplanung • Definition der Zielgruppen der gesundheitlichen Vorsorgeplanung • Kulturentwicklung in Stationären Einrichtungen • Auftrag Rolle und Grenzen des Gesprächsbegleiters • Bedeutung von BVP für die Betroffenen und deren Angehörigen
Erörterung Medizinisch-pflegerischer Sachverhalte (8 Unterrichtseinheiten)	Ausmaß und Intensität sowie Möglichkeiten und Grenzen: • Herz-Lungen-Wiederbelebung • Künstliche Ernährung • Möglichkeiten der Beatmung • Formen der Dialyse • Palliative Versorgung
Ethische und rechtliche Rahmenbedingungen (8 Unterrichtseinheiten)	• Juristische Rahmenbedingungen • Die Vorsorgevollmacht • Die Betreuungsverfügung • Die Patientenverfügung • Möglichkeiten der Versorgung am Lebensende • Bewertung gesundheitlicher Situationen • Behandlungsstrategien • Konsequenzen und Grenzen individueller Wertvorstellung • Umgang mit Zweifeln an der Einwilligungsfähigkeit
Kommunikationsstrategien im Beratungsprozess (16 Unterrichtseinheiten)	• Erörterung von Gesprächstechniken • Altersgerechte Kommunikation • Erkennen von Suggestion und unbewusster Manipulation im Beratungsgespräch • Bezugssysteme analysieren • Non-direktive Kommunikation • Barrierefreie Kommunikation • Willensäußerungen bei kognitiver Einschränkung • Moderationstechniken

Dokumentation und Vernetzung (4 Unterrichtseinheiten)	• Anforderungen an eine rechtssichere Dokumentation • Ziel und Zweck von Notfalldokumenten • Vorgaben der Dokumentenechtheit • Änderungsprozesse der Vorsorgeplanung • Netzwerkarbeit intern und extern • Öffentlichkeitsarbeit und Ehrenamtseinbindung • Partnerschaften und Kooperationsmöglichkeiten
Kleingruppentraining (8 Unterrichtseinheiten)	• Einübung von Gesprächssituation • Der Wertebogen/Die Standortbestimmung • Der Notfallbogen/Die Akutsituation • Stat. Behandlung im Krankenhaus bei Einwilligungsfähigkeit unklarer Dauer • Behandlung bei dauerhafter Einwilligungsunfähigkeit
Praxisteil 1 (12 Unterrichtseinheiten in maximal 3 Monaten)	• Supervision in der Real-Situation • Durchführung von drei Beratungsprozessen mit mindestens 6 Gesprächen unter Fachbegleitung in der Einrichtung • Feedback und Reflexion der Gesprächssituationen • Erarbeitung von individualisierten Gesprächsstrategien
Praxisteil 2: Alleinverantwortlich geplante, vorbereitete durchgeführte und dokumentierte Beratungsprozesse	• Sieben Beratungsprozesse zur gesundheitlichen Versorgungsplanung, alleinverantwortlich durchgeführt • Teilnahme an Coaching-Gesprächen, Plenararbeit oder organisiertem Austausch zwischen den Weiterbildungsteilnehmern durch den Anbieter

Wichtig **Die Praxisteile**

Nach Abschluss des ersten Praxisteils sind die Gesprächsbegleiter berechtigt, refinanzierbare Leistungen zu Lasten der Krankenkassen zu erbringen. Der zweite Praxisteil dient der Sammlung weiterer Praxiserfahrung und umfasst mindestens sieben Beratungsprozesse, die alleinverantwortlich innerhalb eines Jahres durchgeführt werden und während dieser Phase durch den Weiterbildungsanbieter begleitet werden.

Kein Mitarbeiter muss Angst haben, dass er die Anforderungen nicht bewältigen kann. Zudem ist keine »Abschlussprüfung« vorgesehen. Die Teilnahme allein ist entscheidend.

Bei dem einen oder anderen Teilnehmer wird der Trainer aufgrund der Supervisionen vielleicht zu der Auffassung gelangen, dass der Trainingseffekt noch unzureichend ist und weitere Übungsgespräche empfehlen oder fordern, bevor er das Zertifikat ausstellt. Das ist sinnvoll und dient dem Ziel, die Gesprächsbegleiter nicht zu früh auf die Menschheit los zu lassen. Aber auch das ist für jeden Teilnehmer zu verkraften.

Allerdings gibt es derzeit bei der DiV-BVP konkrete Überlegungen, wie nicht nur die Qualität in der Ausbildung, sondern auch die persönliche Eignung der Absolventen zum Gesprächsbegleiter gewährleistet werden kann. Geplant ist hier eine Einschätzung der Ausbilder nach jedem der drei Lehrgangsblöcke in Form eines Ampelsystems. Bei einer Einschätzung »Rot« wird nach jedem Block ein Gespräch mit dem künftigen Gesprächsbegleiter geführt, auf Mängel hingewiesen und entsprechende Unterstützung angeboten. Sollte sich nach den drei Blöcken herausstellen, dass der Gesprächsbegleiter nicht die qualitativen Anforderungen der DiV-BVP erfüllen kann, so erhält er zwar eine Teilnahmebescheinigung für den Kurs, aber kein Zertifikat als Gesprächsbegleiter.

Im Curriculum gibt es nichts, was völlig unbekannt wäre, außer vielleicht dem Terminus »Barrierefreie Kommunikation« (▶ Kap. 6.6). Ich denke, man sollte die Anforderungen an die Mitglieder im BVP-Team nicht allzu hoch ansetzen. Für mich ist BVP Basisarbeit, nicht Expertentum. Es geht um einen Paradigmenwechsel, eine Änderung in der Unternehmenskultur, und diese geht niemals ohne die breite Unterstützung und das Engagement der Basis.

6.6 Strategien zur barrierefreien Kommunikation

Dieter Mank

In der Rahmenvereinbarung nach § 132g zur gesundheitlichen Versorgungsplanung für die letzte Lebensphase heißt es:

Info – § 6 Barrierefreie Ausgestaltung der gesundheitlichen Versorgungsplanung für die letzte Lebensphase

(1) Die gesundheitliche Versorgungsplanung muss den individuellen Bedarfen einer barrierefreien Kommunikation Rechnung tragen.

(2) Vor einem Beratungsprozess sind die behinderungsspezifischen Bedarfe für barrierefreie Kommunikation individuell und in Bezug auf die medizinisch-pflegerischen Themen der gesundheitlichen Versorgungsplanung zu identifizieren. (…) Insbesondere bei der Begleitung von Leistungsberechtigten mit Schwerstmehrfachbehinderungen oder kognitiven Einschränkungen können Übersetzungsleistungen durch Vertrauenspersonen der Leistungsberechtigten/des Leistungsberechtigten erforderlich sein. (…)

(3) Die Heterogenität des Personenkreises erfordert ein Spektrum unterschiedlicher barrierefreier Kommunikationsformen. Barrierefreie Kommunikation umfasst den Einsatz von »leichter Sprache«, Gebärden, unterstützter Kommunikation, grafischen Symbolen oder anderen Hilfsmitteln.
(4) Weiterhin sind die Ergebnisse des Beratungsprozesses für den jeweiligen Leistungsberechtigten barrierefrei zu dokumentieren.

Wie sind die Vorgaben der Rahmenvereinbarung im konkreten Gesprächsprozess und dessen Dokumentation umzusetzen? Mit einer endgültigen Lösung können wir leider nicht aufwarten, da die in unserem Projekt »beizeiten begleiten®« verwendeten Dokumente nicht barrierefrei ausgestaltet sind.[18] Dennoch haben wir erste Anhaltspunkte für Sie zusammengestellt.

Definition **Barrierefreiheit**

Das Gesetz zur Gleichstellung behinderter Menschen definiert den Begriff Barrierefreiheit wie folgt:

»Barrierefrei sind bauliche und sonstige Anlagen, Verkehrsmittel, technische Gebrauchsgegenstände, Systeme der Informationsverarbeitung, akustische und visuelle Informationsquellen und Kommunikationseinrichtungen sowie andere gestaltete Lebensbereiche, wenn sie für behinderte Menschen in der allgemein üblichen Weise, ohne besondere Erschwernis und grundsätzlich ohne fremde Hilfe zugänglich und nutzbar sind.«

Im Klartext: In dem Gesetzestext steht im Grunde nichts anderes, als dass bauliche Anlagen, Systeme der Informationsverarbeitung und Einrichtungen zur Kommunikation für behinderte Menschen problemlos zugänglich sein müssen.

»Barrierefreie Kommunikation« befasst sich also mit dem uneingeschränkten Zugang zu Computern und Internet. Ein Bereich, der gerade für behinderte Menschen von zentraler Wichtigkeit sein kann, ist der Einsatz von unterstützenden Computertechnologien. Dazu gehören u. a. »Augensteuerung« und die Verwendung einer »Mundmaus« – die also mit dem Mund gesteuert werden kann. Bei entsprechenden physischen Einschränkungen kann auf diese Weise die Nutzung des Computers ermöglicht werden. Auf die gleiche Weise wird der **Screenreader** verwendet. Das ist

[18] Die DiV-BVP erarbeitet derzeit neue Formulare, die auch diesen Anforderungen genügen, die dann aber nicht mehr unter »beizeiten begleiten®« firmieren.

nichts anderes als eine Software, die blinden und sehbehinderten Menschen eine alternative Möglichkeit bietet, die anstelle der üblichen Textwiedergabe genutzt werden kann.

Definition **Screenreader**

Ein Screenreader bietet Informationen, die sonst über den Monitor vermittelt werden – also über nicht nicht-visuelle Ausgabegeräte. Bedienelemente und Texte werden hierbei über eine Soundkarte oder über eine Braillezeile in Blindenschrift vermittelt.

Die Wiedergabe bezieht alle grafischen Elemente wie Fenster, Menüs oder Symbole mit ein. Es gibt ein externes Gerät, das an den PC angeschlossen wird. Die Sprache wird unabhängig von dem benutzten Computer erzeugt. Dieser hat dann nur noch die Aufgabe, das Ausgabemedium mit den auszulesenden Informationen zu versorgen.

Zum anderen – es gibt noch die wesentlich unkompliziertere Möglichkeit, mit einem Programm, das viele Screenreader längst integriert haben – die synthetische Sprache herzustellen und sodann über PC-Lautsprecher oder Kopfhörer wiederzugeben. Es ist also längst nicht mehr so, dass die synthetische Sprache von einer Maschine erzeugt wird und nicht immer angenehm und harmonisch zu hören ist.

Screenreader ermöglichen auf diese Weise auch das Lesen und Bedienen von Webseiten. Bei visuellen Inhalten wie Grafiken, Animationen und Videos werden deren Alternativtexte vorgelesen. Ein Text, der von einem Bildschirmlesegerät zutreffend wiedergegeben werden soll, muss klar strukturiert sein und sprachlich korrekt formuliert sein – zusätzliche Audiodateien werden somit überflüssig. Akustische Sprachsignale wiederum werden als Textdateien – wie Untertitel oder Texttafeln – ausgegeben.

Hinter diesen Möglichkeiten steht die **Stiftung barrierefrei kommunizieren!** Sie wurde 2005 von der Technischen Jugendfreizeit (tifbg) und der Cisco Systems GmbH, Siemens AG errichtet. Aus der Idee heraus hat sich der Gedanke entwickelt, die barrierefreien und chancengleiche Kommunikation in die gesellschaftliche Diskussion einzubringen und dort nachhaltig zu verankern. Das Projekt wurde bereits 2007 durch die Initiative »Deutschland – Land der Ideen« unter der Schirmherrschaft des Bundespräsidenten ausgezeichnet.

Fazit

Die Stiftung Barrierefrei kommunizieren! dient der Absicht, Barrieren bei der Nutzung von Kommunikations- und Informationstechnologien zu überwinden. Das bedeutet, es sollen erheblich erweiterte Bildungschancen und Erleichterungen bei der Bewältigung des Alltags als Möglichkeit dargestellt werden; daneben jedoch auch die Risiken, wie die Entstehung neuer Barrieren durch neue technische Entwicklungen.

Die oftmals als Selbstverständlichkeit betrachtete hohe Medienkompetenz und die gestiegenen Fähigkeiten zur Verarbeitung von Informationen – Fähigkeiten, die man »eigentlich« auch von Menschen mit Behinderung erwartet – stehen hier im Vordergrund. Die Stiftung will die entsprechenden Handlungsstrategien umsetzen und das vielfältige Engagement auf den öffentlichen, wirtschaftlichen und nicht zuletzt zivilgesellschaftlichen Rahmen konzentrieren. Mit diesen Maßnahmen soll der Inklusionsgedanke gefördert werden.

In Kreisen von Sozialarbeitern und Altenpflegern gilt Inklusion zwar als allgemein akzeptierter und verstandener Begriff. Allzu leicht gerät so in Vergessenheit, dass viele Menschen nicht so ganz genau wissen, was eigentlich dahinter steckt. Inklusion bedeutet, dass jeder Mensch, egal wie er aussieht, ob er Englisch oder Schweizerdeutsch spricht, ganz natürlich dazu gehört. Er – oder sie – kann dabei sein – überall. Beim Wohnen, am Arbeitsplatz oder in der Freizeit, im Job, in der Familie, in Schulen – und in der Altenpflege. Das ist der Inklusionsgedanke.

Inklusion im Bereich der Altenpflege ist heute ein fester Bestandteil des Handelns. So kann eine Strategie zur barrierefreien Kommunikation auf dem mit Sicherheit recht steinigen Weg aussehen – die Kommunikation für Menschen mit kognitiven Einschränkungen und Sprachschwierigkeiten allmählich zu einer Ebene zu erweitern, in der sie teilhaben können an den rasanten Entwicklungen. Aber diese Gruppe sind keineswegs sogenannte »geistig Behinderte« mit sprachlichen und sozialen Defiziten. Sie bilden jedoch eine besonders heterogene Gruppe.

Auch Menschen im Alter können wegen einer schleichenden Demenz oder schlicht wegen ihres hohen Alters mit der zunehmenden Digitalisierung im Alltag und dem Umgang mit moderner Technik relativ wenig anfangen. Viele Menschen, die die deutsche Sprache nur rudimentär beherrschen, strecken vor komplex vermittelten Sachverhalten zumeist die Waffen.

An dieser Stelle versucht die Stiftung Barrierefrei kommunizieren! zu greifen. Sie arbeitet überwiegend praxisorientiert. Aber nicht nur Menschen mit kognitiven Einschränkungen wie Lernschwierigkeiten sind auf eine leichte Sprache angewiesen. Vorteile davon können auch andere Gruppen ziehen. Dazu gehören u. a.:

- alte Menschen
- Menschen mit demenziellen Erkrankungen
- Menschen, die unzureichend Deutsch sprechen
- Menschen mit legasthenischen Schwächen

Der Umstand, dass die Stiftung Barrierefrei kommunizieren! im Ansatz praxisorientiert ist, erlaubt es, dass die entsprechenden Strategien sich auf die folgenden Verfahrensweisen konzentrieren – zum einen stellt das Testen unterschiedlicher Technologien einen wesentlichen Punkt dar. Das Potenzial, Menschen mit Behinderung in ihrer Kommunikation zu unterstützen, muss ausgeschöpft werden. Grundvoraussetzung dazu ist allerdings ein reger Austausch mit Technik- und Medienexperten, Programmierern und Pädagogen, sowie natürlich mit den Betroffenen[19].

Dieses Wissen stellt die Grundlage einer ausführlichen Beratung dar. Eine Übersicht über die vorhandenen Techniken gibt es in einer ganzen Reihe von Broschüren, Nachschlagewerken und Datenbanken[20]. Zudem werden ständig Weiterbildungen und Workshops abgehalten, um z. B. Pädagogen oder Arbeitgeber über barrierefreie Kommunikation zu unterrichten.
Letztlich ist es das große Ziel dieser Stiftung, die Gesellschaft für dieses Thema zu gewinnen. Wichtigstes Handlungsfeld hierbei ist die Kommunikation mit der Öffentlichkeit. Ein ständiger Dialog muss hier geführt werden mit öffentlichen und staatlichen Institutionen, Unternehmen in Wirtschaft und im Dienstleistungsbereich, Vereinen und Verbänden, Parteien und Nichtregierungsorganisationen sowie betroffenen Bürgern und ihren Angehörigen.[21]
Zur weiteren Förderung gesellschaftlichen Einverständnisses wurde ein »Erlebnisparcours« geschaffen[22], in dem verschiedene unterstützende Technologien sozusagen spielerisch getestet werden können. So werden Berührungsängste gegenüber Themen wie »Behinderung« und neuer und neuester Technik abgebaut! Dieser »Parcours« ist weitgehend mobil und kann somit regelmäßig an anderen Örtlichkeiten aufgebaut und ausgestellt werden[23].

Zudem ist die Stiftung barrierefrei kommunizieren! mehr oder weniger regelmäßig auf Veranstaltungen anzutreffen, um ihre Anliegen zu vertreten.[24]

---

[19] http://barrierefrei-kommunizieren.de/front_content.php?idcat=90
[20] http://www.bildungsserver.de/Barrierefreie-Kommunikation-und-neue-Medien-4781.html
[21] http://barrierefrei-kommunizieren.de/front_content.php?idcat=9
[22] http://www.barrierefrei-kommunizieren.de/front_content.php?idcat468
[23] http://stiftung-barrierefrei-kommunizieren.de/front_content.php?idcat=29
[24] http://www.berlinerstiftungswoche.eu/adressen?projekt_stiftung=B

Ich kann Ihnen nicht versprechen, dass in diesem Abschnitt wirklich sämtliche Fragen nach den Strategien, die sich aus dieser Thematik ergeben, beantwortet werden konnten. So sind zum Beispiel barrierefreie Websites vielleicht nur unzureichend angesprochen worden, obwohl diese ja immer häufiger eine zentrale Rolle spielen. Die Zugänglichkeit (Accessibility) zu digitalen Inhalten wird immer wichtiger.

Eine barrierefreie Website ist Ausdruck von Kompetenz in Sachen Kommunikation und Technik. Sie – die Website – setzt ein deutliches Signal für die Ernsthaftigkeit, mit der man sich um Kunden kümmern will und bietet zugleich nahezu unendliche Möglichkeiten für die verschiedensten Sinneseinschränkungen. Und, wie bereits erwähnt, die gewonnene Barrierefreiheit können wirklich alle Internetuser nutzen. Von motorisch behinderten Nutzern, über alte Menschen bis hin zu Seh- und Hörbehinderten können wirklich alle darüber verfügen.

Eine solche Website muss für alle diese Menschen vier Kriterien erfüllen:
1. Sie muss konkret wahrgenommen werden können.
2. Sie muss leicht zu bedienen sein.
3. Sie muss verständlich sein.
4. Sie muss robust sein.

Das sind Grundprinzipien des barrierefreien Zugangs, die eine einfache und klare Struktur gewährleisten.

Da es nur wenige Menschen gibt, die nur über einen Sinn verfügen, werden die Infos der Website dergestalt angeboten, dass sie in jedem Fall über zwei unterschiedliche Sinne wahrgenommen werden können. So werden akustische Signale visualisiert. Text muss als Sprache angeboten werden – und umgekehrt.

6.6.1 Barrierefreie Kommunikation für Menschen mit kognitiven Einschränkungen

Günther Schlott

Alterseingeschränkte Menschen hören schwer, sehen schlecht, haben oft eine eingeschränkte Konzentrationsfähigkeit und eine geringe Aufmerksamkeitsspanne. Viele ältere Menschen leiden unter einer Demenz, sie sind kognitiv eingeschränkt. Für all diese Menschen sind die Digitalisierung im Alltag und der Umgang mit moderner Technik eher Hürden denn Hilfe.

Die größte Hürde für diese Menschen sind die kommunikativen Barrieren, die das Erkennen und Verstehen von Inhalten behindern. Das sind schwer verständliche Texte mit vielen Fremdwörtern, Vorträge und Filme, komplexe Formulare und Fragebögen,

Gebrauchsanleitungen oder Programme, etwa am Computer. Menschen mit kognitiven Einschränkungen haben oft auch Einschränkungen in ihrem Abstraktions- und Erinnerungsvermögen. Sie benötigen spezielle Kommunikationsmedien oder Medien im Sinne von Design für alle, nämlich einfach und allen verständlich. Ein Beispiel sind Gebrauchsanleitungen, die mit vielen Abbildungen, einfachen Erklärungen und lesbarer Schrift allen eine verständliche Hilfe sind.

Wichtig **Leicht verständlich muss es sein**

Menschen mit kognitiven Einschränkungen sind auf Inhalte in leicht verständlicher Sprache sowie sprachunabhängige Wahrnehmungsmöglichkeiten angewiesen.

Aufgrund der meist geringeren kognitiven Ressourcen sollten Sie bei den Gesprächsbegleitungen darauf achten, dass Sie keine unnötigen Barrieren aufbauen. Wenn nur eine bestimmte Konzentrationsspanne zur Verfügung steht, sollten Sie diese nicht mit zu kleinen Texten, schwieriger Sprache (Fremdworten) und abstrakten Vorstellungen zusätzlich belasten. Barrieren beim Verstehen erschweren die Kommunikation.

Tipp

Achten Sie auf Ihre Ansprechpartner! Versuchen Sie, die Inhalte der Gesprächsbegleitung möglichst mundgerecht, in diesem Falle also eher »ohrgerecht«, »augengerecht« und »verstehensgerecht« zu formulieren.

6.6.2 Leichte Sprache

Günther Schlott

Menschen mit altersbedingten Einschränkungen brauchen eine leichte Sprache.

Es profitieren:

- Alte Menschen
- Menschen mit einer Krankheit wie Demenz
- Menschen, die schlecht Deutsch sprechen
- Menschen mit Leseschwäche

Tipp

Werden Sie einfacher:

- Benutzen Sie einfache Wörter.
- Benutzen Sie Wörter, die etwas genau beschreiben.
- Verzichten Sie auf Fach- und Fremdwörter.
- Benutzen Sie immer dieselben Wörter für dieselben Dinge.
- Benutzen Sie kurze Wörter.
- Verzichten Sie auf Abkürzungen.
- Benutzen Sie Verben und aktive Wörter.
- Vermeiden Sie den Genitiv und den Konjunktiv.
- Benutzen Sie positive Sprache.
- Vermeiden Sie Redewendungen und bildliche Sprache.
- Vermeiden Sie alte Jahreszahlen.
- Vermeiden Sie hohe Zahlen und Prozentzahlen.
- Schreiben Sie Zahlen als Ziffer, nicht als Wort.
- Vermeiden Sie Sonderzeichen.

Texte in leichter Sprache haben einen einfachen Satzbau. Jeder Satz hat nur eine Aussage.

Es werden keine Querverweise oder Fußnoten verwendet.

Tipp

Haben Sie Mut zur Größe:

- Benutzen Sie einfache Schriften.
- Benutzen Sie große Schriften (14 Punkt).
- Lassen Sie genug Abstand zwischen den Zeilen.
- Setzen Sie den Text immer linksbündig.
- Vermeiden Sie Trennungen von Wörtern am Zeilenende.
- Nutzen Sie viele Absätze und Überschriften.
- Heben Sie wichtige Dinge im Text hervor.
- Gestalten Sie mit Bildern.
- Wählen Sie Bilder mit klaren Aussagen und scharfen Konturen.
- Ergänzen Sie Texte mit verständlichen Piktogrammen.
- Benutzen Sie Bilder nicht als Hintergrund.

7 Schritt für Schritt: Gemeinsame Erarbeitung von Arbeitsabläufen

Günther Schlott

Wenden wir uns nun von den theoretischen Überlegungen ab und der eigentlichen Arbeit in unserer BVP-Gruppe zu. Am Anfang stand die Einsicht, dass man BVP nicht im Hau-Ruck-Modus in unserem Hause implementieren könne. Wir mussten die einzelnen Schritte festlegen und dokumentieren.

Deshalb erarbeiteten wir einen »**Prozessleitfaden**«, in dem wir unsere Überlegungen dokumentierten und verbindlich festlegten. Dieser Leitfaden sollte uns daran erinnern, was zu tun war und wo wir aktuell stünden. Unser Prozessleitfaden gilt zunächst nur für unser Haus. Das QM unseres Trägers »Mission Leben« hat bereits Bedenken angemeldet, ob unser Leitfaden tauglich ist, wenn dieser auch auf andere Einrichtungen übertragen werden sollte. Der Leitfaden müsste dann in einigen Punkten überarbeitet werden, um den größten gemeinsamen Nenner zu finden. Ich bitte dies bei der Lektüre zu berücksichtigen, denn es könnte auch für Ihre (regionale) Implementierung von Vorteil sein.

7.1 Der rote Faden: Erarbeitung eines Prozessleitfadens

Ein **schriftlicher** Prozessleitfaden gibt Auskunft über die Gedanken und Absichten, die man sich bei der Planung der BVP-Implementierung vorab gemacht hat. Dies reicht von der Beschreibung der Ausgangslage über das geplante Vorgehen bis hin zur Zielvalidation.

Info – Prozessleitfaden

Der Leitfaden ist Grundlage für die spätere verpflichtende Einbindung in das Qualitätsmanagement, dient als Grundlage für das Rahmenkonzept einerseits und die Prozessbeschreibung andererseits. Es ist also lohnenswert, hierfür Zeit und Überlegungen zu opfern. Je ausformulierter der Prozessleitfaden ist, desto einfacher wird ihre Arbeit beim Start der Implementierung.

Im Nachfolgenden möchte ich Ihnen unseren Prozessleitfaden detailliert vorstellen und auch mit nachträglichen kritischen Gedanken kommentieren. Ich würde mich freuen, wenn Sie hieraus nützliche Gedanken für ihre eigene Arbeitsgruppe ziehen könnten.

Die **Ausgangslage**:
Die überwiegende Mehrzahl der Bewohner in stationären Pflegeheimen verfügt nicht über eine valide und rechtssichere Patientenverfügung.

Die vorhandenen Patientenverfügungen sind häufig nicht aussagekräftig formuliert, oder sind bei Bedarf oft nicht zur Hand und bleiben vom medizinischen Personal aus den genannten Gründen nicht selten unbeachtet.

Die **primären Ziele**:
Das Projekt verfolgt das Ziel, mögliche künftige medizinische Entscheidungen so vorauszuplanen, dass Bewohner auch dann zuverlässig nach ihren individuellen Wertvorstellungen und Wünschen behandelt werden, wenn sie diese Wünsche krankheitsbedingt nicht mehr selbst äußern können.

Zudem können auch Wünsche und Präferenzen zu anderen künftig relevanten Aspekten geäußert und festgelegt werden, z. B. pflegerischer, psychosozialer oder spiritueller Art.

Im Rahmen des Projektes »beizeiten begleiten®« soll allen Bewohnern im Bereich der stationären Altenpflege der Einrichtung ein freiwilliges, aufsuchendes und ergebnisoffenes Gesprächsangebot zum Erstellen einer rechtssicheren und verbindlichen Patientenverfügung, gemacht werden.

Oder, falls diese bereits nicht mehr einwilligungsfähig sind, ihre Bevollmächtigten bzw. Vertreter zu befähigen, die für sie am besten passenden Behandlungsentscheidungen im Voraus zu treffen.

Die **nachgeordneten Ziele**:
Im Raum Neu-Isenburg und Kreis Offenbach sollte in den nächsten Monaten und Jahren die Vernetzung der beteiligten Sektoren bzw. Institutionen des Gesundheitssystems (wie Rettungsdienst, Krankenhäuser, Ärzteschaft sowie weitere medizinische, pflegerische, hospizliche und seelsorgerische Begleitungsangebote) eingebunden, informiert und geschult werden.

Alle an der Patientenbetreuung Beteiligten in der Region sollten somit auf diese Weise entstandenen Vorausverfügungen beachten und im Bedarfsfall angemessen umsetzen können.

Durch die regionale BVP-Koordinatorin des Würdezentrums Frankfurt am Main (Frau Kirsten Wolf) werden die beteiligten Organisationen bei der notwendigen Organisationsentwicklung unterstützt. (Einen kleinen Rettungsanker haben wir hier eingebaut, indem wir eine enge Kooperation beschlossen haben).

Die **Dauer des Projektes**:
Das Projekt legten wir auf ein Jahr an, danach müsste über Erfolg oder Scheitern geurteilt werden. Scheitern hieß hier auch, dass die personellen, geistigen und finanziellen Investitionen keinen »return of invest« zeitigen würden.

Wenn alle Anstrengungen fehlschlagen, obwohl die Motivation und die Grundeinstellung stimmen, muss man auch die Größe haben, das Projekt als gescheitert zu erklären, ohne sich selbst zu zerfleischen. Würden wir das Projekt innerhalb eines Jahres etablieren können, dann bestünde sicherlich auch die Aussicht, das Projekt auf unbestimmte Zeit fortzuschreiben.

Primäre Partner des Netzwerkes BVP:
- Bewohner und Bewohnerinnen der Altenpflegeheime (Vision regionale BVP-Teams), deren Angehörige und Vertrauenspersonen, bzw. gesetzliche Vertreter (Betreuer)
- Mitarbeiter/-innen des Hauses, Schüler, Praktikanten
- die MAV (Mitarbeitervertretung)
- Vertreter des Trägers der Einrichtung
- Hausärzte der Pflegeheime
- Rettungsdienste im Kreis Offenbach
- Krankenhäuser der Region (Chefärzte und Sozialdienste)
- Palliativ-Teams in Frankfurt und Offenbach

Die **sekundären Partner** waren auch schnell zu beschreiben:
- Heimbeirat und Ehrenamtliche des Hauses
- Stadt Neu-Isenburg, Fachbereich Soziales
- Sozialarbeiter des Betreuten Wohnen (der Stadt)
- Pflegestützpunkte der Region
- Ambulante Pflegedienste im Kreis Offenbach
- Hospizvereine im Kreis Offenbach
- Betreuungsgericht Kreis Offenbach
- Altenpflegeschulen in der Region
- Akademien und Ausbildungsstätten in der Region
- Heimaufsicht
- Gesundheitsamt
- Medizinischer Dienst der Krankenkassen (MDK)
- Polizei

Bei den Punkten Arbeitsmittel, persönliche Voraussetzungen und Ressourcen gab es dann doch kontroverse Diskussionen. Nach etlichen Überlegungen mit einigen rauchenden Köpfen einigten wir uns darauf:
- Eine abteilungsübergreifende Arbeitsgruppe »AG BVP« wird gegründet, welche die professionelle Ausbildung der Teilnehmer sicherstellt und die ordnungsgemäße Durchführung der Gesprächsangebote an Bewohner und Angehörige garantiert
- Hierbei werden die jeweils geltenden Fortbildungsbestimmungen beachtet (die wir zu diesem Zeitpunkt noch nicht abschließend kannten, nun aber vorliegen)
- Das Projekt »BVP« wird bei der Leitung des Pflegeheimes angesiedelt, um die Bedeutung des Projektes deutlich zu machen (Die Leitung sollte als Moderator der Arbeitsgruppe fungieren. Danke für das Mandat!)
- Einbezogene Abteilungen sind Leitung, Sozialdienst und Pflege (wer sonst?)
- Alle Mitglieder der Arbeitsgruppe arbeiten freiwillig entsprechend ihrer Affinität an dem Projekt (das war uns als öffentliches Statement sehr wichtig)
- Alle Mitglieder der Arbeitsgruppe werden vom Betrieb für den Einsatz am Projekt von der Arbeit freigestellt. (Ökonomische Falle Nummer eins: Wir wussten gar nicht, welche Personalkosten auf uns zukommen würden. Dennoch ist es wichtig, diesen Punkt klarzustellen)
- Solange die Refinanzierung durch die Krankenkassen als Kostenträger nach SGB V noch nicht abschließend geklärt ist, übernimmt der Betrieb die Kosten des Projektes (dies bezog sich auf die Ausbildungskosten und die Kosten der Netzwerkarbeit)
- Die erforderlichen Ressourcen für die Mitglieder richten sich nach den Anforderungen der Arbeitsgruppe und sind im Voraus zeitlich nicht begrenzt (Open End, damit kein BVP-Mitstreiter das Gefühl bekäme, nur für eine gewisse Zeit am Projekt beteiligt zu sein)
- Mitarbeiter, die zum Gesprächsbegleiter ausgebildet werden, sind interessierte und freiwillige Mitarbeiter und verfügen über Stärken in der Gesprächsführung:

(hier wussten wir noch nichts über die Beschränkungen der Rahmenvereinbarung hinsichtlich der Vorqualifikation)
- Empathische Kommunikation
- nicht-direktive Gesprächsführung
- offene versus geschlossene Fragen
- Ansprechen tabuisierter Themen
- Provokation von Narrativen
- Feedback nehmen und geben
- Aufgreifen versteckter verbaler und nonverbaler Gesprächsangebote, Wahrnehmung und Aufgreifen von Kanaldiskrepanzen (verbale vs. nonverbale Kommunikation)

- Alle Mitglieder der Arbeitsgruppe unterziehen sich einem dreitägigen Workshop zum BVP-Gesprächsbegleiter-Trainee mit anschließender Fachpraxis und Coaching um die Zertifizierung BVP-Gesprächsbegleiter zu erlangen. (Erst nach Erscheinen der Rahmenvereinbarung wurde uns bewusst, dass wir alle eine Nachqualifizierung absolvieren müssten, da in der ursprünglichen Ausbildung zu wenige Theoriestunden veranschlagt waren, siehe Curriculum)
- Angestrebtes Ziel ist, dass 10 Prozent der fest angestellten Mitarbeiter im Haus eine Ausbildung zum zertifizierten Gesprächsbegleiter absolvieren und sich aktiv in der Arbeitsgruppe und an den Gesprächen beteiligen. Seitens der Gesetzgebung wird eine refinanzierte Stelle über die Krankenkassen (SGB V) mit noch unklarem Stellenanteil für Mitte 2017 in Aussicht gestellt. (Es dauerte dann doch bis Anfang 2018. Und 10 Prozent der Mitarbeiterschaft war dann doch ein viel zu hohes Ziel. Heute sind wir froh, wenn wir bei 5 Prozent bleiben)
- Die Kosten für die Ausbildung und die Arbeit der Arbeitsgruppe trägt das Pflegeheim aus eigenen Mitteln. (Kirsten Wolf hatte uns als Modellprojekt mit »günstigen Konditionen« geködert, insofern war der kaufmännische Schmerz geringer)
- Im Bereich Informationsveranstaltungen, Betreuung und Schulung trägt das Würdezentrum einen Teil der externen Kosten und beteiligt sich so finanziell an dem Projekt.
- Im Rahmen des Projektes »BVP« stellt die Einrichtung sicher, dass den Bewohnern bei einer Beteiligung an dem Projekt keinerlei Kosten entstehen. (Dies sollte bei einem BVP-Projekt selbstverständlich sein. Hier wollten wir mit diesem Statement einer eventuellen künftigen Entwicklung vorbeugen.)
- Eventuelle Kosten für nicht abrechenbare Beratungsgespräche (mit Unterschrift unter die erstellte Patientenverfügung) mit dem Hausarzt übernimmt bei fehlenden Eigenmitteln der Bewohner die Einrichtung. (Hier kam uns zu Ohren, dass ein Hausarzt einer Bewohnerin für die Unterschrift zur Bestätigung der Einwilligungsfähigkeit ganze 105 € abverlangte, offenbar sein Honorar für die Erstellung einer PV. Unser Projekt sollte nicht an der finanziellen Leistungsfähigkeit unserer Bewohner scheitern. Wir haben ca. 40 Prozent Bewohner, die auf Hilfe des KSA (Kreissozialamt) angewiesen sind und nur über wenig Taschengeld verfügen.)

- Alle Mitglieder des Projektes verfügen über einen aktuellen Hand-Ordner, der alle verfügbaren externen und internen Informationen über das Projekt sowie alle Dokumentationen über den Fortschritt und Sachstand des Projektes enthält. (Dies hat sich in der Folge als nur sehr schwer durchführbar erwiesen. Grundgedanke war, dass nicht jedes BVP-Mitglied jederzeit Zugang zum Intranet hat. Die Aktualisierung der sich ständig verändernden und erweiternden Dokumentation ist aber nur über ein digitales Medium zu bewerkstelligen. Notfalls kann man mit USB-Sticks arbeiten. Klären Sie mit der IT ab, ob die Hinterlegung aller aktuellen Daten in einer Cloud erfolgen kann. Hierbei sollte man die geltenden Datenschutzrichtlinien beachten.)
- Die aktuellen Schulungsunterlagen sowie die Vordrucke für die ÄNo (Ärztliche Anordnung für den Notfall), Patientenverfügung, Bevollmächtigung und Betreuungsverfügung sowie Vertreterdokumentation werden vom BVP-Team des Würdezentrums Frankfurt zur Verfügung gestellt und sind für das Projekt verbindlich. (Hier waren und sind wir auf die zeitnahe Hilfe der DiV-BVP angewiesen.)
- Das Projekt »BVP« versteht sich als ein lernendes System, das sich an die jeweiligen Vorgaben und Richtlinien anpasst und den Ablauf wie auch die Dokumente entsprechend aktualisiert. (Wie oben bereits erwähnt, scheint nur eine digitale Lösung erfolgversprechend und diese hängt dann von der digitalen Affinität der BVP-Mitstreiter ab. Hier arbeiten wir noch heute daran. Darüber hinaus ist die weitere Zusammenarbeit mit dem Verband der DiV-BVP notwendig, um laufende Veränderungen bei Rechtsprechung und Formularen zeitnah in das Implementierungsverfahren zu integrieren und Inhalte anzupassen.)

Wichtig **Das Folgende ist ein Muster für Sie**

Bezüglich Ausbildung, Fachbegleitung und Coaching hielten wir es für angemessen, das geplante Vorgehen in unserem Prozessablauf von vorneherein festzulegen, um Verbindlichkeit zu schaffen. Die nachfolgende Beschreibung dient daher nur als Muster einer allgemeinen Beschreibung und muss für jede Einrichtung je nach Bildungsträger angepasst werden!

Die Ausbildung, Fachbegleitung und das Coaching erfolgen über das Würdezentrum, namentlich Boris Knopf, Dr. Ingmar Hornke und der BVP Projekt-Koordinatorin Kirsten Wolf.

Die Ausbildung umfasst neben dem Workshop mit 48 Unterrichtseinheiten das Führen von 20 Gesprächen zur Patientenverfügung, von denen sechs Gespräche Einzel-Coachings durch einen BVP-Trainer des Würdezentrums in der Einrichtung »An den Platanen« begleitet werden.

Des Weiteren nimmt jeder »Trainee« an mindestens vier der angebotenen Plenartreffen teil. Sie dienen der regionalen Vernetzung, dem Erfahrungsaustausch und sollen besondere Themenschwerpunkte vertiefen.

Nach erfolgreichem Abschluss aller Module und dem bestandenen Einzel-Coachings wird ein Zertifikat mit Bestätigung der absolvierten Module und Befähigung zur Gesprächsbegleitung nach § 132g SGB V vergeben. Eine Re-Zertifizierung ist erstmalig nach zwei, dann nach weiteren drei und anschließend alle fünf Jahre erforderlich.

Die Arbeitsgruppe machte sich dann Gedanken über die Elemente einer systematischen Implementierung. Wir kamen zu folgendem Ergebnis:

- Der bewohnerbezogene Beratungsprozess umfasst unterschiedliche Inhalte, die je nach Bedarf der Bewohner zum Tragen kommen. Hierzu gehören:
  - Beratungsgespräche
  - Fallbesprechungen
  - Dokumentation der Willensäußerung und der Beratung

Überblick über den Beratungsprozess:

1. Aufsuchendes Gesprächsangebot
2. Qualifizierte Gesprächsbegleitung unter (falls gewünscht) Einbeziehung der Vertrauenspersonen
3. Professionelle Dokumentation auf bundesweit oder zumindest regional einheitlichen Formularen
4. Archivierung, Zugriff und Transfer von Vorausverfügungen
5. Aktualisierung/Fortführung des Gesprächsprozesses im Verlauf
6. Beachtung und Befolgung von Vorausverfügungen durch Dritte
7. Installierung eines Prozesses der kontinuierlichen Qualitätssicherung

Tipp

Aktualität ist Trumpf! Berücksichtigen Sie immer die jeweils aktuelle Version der Rahmenvereinbarung nach § 132g SGB V[25]. Diese bietet hier ebenfalls Ansatzpunkte.

[25] Sie finden sie im Internet, z. B. unter https://www.gkv-spitzenverband.de/krankenversicherung/hospiz_und_palliativversorgung/letzte_lebensphase/gesundheitliche_versorgungsplanung.jsp

7.1.1 Die Information der Belegschaft

Alle Mitarbeiter werden über das Projekt im Rahmen einer Betriebsversammlung informiert. Zusätzlich wird das Thema in regelmäßigen Abständen auf den Teamsitzungen angesprochen und über die aktuelle Sachlage informiert. (Es waren in der Folge dann doch zwei Betriebsversammlungen notwendig, da der Informationstransfer in der Belegschaft nicht ausreichend war).

7.1.2 Die Information der weiteren Beteiligten

Hausärzte, Rettungsdienste und Krankenhäuser werden von der Projektleitung (Einrichtungsleitung) angeschrieben und um Mithilfe bei dem Projekt als Kooperationspartner gebeten. Info-Veranstaltungen und Schulungen erfolgen in Kooperation mit dem Würdezentrum Frankfurt.

Tipp

Laden Sie zum Essen ein! Hier hat sich ein zwangloses Abendessen mit den Hausärzten in der Einrichtung als sehr hilfreich erwiesen. Hausärzte kommen aus Zeitgründen nicht so gerne auf Info-Veranstaltungen und Fortbildungen. Der Rahmen eines Abendessens ist zwar aufwändiger, aber erfolgversprechender.

7.1.3 Information an unsere Bewohner und die Angehörigen

Bewohner und Angehörige werden auf das Konzept BVP auf folgenden Wegen aufmerksam gemacht und vor Kontaktaufnahme informiert:

- Aufnahme einer einseitigen Einlage in die allgemeine Informationsmappe für alle an einem Platz Interessierten
- Einseitige Einlage in der Vorab-Information des Hauses bei Interesse an einem Pflegplatzvertrag
- Einseitige Folie in der Powerpoint-Präsentation mit aktuellen Nachrichten in der Eingangshalle
- Aushänge in den Informationstafeln in den Aufzügen
- Aushänge im Haus an den sonstigen Infotafeln
- Information über das Konzept beim Aufnahmegespräch
- Auslegen von DIN-lang Flyern an verschiedenen Stellen der Einrichtung

7.1.4 Ablauf der Ansprache der Bewohner

Bewohner, die in die stationäre Pflege aufgenommen werden, werden bereits beim Aufnahmegespräch auf die Möglichkeit zur Erstellung einer Vorausverfügung über die gesundheitliche Versorgung hingewiesen.

- Innerhalb von zwei Wochen wird den Bewohnern und Angehörigen ein Gesprächsangebot unterbreitet. Dieser Erstkontakt erfolgt ausschließlich durch die Gesprächsbegleiter. Sie erfragen das Interesse an einer Vorausverfügung und schlagen bei positiver Rückmeldung zertifizierte Gesprächsbegleiter der Einrichtung vor.
- Bei Annahme des Angebotes wird zügig (innerhalb von max. zwei Wochen) durch den vom Bewohner oder Angehörigen ausgewählten Gesprächsbegleiter ein erster Termin vereinbart.
- Die Gespräche sollen (im Rahmen der Ausbildung) in der Regel von zwei Mitarbeitern geführt werden, um den Gesprächsverlauf und die Nachfolgegespräche bei einem Ausfall einer der Begleiter abzusichern und Kontinuität zu gewährleisten.
- Bei Ablehnung eines Gesprächsangebotes wird halbjährlich zum 30. Juni und 31. Dezember des laufenden Jahres das Gesprächsangebot erneuert.

7

Info – Auch wir brauchten etwas mehr Zeit …

Diese Zielsetzung war und ist sehr »sportlich« und kann in vielen Fällen auch von uns nicht eingehalten werden! Bitte verstehen Sie auch dieses nur als Vorschlag zur Diskussion. Hier muss auf die Struktur der jeweiligen Einrichtung individuell eingegangen werden. (Einige BVP-Kollegen bevorzugen eine Zeitspanne von sechs Wochen, um die Eingewöhnungsphase abzuwarten.)

7.1.5 Dokumentation und Transparenz

- Die Unterlagen sowie die Sitzungsprotokolle sind im öffentlichen und für alle Mitarbeiter zugänglichen digitalen Ordner »Infos für Alle«/»AG BVP« für alle Teilnehmer und alle interessierten Mitarbeiter des Hauses ersichtlich. (Dies war, wie bereits gesagt, nur zum Teil günstig. Nicht alle Mitarbeiter, die sich für das Projekt und den aktuellen Stand informieren wollten, hatten einen Zugang zum Computer.)
- Die allgemeinen Wünsche der Bewohner in Hinsicht auf medizinische Behandlungsmaßnahmen im Falle einer Einwilligungsunfähigkeit wird im Bereich Anamnese (AEDL 13/Existenzielle Erfahrungen des Lebens) im Dokumentationsprogramm »Senso 7« erfasst. (Vorschlag zur Einbindung in unser Dokumentationsprogramm)

- Die Gespräche und deren Ergebnisse werden per Scan im Programm hinterlegt. Hierfür wird in Absprache mit dem Hersteller des Dokumentationsprogramms (Sigma) ein zusätzlicher »Reiter« geschaffen, der die Pflegekraft auf den ersten Blick auf das Vorhandensein einer Patientenverfügung hinweist und einen direkten Weg zum betreffenden Dokument beinhaltet. So soll gewährleistet werden, dass im Notfall oder bei Einweisung ins Krankenhaus die Patientenverfügung schnell zur Hand ist und dem Rettungsdienst mitgegeben werden kann. (Dies machte Gespräche mit der Herstellerfirma unseres Pflegedokumentations-Programms »Senso« notwendig. Aber die Lösung ist heute sehr hilfreich.)
- Darüber hinaus existiert ein farblich gekennzeichneter Ordner (lila) im Dienstzimmer auf jedem Wohnbereich, in dem alle vorhandenen Patientenverfügungen in Papierform abgelegt sind. (Interessanterweise ist der lila Ordner eines der am besten angenommenen Instrumente der Implementierung. Es ist absolut notwendig, jede Patientenverfügung in Papierform jederzeit griffbereit zu haben. Rettungsdienste und Notärzte haben keine Zeit zu warten, bis der PC hochgefahren ist und das Dokument ausgedruckt ist. Oder dann mangels Papier, Tonerpatrone, defektem Druckereinzug oder fehlendem PC-Verständnis der Hilfskraft nicht ausgedruckt werden kann.)
- Zusätzlich wird an allen Pflegebetten im Haus eine Piktogrammkarte angebracht, welche die Pflegekräfte, eventuelles Leasingpersonal wie auch Notärzte und Rettungsdienste auf das Vorhandensein der primären Pflegemerkmale des Bewohners sowie auf das Vorhandensein einer Patientenverfügung durch ein Symbol hinweist. (Auch das »Notfall-Piktogramm« war eine glückliche Idee, die grundlegend für den Umgang mit BVP in der Alltagsroutine wurde und jeden Pflegemitarbeiter nachhaltig erreicht hat. Einen Vorschlag für ein solches Piktogramm finden Sie in (▸ Kap. 8.4.1)).
- Des Weiteren werden die Bewohner und Angehörigen darauf hingewiesen, dass die Möglichkeit besteht, die über das BVP-Projekt erstellte Patientenverfügung und Betreuungsvollmacht gegen eine geringe Gebühr beim Zentralregister der Bundesnotarkammer zu hinterlegen und registrieren zu lassen und eine entsprechende Information im Scheckkartenformat im Geldbeutel mit sich zu führen.

Info – Das eine braucht man, das andere nicht …

Von den beiden Aspekten des letzten Punkt wird der erste in unseren Gesprächen nur noch auf Nachfrage erwähnt. Es ist zwar möglich, aber keiner der von uns Beratenen hat meines Wissens nach jemals diese Möglichkeit in Anspruch genommen. Und am zweiten Punkt arbeiten wir in Zusammenarbeit bei der DiV-BVP noch. Er ist bis heute nicht umgesetzt, obwohl eine starke Nachfrage danach herrscht.

7.1.6 Überprüfung der Ziele

- Führen einer fortlaufend zu aktualisierenden Aufnahmeliste der Bewohner in der Stationären Pflege (▶ Kap. 7.4).
- Monatliche Besprechung und Auswertung der angestrebten Ziele (Kontaktaufnahme und durchgeführte Gespräche) durch die Arbeitsgruppe
- Gesprächstermine, Ergebnisse und abgeschlossene Patientenverfügungen werden in der Kontaktliste dokumentiert (▶ Kap. 7.4).
- Die Dokumentation wird in anonymisierter Form den Gesprächsbegleitungen (Würdezentrum) für die Statistik, als Grundlage für das Coaching und weitere wissenschaftliche Arbeit zur Verfügung gestellt. (Dies betrifft die internen Festlegungen über die Dokumentation)
- Überdies wird auf einem vorgegebenen Dokument eine Dokumentation der Beratungsprozesse geführt, um gegenüber den Landesverbänden der Krankenkassen und den Verbänden der Ersatzkassen zu erklären und nachzuweisen, dass der Beratungsprozess die Anforderungen der Rahmenvereinbarung vom 13.12.2017 erfüllt (siehe auch die Anforderungen an die Dokumentation in der Rahmenvereinbarung nach § 132g, Abs. 1 bis 5).

Fazit

- Die Ausgangslage (Wo stehen wir heute?)
- Die primären und nachgeordneten Ziele des Projektes (Wo wollen wir eigentlich hin?)
- Die Dauer des Projektes (Wie lange soll das denn gehen?)
- Primäre und sekundäre Partner des Projektes (Mit wem wollen/sollen wir?)
- Arbeitsmittel, persönliche Voraussetzungen und Ressourcen (Was wollen wir mit wem und wie machen?)
- Ausbildung, Fachbegleitung und Coaching (Wer hilft und befähigt uns?)
- Geplante Vorgehensweise (Wo fangen wir eigentlich an?)
- Elemente systematische Implementierung (Wie fangen wir das an?)
- Information an die Mitarbeiter (Wie informieren wir die Kollegen?)
- Information an die externen Partner (Wie informieren wir die Kooperationspartner?)
- Information für Bewohner und Angehörige (Wie verbreiten wir die frohe Botschaft?)
- Ablauf und Vorgehensweise (Wer macht wann was?)
- Dokumentation und Transparenz (Wie kommen die BVP-Mitstreiter und die Kollegen in der Einrichtung an aktuelle Informationen?)
- Überprüfung der Ziele (Wie sehen wir, wo wir stehen, welchen Erfolg wir haben?)

7.2 Weniger ist mehr: Definition der Zielgruppen

Unsere ersten Überlegungen: Zunächst sollten alle Neuaufnahmen im Bereich der stationären Pflege angesprochen, mit dem Projekt bekanntgemacht und Gesprächstermine erhalten. Sollten neben den Gesprächsangeboten für Neu-Aufnahmen weiterhin personelle Ressourcen bestehen, sollten auch die Bestandsbewohner auf eine Patientenverfügung angesprochen. Hierbei würden zunächst jene Bewohner angesprochen, die bereits eine Patientenverfügung besitzen, da sie dem Thema offener gegenüberstehen. Danach sollten auch jene Bewohner angesprochen werden, die sich noch nicht mit dem Thema der Patientenverfügung befasst haben. Ausgenommen aufgrund personeller und zeitlicher Ressourcen waren zunächst die Bewohner in der Kurzzeit- und der Verhinderungspflege.

Der Hintergrund: Bei rund 123 Bewohnern wollten wir die Zielgruppe in kleinere Untergruppen aufteilen, und diese abarbeiten, bevor wir uns der nächsten Zielgruppe widmen wollten. An sich ein sinnvolles Unterfangen. **Jedoch: Dieses Vorgehen hat sich in der Praxis nicht bewährt.**

Wir hatten unbewusst einen zu großen administrativen Aufwand verursacht. Besonders hinderlich war die Ausgrenzung der Bewohner in Kurzzeit- und Verhinderungspflege.

Wir mussten also nicht nur eine Liste der Neu-Aufnahmen erstellen und pflegen, sondern hierbei auch noch zwischen Kurzzeit und Vollstationärer Pflege unterscheiden. Eine Liste der Neu-Aufnahmen können wir problemlos jederzeit aus dem Dokumentationsprogramm ziehen, allerdings **alle** Neu-Aufnahmen. Daher mussten wir auch die Übergänge in Kurzzeit- und Verhinderungspflege im Auge behalten. Was uns nicht gelang bzw. nur mit großem Aufwand und Zeitverzögerung. Überdies sind die Kurzzeit- und Verhinderungspflegen in der überwiegenden Mehrzahl keine »echten« Kurzzeitpflegen, sondern nur vertragliche Konstruktionen. Nach unseren Erfahrungen verbleiben über 80 Prozent der Kurzzeitpflegegäste im Hause und gehen hernach in eine vollstationäre Pflege über. Dieser Trend zeichnet sich bereits seit Jahren ab. Warum also einen so hohen Aufwand betreiben?

Es war wesentlich weniger Arbeit, einfach allen Neu-Aufnahmen ein Gesprächsangebot zu unterbreiten. Dies passte auch besser zu unserer Vorgehensweise: Wir fragten ja ohnehin alle Bewohner und Angehörigen bereits beim Abschluss eines Pflegeplatz-Vertrages nach einer PV und boten routinemäßig unser Hilfe bei einer »neuen« PV an. Überdies wollten wir im Anschluss nach einer Wartezeit von zwei Wochen das Gesprächsangebot wiederholen. Warum also acht Wochen warten, nur weil der Bewohner erst die günstigeren Konditionen der Kurzzeitpflege ausschöpfen will?

Fazit

Wir bezogen alle Neu-Aufnahmen in den Prozess ein. Dabei blieben die weiteren Untergruppen bestehen:

- Neu-Aufnahmen
- Bestandsbewohner mit alter, eingebrachter PV
- Bestandsbewohner ohne PV

7.3 Auch das muss sein: Einbindung in das Qualitätsmanagement

Info – Die Rahmenvereinbarung und die Qualität

Die Rahmenvereinbarung mit der GKV nach § 132g sagt zum Thema »Qualität und Qualitätssicherung« (§ 13):

(1) Die Qualität umfasst die Struktur-, Prozess- und Ergebnisqualität.

(2) Die Strukturqualität stellt sich in den Rahmenbedingungen des Beratungsprozesses dar. (…) es können ausschließlich qualifizierte Beraterinnen und Berater gem. § 12 (Grundqualifikation, Berufserfahrung, Weiterbildung) die Beratung durchführen.

(3) Auf den Ablauf der Leistungserbringung bezieht sich die Prozessqualität. Danach ist die Leistungserbringung in die Gesamtstruktur der Einrichtung einzubinden (…)

(4) Die Ergebnisqualität zeigt sich in der Dokumentation der von der Leistungsberechtigten/dem Leistungsberechtigtem geäußerten Wünsche und Vorstellungen für die Versorgung und Betreuung in der letzten Lebensphase (…)

(5) Der Träger der Einrichtung ist im Rahmen seines einrichtungsindividuellen Qualitätsmanagements dafür verantwortlich, dass die Inhalte dieser Vereinbarung und deren Umsetzung eingehalten werden.

Insbesondere die in Punkt (5) festgelegte Forderung nach Einbindung in das einrichtungsindividuelle Qualitätsmanagement sehe ich als zwingende Bedingung, nicht nur auf die prozessuale Einbindung in die Arbeitsabläufe zu achten, sondern das Vorgehen auch schriftlich im Rahmen des Qualitätsmanagements zu fixieren.

Heutzutage dürfte jede Einrichtung über ein Qualitätsmanagement verfügen, das Prozesse, Vorgaben und Philosophie in einem QM-Handbuch festlegt. Bei Trägern mit mehreren Einrichtungen stellt sich hier also die Frage, ob die das BVP-Projekt betreffenden Dokumente und Prozesse als einrichtungsindividuelle Dokumente klassifiziert werden, also nur eine Einrichtung betreffen, oder ob sie als zentrale Dokumente im QM-System verankert werden und somit für alle Einrichtungen verbindlich werden.

Tipp

Verzichten Sie nicht aufs Rahmenkonzept! Auch wenn ein BVP-Projekt in einem Rahmen durchgeführt wird, in denen es kein zentral gesteuertes QM-System gibt, ist es sinnvoll und angebracht, ein entsprechendes Rahmenkonzept zu entwickeln, um es auf Nachfrage vorlegen zu können.

7.3.1 Das Rahmenkonzept/Die Absichtserklärung

Ein Rahmenkonzept gibt die abstrakten und theoretischen Überlegungen in Form einer Absichtserklärung wieder. Hier wird festgelegt, warum wir was wie mit wem machen, welche Bedingungen dafür gelten sollen und wie wir sicherstellen, dass wir die Festlegungen auch einhalten.

Definition **Rahmenkonzept**

Ein Rahmenkonzept ist eine Form der Selbstverpflichtung, dafür gedacht, einerseits nach innen Halt zu geben, andererseits nach außen zu repräsentieren. Es ist Teil der Unternehmenskultur. Ein Rahmenkonzept ist immer öffentlich, zur Vorlage an Ämter und Behörden konzipiert.

In Kapitel 7.1 (▶ S. 71) haben wir über den Prozessleitfaden gesprochen. Das Rahmenkonzept ist nichts anderes, als dass Sie diese Gedanken in eine entsprechende Form bringen. Dass Sie einen schriftlichen Prozessleitfaden erstellen sollten, ist unbestritten. Überschriften, Abschnitte und Inhalte der einzelnen Punkte haben wir oben bereits behandelt. Natürlich ist unser Prozessleitfaden nur ein Vorschlag Sie können jederzeit die für Ihre Einrichtung und Ihr Projekt wichtigen Punkte hinzufügen. Das Rahmenkonzept wird im Fließtext geschrieben und als Standard an die Mitarbeiter ausgegeben. Alle Inhalte entnehmen Sie einfach dem bereits schriftlich festgehaltenen Prozessleitfaden. Ein mögliches Inhaltsverzeichnis wäre Folgendes:

1. Gesundheitliche Versorgungsplanung für die letzte Lebensphase in unseren Betreuungs- und Pflegeeinrichtungen
   - Beschreibung der Ausgangslage
   - Ziele des Konzeptes
2. Rahmenbedingungen
   - allgemeine Rahmenbedingungen
   - primäre Partner des Netzwerkes
   - sekundäre Partner des Netzwerkes
   - persönliche und sachliche Voraussetzungen
   - Ausbildung, Fachbegleitung, Coaching
3. Vorgehensweise
   - Einführungsplanung
   - Information der Mitarbeitenden und weiterer Beteiligter
   - der Beratungsprozess
4. Qualitätssicherung
   - Dokumentation und Transparenz
   - Überprüfung der Ziele

Fazit

Bei der Formulierung der Inhalte achten Sie bitte darauf, dass konkrete Angaben, wie z. B. »innerhalb von 14 Tagen erfolgt ein Gesprächsangebot« im Rahmenkonzept entschärft werden, z. B. »Ein Gesprächsangebot erfolgt kurzfristig nach dem Einzug« oder »innerhalb einer angemessenen Zeit«.

Verwenden Sie keine konkreten Zahlen, Termine oder Festlegungen, die Sie eventuell nicht einhalten können. Dies könnte unter Umständen als ein Verstoß gegen das Rahmenkonzept interpretiert werden.

Ein Rahmenkonzept ist eine allgemeine Absichtserklärung, wie Dinge zu handhaben sind. Im einrichtungsbezogenen Leitfaden, der die Arbeit der Arbeitsgruppe steuert, können Sie gerne konkreter werden. Dieser ist im Gegensatz zum Rahmenkonzept nicht öffentlich.

7.3.2 Die Prozessbeschreibung/Definition der Arbeitsabläufe

Der **Prozessleitfaden** enthält nicht nur das Rahmenkonzept, sondern auch die geplanten Arbeitsabläufe. Es ist sinnvoll, die Arbeitsabläufe, also die Beschreibung des routinemäßig durchgeführten Tätigkeiten in Zusammenhang mit dem BVP-Projekt, nicht mit in das Rahmenkonzept aufzunehmen.

Das Ergebnis der Zusammenfassung der Arbeitsabläufe ist die **Prozessbeschreibung**. Im Gegensatz zu einem Rahmenkonzept ist die Prozessbeschreibung nicht öffentlich, sondern zum internen Gebrauch bestimmt. Ein **Rahmenkonzept** hat einen abstrakten und theoretischen Rahmen und ändert sich nicht, bestenfalls wird es an eine neue Gesetzeslage angepasst.

Definition **Prozessbeschreibung**

Die Prozessbeschreibung ist ein internes praktisches Arbeitsmittel, das sich mit den Erfahrungen bei den Arbeitsabläufen beständig verändert. Sie unterliegt fortlaufenden Anpassungen und wird kurzfristig an veränderte Situationen adaptiert. Sie ist der praktische Aspekt des Rahmenkonzeptes, der ganz konkret beschreibt, wie das Konzept in der Realität umgesetzt wird.

Hier steht drin, was wir wann mit welchen Mitteln machen, erklärt wird nichts, nur festgelegt. Es ist eine Arbeitsanweisung für alle Mitarbeiter, die sich rückversichern wollen, eine Orientierung für neue Mitarbeiter, sozusagen die Betriebsanleitung. Im Rahmenkonzept steht, was wir machen wollen. In der Prozessbeschreibung steht, wie wir das machen. Für unser Haus legten wir folgende Vorgehensweise fest:

- Jeder, der sich für einen Pflegeplatz im Rahmen der Stationären Altenpflege in unserem Hause interessiert, muss mit dem Angebot BVP bekannt gemacht werden. Dies geschieht in mehreren Etappen: Zunächst wird in die allgemeine Informationsmappe, die jeder Interessierte als Druckdokument bekommt (oder die auf Anfrage als .PDF-Dokument per E-Mail versendet wird) eine DIN-A4-Seite eingefügt, welche auf das BVP-Projekt hinweist. Ebenso wird ein sechsseitiger DIN-lang-Flyer in die Mappe eingelegt, der ausführliche Informationen über das Projekt gibt und das Team vorstellt.
- Beim Aufnahmegespräch wird als zusätzlicher Punkt routinemäßig das Vorhandensein einer Bevollmächtigung und einer Patientenverfügung abgefragt. An dieser Stelle wird auf das Angebot des Hauses aufmerksam gemacht, Verfügungen nach altem Muster auf ihre Rechtswirksamkeit zu prüfen und sie ggf. in einen neuen Rahmen zu bringen. Hier erfolgt dann der Hinweis, dass wir uns erlauben, den Bewohner oder die Angehörigen nach rund zwei Wochen nach Einzug darauf anzusprechen.
- Das Vorhandensein einer PV wird in die »Checkliste bei Einzug« aufgenommen. Hier wird sichergestellt, dass wir, falls vorhanden, eine Kopie der PV und/oder Bevollmächtigung vorliegen haben.
- Die PV wird als Scan im Pflege-Dokumentationsprogramm »Senso« im Ordner »Bewohnerdokumente« hinterlegt. Im Dokumentationsprogramm existiert beim Bewohnerstammblatt ein spezieller Reiter, der bei Anklicken sofort den Ordner »Bewohnerdokumente« öffnet. So ist die PV bei Bedarf schneller zu finden.

- Eine Kopie der PV wird vom Sozialdienst in Papierform an den Wohnbereich gegeben, damit sie im Notfall jederzeit zur Hand ist.
- Jeder Wohnbereich verfügt über einen »lila Ordner«, in den die Patientenverfügungen aller Bewohner des Wohnbereichs abgeheftet sind. So soll sichergestellt werden, dass eine Papierform der PV jederzeit an den Notarzt oder Rettungsdienst übergeben werden kann (auch bei einem Ausfall des Druckers oder des Dokumentationsprogrammes).
- Nach Aufnahme des Bewohners werden die Grundbefindlichkeiten des Bewohners durch die Wohnbereichsleitung erfasst (Vorhandensein einer PV, Grad der Mobilität, Diabetes, Schluckfunktion, Grad der Orientierung, evtl. Schutzmaßnahmen). Diese Grunddaten werden an den Sozialdienst gemeldet, der diese in einem bewohnerindividuellen Piktogramm bildlich darstellt (▶ Kap. 7.4.1). Das Piktogramm wird an prominenter Stelle am Fußende des Bettes angebracht. So soll sichergestellt werden, dass auch wohnbereichsfremde Personen (z. B. Leasingpersonal) auf einen Blick erkennen können, ob eine PV vorhanden ist.
- Alle Neu-Aufnahmen werden vom BVP-Team in eine »Kontaktliste« eingetragen, in der die weiteren Schritte des BVP-Programms ersichtlich sind (▶ Kap. 7.4.2). Sie gibt Auskunft über Name, Zimmernummer, Bevollmächtigung, Erstkontakt hinsichtlich BVP, Vorhandensein von Interesse an einer PV, dem ersten und zweiten BVP-Gespräch sowie spätere Gesprächsangebote zur regelmäßigen Überprüfung.
- Innerhalb von 14 Tagen (oder eines anderen angemessenen Zeitraums) wird von einem Mitglied des BVP-Teams dem neuen Bewohner und/oder deren Angehörigen oder Betreuer ein Gesprächsangebot unterbreitet. Das Ergebnis dieses Angebotes wird in die »Kontaktliste« eingetragen.
- Wünscht der Bewohner und/oder Angehörige oder Betreuer ein BVP-Gespräch, so werden zwei Wunschtermine erfragt und vereinbart. Diese Termine werden mit dem BVP-Team besprochen und ein (oder bei Mitgliedern in der Ausbildung auch zwei) Gesprächsbegleiter bestimmt.
- Nach Durchführung der Gesprächsbegleitung wird das Ergebnis des Gesprächs in die »Kontaktliste« eingetragen, ebenso nach dem zweiten (ggf. dritten) abschließenden Gespräch.
- Jeweils zum Monatsanfang und zur Monatsmitte wird anhand einer »Checkliste BVP« überprüft, ob die oben beschriebenen Schritte durchgeführt wurden.
- Alle sechs Wochen findet eine Sitzung des BVP-Teams statt. Gegenstand der Sitzung ist unter anderem die Betrachtung des Sachstandes (Erörterung der »Aufnahmeliste«).
- Zweimal im Jahr, zur Jahresmitte und zum Jahresende, wird das Gesprächsangebot erneuert. Das Ergebnis wird in »Kontaktliste« eingetragen.
- Das BVP-Team bespricht in den Sitzungen die personellen und zeitlichen Ressourcen. Bei wenigen Neu-Aufnahmen oder geringem Interesse wird besprochen, wer jene Bewohner anspricht, die schon länger im Hause sind und diesen ein Gesprächsangebot unterbreitet.

- Alle Bewohner, Angehörige, Betreuer und Besucher werden kontinuierlich mit dem BVP-Projekt bekannt gemacht. Dies geschieht durch Auslage der BVP-Flyer an prominenter Stelle (Eingang und Verwaltung, Friseur, größere Aufenthaltsbereiche), durch Aushänge in den Informationskästen der Aufzüge sowie durch Einfügen von Informationsseiten in der Powerpoint-Präsentation, welche täglich in der Eingangshalle vorgeführt wird.
- Bewohner, die eine gesundheitliche Krise erlebt haben, oder deren Gesundheitszustand sich linear auffällig verschlechtert, werden bevorzugt angesprochen. Das BVP-Team tauscht sich in dieser Hinsicht über die Beobachtungen und Hinweise von Sozialdienst und Pflege regelmäßig aus.

Wichtig **Benennen Sie keine konkreten Personen!**

Diese Arbeitsschritte in der Prozessbeschreibung dürfen nicht an Personen gebunden sein! Das Erfassen und der Transport der Informationen über BVP obliegt nicht den Mitgliedern des BVP-Teams, sondern muss in die täglichen Arbeitsabläufe der Abteilungen Verwaltung, Sozialdienst und Pflege integriert sein, unabhängig von den handelnden Personen. Die Arbeitsschritte müssen auch dann erfolgen, wenn kein BVP-Mitstreiter im Hause ist, z. B. bei Urlaub oder Krankheit.

Die Mitglieder des BVP-Teams sind im engeren Sinne nur dafür verantwortlich, dass sie aufgrund der Zuarbeit der Abteilungen den Überblick über den Sachstand behalten, die Checklisten führen, Gesprächsangebote machen und die Versorgungsplanung letztlich durchführen. BVP darf kein ausschließliches Projekt des BVP-Teams sein. Alle Abteilungen sind verantwortlich für die Zuarbeit und Informationssammlung, damit das BVP-Team in seinem Zeitrahmen agieren kann. Auch im BVP-Team selbst werden Aufgaben erarbeitet und diese bestimmten Funktionen zugeordnet, nicht aber Personen. Jeder im Team muss sich im Idealfalle gegenseitig vertreten können.

Wenn man sich die Planung unserer Vorgehensweise betrachtet, so kann man daraus problemlos eine Prozessbeschreibung extrahieren. Diese wird dann in den nicht-öffentlichen Teil des QM-Handbuches integriert. Hierfür benutzt man nicht den Fließtext wie in der Beschreibung des Rahmenkonzeptes, sondern in der Regel eine Tabellenform.

Die Musterprozessbeschreibung

Die in den vorigen Kapiteln angestellten Vorüberlegungen zur Implementierung eines BVP-Systems lassen sich sehr gut zu einem Rahmenkonzept und einer Prozessbeschreibung verdichten. Während das Rahmenkonzept eher eine Absichtserklärung für die Öffentlichkeit darstellt und recht allgemein formuliert ist, werden die Ablaufschritte in der Prozessbeschreibung inhaltlich konkreter. Hier werden nun die einzelnen Arbeitsschritte beschrieben. Für jene Leser, die nicht so sehr mit den Vorgaben eines innerbetrieblichen QM-Systems vertraut sind, möchten wir hier ein Beispiel geben, wie eine Prozessbeschreibung verfasst werden könnte. Auch dies ist natürlich wieder nur ein Vorschlag, um Ideen zu generieren und zur Diskussion anzuregen. Bei größeren Trägern wird diese Arbeit am besten an die QM-Abteilung des Unternehmens delegiert, da hier das Fachwissen und der Umgang mit QM-Dokumenten wesentlich versierter vorhanden ist. Eine Prozessbeschreibung findet ebenso wie das Rahmenkonzept Eingang in das QM-System des Unternehmens. Zur Prozessbeschreibung gehören naturgemäß auch die »Mitgeltenden Dokumente«, wie sie in den nachfolgenden Abschnitten als Vorschlag erörtert werden und in das bestehende QM-System aufgenommen werden (▸ Tab. 3).

Eine Prozessbeschreibung könnte sich gemäß obigem Muster an folgende Gliederung (linke Spalte) halten:

Tab. 3: Prozessbeschreibung »Behandlung im Voraus Planen«

Teil A Allgemeine Informationen	
Ausgangslage	Die überwiegende Mehrzahl der Bewohner in stationären Pflegeheimen verfügt nicht über eine valide und rechtssichere Patientenverfügung. Die vorhandenen Patientenverfügungen sind häufig nicht aussagekräftig formuliert, oder sind bei Bedarf oft nicht zur Hand und bleiben vom medizinischen Personal aus o. g. Gründen oft unbeachtet.
Zielsetzung	Mögliche künftige medizinische Entscheidungen sind so voraus geplant, dass Bewohner auch dann zuverlässig nach ihren individuellen Wertvorstellungen und Wünschen behandelt werden, wenn sie diese Wünsche krankheitsbedingt nicht mehr selbst äußern können.
Geltungsbereich	Altenpflegeheim »An den Platanen«, Neu-Isenburg Altenpflegeheim »An der Königsheide«, Neu-Isenburg Altenpflegeheim »Am Erlenbach«, Neu-Isenburg Altenpflegeheim »Haus Jona«, Neu-Isenburg Seniorenzentrum »Haus Priska«, Dieburg
Prozessverantwortung	Alle am Pflege-, Betreuungs- und Behandlungsprozess Beteiligten: Primär: • Pflegefachkraft (Ausführungsverantwortung als Steuernde des Pflegeprozesses) • BVP-Teammitglieder (Durchführende der Beratungsgespräche)

Teil A Allgemeine Informationen	
	Weitere: • Sozialdienst • Leitungskräfte (Einrichtungs-/Pflegedienstleitung) • Verwaltung • Behandelnde Ärzte • Rettungsdienstmitarbeiter • Palliativ- und Hospizdienste
Mitwirkende	In der Zentrale: QM-Abteilung, IT-Abteilung, Unternehmenskommunikation
Kriterien, Standards, gesetzliche Forderungen	§ 132g SGB V Modell »beizeiten begleiten®« der Gesellschaft Deutsche interprofessionelle Vereinigung – »Behandlung im Voraus Planen« (DiV-BVP) e.V.

Teil A: Allgemeine Informationen

- Ausgangslage
- Zielsetzung
- Geltungsbereich
- Prozessverantwortung
- Mitwirkende
- Kriterien, Standards, gesetzliche Forderungen
- Formulare, mitgeltende Dokumente
- Output
- Schnittstellen
- Ressourcen
- Persönliche Voraussetzungen
- Mögliche Prozesskennzahlen

Teil B: Ablaufbeschreibung

- Angebot machen
- Bewohner aufnehmen
- Beratung durchführen
- PV erstellen
- PV im Eintretensfall beachten
- Qualitätssicherung

Teil C: Gesprächsleitfaden Beratungsgespräche

- Leitfaden für das erste Gespräch
- Leitfaden für das zweite Gespräch

In der rechten Spalte werden dann die Ergebnisse der Vorüberlegungen eingeordnet.

Ich hoffe, wir haben Ihnen in diesem Kapitel ein wenig die Angst vor dem Unbekannten, den öffentlichen und internen Konzepten des QM-Systems genommen. Sicherlich ist es zu Anfang etwas schwierig, all die Gedanken der Brainstorming-Runden zu ordnen, zu formulieren und in eine vernünftige Reihenfolge zu bringen. Tatsächlich waren recht viele Sitzungen notwendig, um hier eine Grundlage zu schaffen.

Ganz zu schweigen von den vielen Nachbesserungen und Änderungen in der Prozessbeschreibung, als sich herausstellte, dass bestimmte Vorstellungen sich so nicht durchsetzen ließen, an administrativen oder organisatorischen Hürden scheiterten, zu aufwändig oder schlichtweg nicht durchführbar waren. Einer jener Punkte war beispielsweise, dass wir ursprünglich beschlossen hatten, der Erstkontakt zum Angebot der Abfassung einer PV solle ausschließlich von der Einrichtungsleitung kommen. Wir versprachen uns davon den »Prominentenbonus«, der die Ernsthaftigkeit und die Professionalität des Vorhabens unterstreichen sollte.

Zu meiner Schande muss ich gestehen, dass wir mit dieser Strategie nur sehr wenige Erstkontakte durchgeführt haben. Die Einrichtungsleitung hatte zwar die besten Absichten und mühte sich nach Kräften, verlor aber recht schnell den Überblick. In den Teamsitzungen merkten wir dann, wie viele Routineaufgaben unerledigt geblieben waren. Bei der eher »strukturiert planlos« arbeitenden Leitung, die auf die sich täglich ergebenden wechselnden Anforderungen konzentriert ist, waren die Routineaufgaben ungünstig angesiedelt. Es dauerte nicht lange, bis wir in der Arbeitsgruppe die Reißleine ziehen mussten. Es war die erste Einsicht, dass wir nicht personenbezogen arbeiten durften.

Fortan siedelten wir die Aufgaben bei der Bewohneraufnahme bzw. dem Sozialdienst an. Allmählich kamen wir dann auf die oben beschriebene Vorgehensweise, die jedoch auch heute noch nicht in Stein gemeißelt ist, sondern sich, zwar langsamer, aber doch noch regelmäßig ändert.

Ganz wichtig ist hierbei die fortlaufende Zielevaluation, d. h. der regelmäßige Vergleich zwischen dem, was wir uns auf die Fahnen geschrieben hatten, und dem, was wir in der vereinbarten Zeit tatsächlich umsetzen konnten. Meist hinkten wir hinterher. Es hat schließlich rund ein Jahr gedauert, bis wir, trotz intensiver Vorüberlegungen, einen vorläufig tragfähigen Prozess beschreiben konnten.

Tipp

Nehmen Sie sich viel Zeit für die Erarbeitung des Prozessleitfadens, extrahieren Sie daraus das Rahmenkonzept und die erste Prozessbeschreibung, bevor sie beginnen, die Implementierung praktisch durchzuführen. Ich schätze die Phase der Vorüberlegungen auf ca. sechs Monate.

Ich hoffe, Sie konnten aus den obigen Ausführungen viele Anregungen für ihre eigene Arbeit beziehen. Die angeführte Prozessbeschreibung ist eine einrichtungsindividuelle, es würde mich wundern, wenn Sie sie unverändert übernehmen könnten. Ziel dieses Handbuchs ist es, Ihnen die Arbeit zu erleichtern und Gedanken, Erfahrungen und Hilfen an die Hand zu geben. Man muss das Rad ja nicht jedes Mal neu erfinden. Und so ist das nun mal mit einem Kalten Buffet: Vieles sieht sehr lecker aus, aber man kann nicht alles essen. Zumindest nicht auf einmal. Im nächsten Kapitel kommen wir dann zur »Nachspeise«, den kleinen Arbeitshilfen, die wir uns ersonnen haben.

7.4 Kleine Dinge mit großer Wirkung: Alltagstaugliche Arbeitshilfen

Abschließend zu diesem Kapitel wollen wir Ihnen noch ein paar kleine Arbeitshilfen[26] vorstellen, die Ihnen vielleicht hilfreich sein oder Sie zumindest auf Ideen bringen könnten.

7.4.1 Das Notfallpiktogramm

Wir waren uns in der Arbeitsgruppe relativ schnell einig, dass wir mehr tun mussten als einen »lila Ordner« anzulegen und dort die Kopien der Patientenverfügungen abzulegen. Unsere Überlegungen gingen dahin, dass neue Mitarbeiter, Auszubildende oder Kollegen, die temporär auf einem anderen Wohnbereich arbeiteten nicht über die Prozessfestlegungen oder die Eigenheiten der Bewohner auf dem jeweiligen Wohnbereich Bescheid wussten. Drängender noch war das Problem mit Leasingpersonal: Diese »Kollegen auf Zeit« kannten die BVP-Abläufe überhaupt nicht; in der Regel bleibt

[26] Abdruck mit freundlicher Genehmigung der Mission Leben GmbH

auch gar keine Zeit, das Fremdpersonal mit dem Rahmenkonzept und der Prozessbeschreibung bekannt zu machen. Auch Rettungssanitäter oder Notärzte, sofern nicht im Netzwerk geschult oder informiert, sollten aufmerksam gemacht werden.

Etwas Augenfälliges musste her. Etwas, das jedem ins Auge springt und die Aufmerksamkeit auf sich lenkt. Zuerst dachen wir an einen roten Punkt, den wir am Bett der Bewohner anbringen könnten zum Zeichen, dass hier im medizinischen Notfall eine PV zu beachten ist. Aber das würde unser Problem mit Fremdpersonal oder Rettungsdiensten nicht beseitigen, die nicht wüssten, was der rote Punkt zu bedeuten hat. Schließlich gingen unsere Überlegungen dahin, dass wir in der Information recht deutlich werden müssten. Das führte dazu, dass wir versuchten, mehrere Fliegen mit einer Klappe zu schlagen. Die Idee des Notfallpiktogramms war geboren. Wir fragten bei den Mitarbeitern in der Pflege nach, welche sechs Punkte wohl jene wären, die ein Pfleger, Hauswirtschaftsmitarbeiter, Reinigungskraft, Zeitarbeiter, Rettungsdienst oder auch die Feuerwehr wohl am ehesten auf einen Blick benötigen würden.
Aus den Angaben extrahierten wir fünf pflegerische Aspekte sowie die Angabe über eine Notfallverfügung, welche wir bildhaft und ohne große Erklärungen in Form eines Piktogramms abbilden könnten. Dieses wollten wir dann deutlich sichtbar am Fußende des Bettes anbringen. Wir kamen neben der Angabe der PV auf den Grad der Mobilität (Feuerwehr, neue Mitarbeiter), Angaben über eine bestehende Diabetes (Hauswirtschaft, neue Pflegehilfskräfte, Fremdpersonal), Angaben über eine Störung der Schluckfunktion (Hauswirtschaft, neue MA, Fremdpersonal) bis hin zu einer Aussage über die zeitlich-räumliche Orientierung (alle Personen). Ebenfalls sollten alle Personen auch über eventuelle Schutzmaßnahmen informiert werden.

Daran schloss sich eine ausgiebige Diskussion über Datenschutz versus Notwendigkeit zur Information im Notfall an. Wir waren uns einig, dass wir nur ungefähre Informationen bieten durften, ohne genauere Angaben zu machen. Den Namen und die Zimmernummer könnten wir angeben, schließlich standen diese ja bereits an der Zimmertür. Die Angabe des Pflegegrades sollte einem Fachkundigen eine grobe Einschätzung der Pflegebedürftigkeit und damit der Hilfebedürftigkeit liefern. Wie aber sollten wir die pflegerischen Aspekte kategorisieren? Nähere Angaben wären ein »Datenschutzgau«, das kam überhaupt nicht in Frage! Wir erdachten als Kompromiss ein »Ampelsystem«. Grün bedeutet »Alles in Ordnung«, Gelb bedeutet »Vorsichtig im Umgang« und Rot bedeutet »Stopp: Etwas ist unbedingt zu beachten«.

Ergebnis war unser »Notfallpiktogramm« (▶ Abb. 5). Wir besorgten uns Klebehüllen mit Einschub im DIN A 6-Format und entwarfen eine leicht zu verändernde Excel-Tabelle mit Farben und Bildmotiven nebst Ampelsystem, eine Vorlage-Datei pro Wohnbereich.

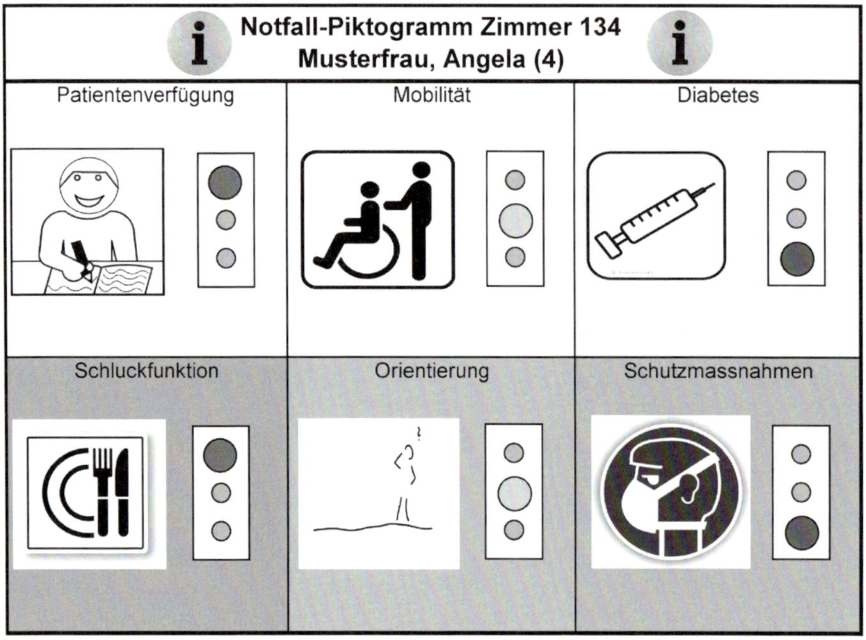

Abb. 5: Notfall-Piktogramm auf Bewohnerbetten, Haus »An den Platanen«, Neu-Isenburg.

Uns war klar, dass wir dieses Piktogramm würden entfernen müssen, wenn ein Bewohner oder Angehöriger gegen die Anbringung am Bett Einspruch erhob. Dies ist bis heute nicht geschehen. Bewohnern und Angehörigen war der Sinn einer solchen Information für neue oder betriebsfremde Personen eingängig. Es gab teilweise Lob und Anerkennung, aber keine Kritik. Seitens des Personals war der kritischste Kommentar: »Überflüssig« (»Wir kennen unsere Bewohner doch«).

Info – Wenn es um den Datenschutz geht …
Eine andere Möglichkeit wurde mir von einem Kollegen berichtet: Dort hatte man wohl Bedenken bezüglich des Datenschutzes. In diesem Haus wurde der Name des Bewohners in verschiedenen Farben am Fußende des Bettes angebracht.

- Ein weißes Schild bedeutet: Es liegt keine Patientenverfügung vor, 112 anrufen
- Ein grünes Schild bedeutet: Es liegt eine Patientenverfügung zur Beachtung vor
- Ein rotes Schild bedeutet: Im Notfall soll keine Reanimation durchgeführt werden, sondern nur rein palliative Maßnahmen (Option »C« in der ÄNo)

7.4.2 Die Kontaktliste

Unsere Kontaktliste nimmt in der täglichen Arbeit eine zentrale Rolle ein. Vielleicht bringt dies den geschätzten Leser auf bestimmte Gedanken.

In einer solchen Kontaktliste werden alle neu eingezogenen Bewohner einmal pro Monat erfasst und eingetragen. Neben dem Namen und dem Tag des Einzugs wird die Vertreterfrage eruiert. Gibt es eine gesetzliche Betreuung? Dann käme nur eine Vertreterdokumentation in Frage. Gibt es einen Bevollmächtigten? Dann wäre dieser in den Gesprächsprozess mit einzubeziehen. Es wird der Tag des Erstkontaktes in Sachen BVP erfasst, ebenso wie der Name des Gesprächsbegleiters und das Ergebnis der ersten Kontaktaufnahme. Bei Interesse an einem BVP-Gespräch oder einer Patientenverfügung wird dann notiert, wann und durch wen das erste Gespräch geführt wurde und mit welchem Ergebnis. Ebenso wird beim zweiten Gespräch verfahren. Abschließend wird in die Liste der vorläufige Termin zur Überprüfung vermerkt, in der Regel nach einem halben Jahr.

Diese Kontaktliste wird durch einen Mitarbeiter der Arbeitsgruppe gepflegt und ist allen Mitarbeitern der Einrichtung in elektronischer Form zugänglich.

Persönliche Gesprächsnachweise

Ebenso empfehle ich die Führung einer leicht abgewandelten Liste für jeden Gesprächsbegleiter, in der er seine persönlich geführten Gesprächsprozesse dokumentiert. Der Nachweis der geführten Gespräche pro Gesprächsbegleiter darf nicht nur zu

Übersicht der Kontaktaufnahmen 2018

Projekt BVP **Neuaufnahmen** Stationäre Pflege

Nr.	Name	Vorname	Zi	Aufnahme am	gesetzliche Betreuung	Erst-Kontakt	Kontakt durch	Ergebnis
1	Musterfrau	Angelika	249	14.02.18	Krug, Marcus	17.03.18	Frau XY	Betreuer ansprechen
2	Mustermann	Willi	44	02.03.18	nein, Bevollmächtigte ist Tochter	25.03.18	Frau ZZ	interessiert
3								
4								
5								

Abb. 6: Kontaktliste

Ausbildungszwecken dienen. Auch die Kostenträger können solche Gesprächsnachweise verlangen. Zudem verliert man mit der Zeit leicht den Überblick, wann, mit wem und mit welchen Ergebnissen die Gespräche geführt wurden.

In einer solchen Liste sollte man die

- laufende Nummer,
- den Namen der Gesprächspartner (Bewohner, Angehöriger, Arzt, Bevollmächtigter etc.),
- die Art des Gespräches (Kontaktaufnahme, unverbindliches Informationsgespräch, Patientenverfügung oder Vertreterverfügung),
- die Vor- und Nachbereitungszeit,
- das Datum der Gespräche (Teil 1 und Teil 2, ggf. Teil 3),
- die Dauer der Gespräche (Teil 1 und Teil 2, ggf. Teil 3),
- das Ergebnis (Zusammenfassung, Essenz) der Gespräche,

Seite 1

Haus »An den Platanen« Stand: 09.07.18

1. Gesprächstermin BVP	Gesprächsbegleiter	Bemerkung / Aktion	2. Gesprächstermin BVP	Gesprächsbegleiter	Bemerkung / Aktion	Überprüfung am
27.03.18	Frau XY	Vertreterdokumentation begonnen	16.04.18	Frau XY	Vertreterdokumentation abgeschlossen	31.12.18
04.04.18	Herr XY	Wertebogen, Äno E-Unfähigkeit erstellt	20.04.18	Herr XY	PV abgeschlossen	31.12.18

- die Supervisionen durch einen Trainer oder die Begleitung durch einen zweiten Gesprächsbegleiter (z. B. zu Ausbildungszwecken) mit Angabe der Namen,
- die nachfolgenden Kontaktaufnahmen zur Überprüfung

vermerken.

Eine solche Liste wird umso sinnvoller, wenn einrichtungsübergreifend gearbeitet wird und die Kontaktliste durch einen regionalen BVP-Koordinator geführt wird. Mit einem solchen Hilfsmittel kann jeder Gesprächsbegleiter den Nachweis seiner Tätigkeit führen. Ich bin sicher, dass die Nachweispflicht in Zukunft eine noch größere Rolle in der Dokumentation der BVP-Arbeit erlangen wird. Dies gilt nicht nur für den Nachweis gegenüber den Kostenträgern, sondern auch für Nachweise im Hinblick auf eine mögliche anstehende Re-Zertifizierung.

Gesprächsbegleiter Mustermann, Manfred

Projekt BVP **Gesprächsnachweise** Stationäre Pflege

Nr.	Name, Vorname	Beziehung zu BVP	Art des Gespräches	Vorbereitung in min.	Nachbereitung in min.	Datum des 1. Gespräches	benötigte Zeit	
1	Musterfrau, Angelika	Bewohnerin Pflegeheim	erste Kontaktaufnahme	5	10	22.04.18	15	
2	Mustermann, Klaus	Angehöriger für sich selbst	Patientenverfügung	15	15	24.04.18	90	
3	Musterer, Günter für Maier, Simone	Gesetzlicher Vertreter	Vertreterdokumentation	20	15	02.05.18	70	
4								
5								

Abb. 7: Gesprächsnachweise

7.4.3 Die BVP-Fallbesprechung

Fallbesprechungen sind in der Rahmenvereinbarung der GKV zum § 132g ausdrücklich vorgesehen (§ 5, Abs. 8): »Ein Bestandteil des Beratungsgespräches ist die Klärung der Notwendigkeit einer Fallbesprechung.« Und genauer (§ 8, Abs. 8): »Sofern aufgrund der Komplexität der medizinischen Fragestellungen eine persönliche Beteiligung der behandelnden Ärztin / des behandelnden Arztes (Hausarzt, SAPV-Arzt oder sonstiger Vertragsarzt) innerhalb des Beratungsprozesses erforderlich ist, ist eine Fallbesprechung einzuleiten.«

Bei den Fallbesprechungen soll auf der Grundlage der individuellen Bedürfnisse auf die medizinisch-pflegerischen Abläufe mit Blick auf die letzte Lebensphase und während des Sterbeprozesses eingegangen werden. Es sollen mögliche gesundheitliche Krisen- und Notfallsituationen erörtert werden und gemeinsam geeignete Maßnahmen der palliativ-medizinischen, palliativ-pflegerischen und psychosozialen Ver-

Seite 1

Haus »An den Platanen« Stand: 09.07.18

Datum des 2. Gespräches	benötigte Zeit	Ergebnis / Essenz	Supervision	Kürzel GB	Kürzel Trainer	Überprüfung am
entfällt		interessiert, will aber noch warten	nein			
08.03.18	70	einfach zu führen, klare Vorstellungen, frühere PV vorhanden	ja, durch Dr. Hornke	[illegible]	[illegible]	01.12.18
08.05.18	60	abschweifend, unklar in den Aussagen, Arzt hinzuziehen!	ja, B. Muster nur im 2. Gespräch	[illegible]	[illegible]	

sorgung dargestellt und vorbereitet werden. In die Fallbesprechung einzubeziehen sind

- Leistungsberechtigte (die Bewohner),
- der Gesprächsbegleiter (auch Berater genannt),
- der behandelnde Arzt (Hausarzt, SAPV-Arzt, sonstige Vertragsärzte),
- gesetzliche Vertreter oder rechtlicher Betreuer (falls vorhanden),
- Angehörige oder Bevollmächtigte (auf Wunsch oder mit Zustimmung).

Nun gehören Fallbesprechungen in Pflegeheimen im Grunde zum Alltag. Jede Einrichtung wird sicherlich über einen entsprechenden Vordruck verfügen. Es ist sinnvoll, für die BVP-Arbeit einen solchen Vordruck abzuwandeln. Wir verwenden für einen solchen Fall ein selbst erstelltes Formular, das an die Nimwegener Methode für ethische Fallbesprechungen angelehnt ist.[27]

[27] Vgl. Coors M (2015): Ethikberatung in Pflege und ambulanter Versorgung: Modelle und theoretische Grundlagen. Jacobs Verlag, Lage

Info – Die Nimwegener Methode

Die Nimwegener Methode für ethische Fallbesprechungen wurde für die Bedürfnisse der klinischen Praxis entwickelt. Es ist eine Moderationsanleitung zur Unterstützung und Strukturierung von Diskussionen im Behandlungsteam über Entscheidungen in ethisch problematischen Situationen.

Die Methode besteht aus vier Schritten[28]:
1. Problembeschreibung
2. Faktenerhebung
3. Bewertung
4. Beschlussfassung

1. Zu Beginn der ethischen Fallbesprechung wird versucht, das ethische Problem so genau und so konkret wie möglich zu beschreiben (Wie lautet das ethische Problem?). Oft liegt nämlich der Grund für einen Konflikt bei einer Behandlungsentscheidung darin, dass die Beteiligten von verschiedenen Fragestellungen ausgehen.

2. Bevor eine Handlungssituation bewertet werden kann, muss bei allen Beteiligten möglichst genaues Einverständnis darüber bestehen, was »der Fall ist«. Deshalb werden in einem zweiten Schritt nach der Benennung des Problems möglichst sorgfältig die Fakten gesammelt. Es werden Fragen gestellt nach
- medizinischen Gesichtspunkten (Diagnose, Prognose, Behandlungsoptionen)
- pflegerischen Grundsätzen (Pflegesituation, Pflegeplan, Unterstützung von außen)
- weltanschaulichen und sozialen Dimensionen (Werte, Glaube, Selbstwahrnehmung, Seelsorgerische Begleitung, soziales Umfeld, Angehörigensituation, soziale Integration)

Dabei ist wichtig, neben den ärztlichen auch die pflegerischen und lebensanschaulichen Aspekte zu berücksichtigen. So kann auch erkannt werden, ob eventuell wichtige Aspekte noch nicht bekannt sind.

3. In der dritten Phase (Bewertung) werden Fragen nach dem »Wohlbefinden des Patienten« gestellt (Wie wirkt sich die Krankheit aus: auf Lebensfreude, Bewegungsfreiheit, körperliches und geistiges Wohlbefinden, Schmerz, Angst, Verkürzung des Lebens?), nach der »Autonomie des Patienten« (Informationsstand, wie sieht er

[28] Vgl. Steinkamp N, Gordijn B (2000): »Die Nimwegener Methode für ethische Fallbesprechungen«. Rheinisches Ärzteblatt 5/2000: 22–23

Belastungen und Nutzen der Behandlung, Werte und Auffassungen, Haltung gegenüber lebensverlängernden Maßnahmen), und es werden Fragen nach der »Verantwortlichkeit von Ärzten, Pflegenden sowie anderen Betreuenden« diskutiert (Gibt es Meinungsverschiedenheiten, Abgrenzung der Verantwortlichkeiten, Aufrichtigkeit gegenüber dem Patienten, Spannungen und Kollegialität im Team, Gerechtigkeit gegenüber anderen Patienten, Interessen Dritter, relevante Leitlinien der Einrichtung?). Hierbei geht es darum, die Normen und Werte zu diskutieren, die bei der Lösung eines ethischen Problems gegeneinander abgewogen werden müssen.

4. Durch die systematische Besprechung einer Fallsituation kann es vorkommen, dass das anfangs als Hauptfrage benannte ethische Problem anders formuliert werden muss. Bei der Beschlussfassung wird deshalb zunächst die Eingangsfrage wiederholt: »Wie lautet nun das ethische Problem?« (Sind wichtige Fakten unbekannt, Vorzug von Handlungsalternativen, offene Fragen?). Häufig sehen sich die behandelnden Ärzte und das Team jedoch in ihrer anfänglichen Benennung der ethischen Fragestellung bestätigt. Im Laufe der Besprechung hat man nun nicht nur die Voraussetzung geschaffen, eine Entscheidung ethisch sorgfältig begründen zu können, man hat auch unter allen Beteiligten eine größere Transparenz geschaffen.

Bei der konkreten Durchführung der Fallbesprechung ist es wichtig, dass der (möglichst von außen kommende) Moderator das Gespräch so neutral wie möglich leitet und dafür sorgt, dass alle relevanten Fragen zur Sprache kommen. Er muss darauf achten, dass sämtliche Beteiligten (Ärzte, Pflegepersonal usw.) mit ihren Sichtweisen zum Zuge kommen. Hilfreich ist es, wenn der Moderator nicht von der Abteilung selbst kommt, sondern zum Beispiel von einer anderen Abteilung hinzugeholt wird. Dabei hat es sich an verschiedenen Häusern bewährt, eine Gruppe von Mitarbeitenden als Moderatoren für die ethische Fallbesprechung auszubilden. Damit die interdisziplinäre ethische Fallbesprechung Erfolg hat, muss schließlich eine Bereitschaft zur Zusammenarbeit, zur offenen Auseinandersetzung und vor allem zur Argumentation vorhanden sein. Die Fallbesprechung wird etwa eine Stunde in Anspruch nehmen.

Fazit

Eine interdisziplinärer BVP-Fallbesprechung hat viele Vorteile: an erster Stelle eine ethisch optimal verantwortete Patientenbehandlung, eine Verbesserung der Kommunikation und des Arbeitsklimas in den einzelnen Abteilungen und nicht zuletzt empfinden die behandelnden Ärzte dies oft als Erleichterung.

BVP-Fallbesprechungen bedeuten eine Optimierung des Zustandekommens von Entscheidungen in ethisch problematischen Situationen.

Aus den obigen Stichpunkten lässt sich eine brauchbare Vorlage für eine BVP-Fallbesprechung im Pflegeheim erstellen. Die vier Schritte der Nimwegener Methode sollten sich darin als festes Ablaufschema wiederfinden, den Grad der Detaillierung in der schriftlichen Fixierung auf dem Formular muss jede Einrichtung gemäß ihrer Bedürfnisse selbst festlegen.

Tipp

Sie können bei solchen Fallbesprechungen natürlich auch auf externe Partner zurückgreifen (z. B. in Hessen: www.aebh.de). Wir arbeiten beispielsweise mit der »Ambulanten Ethikberatung in Hessen e.V.« zusammen. Der Verein für ambulante Ethikberatung in Hessen e.V. wurde am 3. August 2016 gegründet. Ziel des Vereines ist der Aufbau und die Förderung der ambulanten Ethikberatung in Hessen. Es gibt in Hessen zwei Regionalgruppen, die sich für diese Ziele ehrenamtlich engagieren.

Regionalgruppe Marburg-Biedenkopf
Projektleitung: Kornelia Hoppi Götze und Britta Thomé
Kontakt über die Bezirksärztekammer Marburg:
Tel.: 0 64 21–4 87 00 54
E-Mail: lkmb@aebh.de

Regionalgruppe Frankfurt-Offenbach
Projektleitung: Heike Heidelberger und Boris Knopf
Kontakt über die Bezirksärztekammer Frankfurt:
Tel.: 0 69–9 76 72- 7 11
E-Mail: frankfurt-offenbach@aebh.de

8 Dicke Bretter bohren: Die Netzwerkarbeit

Günther Schlott

Die BVP-Arbeit erschöpft sich (leider) nicht nur in den Gesprächen mit den Betroffenen. Wir sind nun als Gesprächsbegleiter ausgebildet, vorbereitet dafür, in den unterschiedlichsten Situationen mit den unterschiedlichsten Menschen zu sprechen, ihnen Beistand und Formulierungshilfen anzubieten, zuzuhören und unterstützend tätig zu werden. Doch was nützt eine rechtssicher erstellte Patientenverfügung, wenn, außer in unserer Einrichtung, niemand das Konzept kennt?

Das BVP-Konzept kann erst dann seine volle Wirkung entfalten, wenn es in der Region bekannt gemacht ist und auf Akzeptanz stößt. Also beschränkt sich die Arbeit nicht allein auf die Partner in der Einrichtung und beim Träger, sondern zieht ganz allmählich immer weitere Kreise. Die zuvor in Kapitel 7 definierten primären und sekundären Kooperationspartner müssen nicht nur informiert, sondern in Form eines Netzwerkes in das regionale BVP-Projekt eingebunden werden.

Diese Netzwerke sind keine statischen Gebilde, die, einmal erdacht und mit Informationen gefüttert, dauerhaft Bestand haben. Netzwerke sind dynamische und lebendige Organisationsstrukturen, die sich ständig verändern und wachsen, oder aber auch kläglich zugrunde gehen. Ein Teil der BVP-Arbeit besteht darin, diese lebendigen Netzwerke aufzubauen und am Leben zu erhalten. Diese Netzwerkarbeit wird in der Ausbildung nur marginal gestreift, ist und kann nicht Mittelpunkt der Ausbildung zum Gesprächsbegleiter sein.

Ein Netzwerker ist immer ein geborener Team-Player mit Spaß an der sozialen Interaktion in einer Gruppe. Aber selbst wenn man eine natürliche Affinität zu dieser Art Arbeit hat, fehlen einem oft die geeigneten Werkzeuge, die die Arbeit erleichtern. Eine zielgerichtete Ausbildung zum Netzwerker, zum »Koordinator«, ist hier sehr hilfreich und zielführend.

Spätestens, wenn lebendige Netzwerke expandieren, beispielsweise wenn der Erfolg bei der Implementierung von BVP in einer Modell-Einrichtung auf alle Einrichtungen des

Trägers ausgeweitet werden soll, oder wenn mehrere Einrichtungen sich trägerübergreifend zusammenschließen, benötigt BVP einen Mitstreiter, der sich gern und freiwillig als Koordinator der Netzwerkarbeit verschreibt. Je anspruchsvoller seine Arbeit wird, desto mehr braucht der Koordinator Unterstützung, auch in fachlicher Hinsicht.

Info – Workshops zum »BVP-Koordinator«
Die DiV-BVP bietet seit März 2018 spezielle mehrtägige Workshops zum »BVP-Koordinator« an, in denen Werkzeuge vorgestellt und eingeübt werden, die in der täglichen Netzwerkarbeit hilfreich sind.

Das Kapitel 8 folgt im Aufbau und Inhalt dem Konzept des ersten Workshops für BVP-Koordinatoren. Im Rahmen einer dreitägigen Fortbildungsveranstaltung hat die DiV BVP im März 2018 Koordinatoren für die lokale und regionale BVB-Implementierung ausgebildet. Das Fortbildungskonzept und die Schulungsmaterialien für diese erste Pilotveranstaltung wurden unter Mitwirkung von Paul Hüster vom Beratungsinstitut IN WORK erarbeitet. Wir möchten Ihnen im Folgenden einen kurzen Überblick darüber geben, was einen Koordinator ausmacht, über welche Fähigkeiten er im Idealfall verfügen sollte und wie sein Aufgabengebiet definiert ist.

Wir müssen uns der Frage stellen, was uns im innersten Kern antreibt. Warum machen wir mit bei BVP? Diese intrinsische Motivation, die von emotionalen Erfahrungen gesteuert wird, verdient genauere Betrachtung. Vielleicht sind wir sogenannte »Burner«, Menschen, die innerlich für BVP »brennen«. Aber was war der Funke, der das Feuer entzündet hat?

Eine Kollegin berichtete, dass es das furchtbare Gefühl der Hilflosigkeit und Ohnmacht beim Zusehen eines ihrer Ansicht nach »unwürdigen« Sterbens war, was eine »Bekehrung« zu den Ideen von BVP nach sich zog. Aber es gibt auch Menschen, die nach und nach zu der Überzeugung gelangt sind, dass wir an den Umständen etwas ändern müssen und außer uns niemand da ist, der endlich einmal die Dinge in die Hand nimmt.

Eine andere Kollegin, eine Ärztin, berichtete von einer Identitätskrise, da sie im beruflichen Alltag durch das medizinische System zu Behandlungen gezwungen war, die ein Gefühl der Scham ausgelöst haben. Sie schämte sich für ihr eigenes Handeln und auch für das Handeln der Vorgesetzten. Wiederum andere Menschen sehen das alles sehr viel pragmatischer. Für sie ist BVP ein Erfolgsmodell, das viele Aspekte in der Betriebsführung in idealer Weise zu einer Win-win-Situation zusammenfügt. Man kann das »Richtige« tun und dabei auch noch Erfolg haben.

Wie also beschreiben Sie Ihre intrinsische Motivation? Was war bei Ihnen der Funke, der das »Brennen« ausgelöst hat? Es ist sehr lohnenswert, diese Frage auch in der Arbeitsgruppe BVP mit Ihren Mitstreitern zu thematisieren. Die Auseinandersetzung mit der inneren Motivation schafft Nähe und damit Vertrauen. Eine Arbeitsgruppe, die neben der fachlichen Arbeit auch emotionale Erfahrungen teilt, ist stabiler und nachhaltiger als rein beruflich bedingte Gruppen.

Aus der Reflexion des eigenen Antriebs lassen sich die Ziele des eigenen Handelns ableiten. Wenn Sie sich darüber im Klaren sind, woher Sie kommen und was Sie antreibt, dann können Sie vielleicht auch sehen, wohin der Weg führt und Ihre Ziele formulieren. Ein höchst erfreuliches Ergebnis in meinem eigenen Koordinator-Workshop war, dass ein Teilnehmer am Ende sagte: »Nun weiß ich, was ein Koordinator ist. Und ich weiß auch, dass ich einen Koordinator brauche, denn ich selbst bin es nicht!«

Wenn Sie in der Arbeitsgruppe also Ihre intrinsische Motivation diskutieren, dann können Sie aus den gemeinsam geteilten Erfahrungen jene Werte ermitteln, die allen Teilnehmern gemeinsam sind und die niedergeschrieben die Präambel, die Selbstverpflichtung, der Gruppe bilden.

Die Definition der Ziele ist Bestandteil des Rahmenkonzeptes: »Uns treibt gemeinsam an … Daher wollen wir gemeinsam das Ziel erreichen, dass …« Mit einer solchen Diskussion in der Arbeitsgruppe (und auch, in abgewandelter Form, in der Netzwerk-Gruppe) vermeiden Sie das Abgleiten in Phrasen und Allgemeinplätze, die zwar schön formuliert sein mögen, aber leblos und wenig authentisch daherkommen.

8.1 Arten von Netzwerken

Info – Rollen des Koordinators

Es gibt verschiedene Rollen eines Koordinators, abhängig davon, in welchem Netzwerk er tätig ist. Wir unterscheiden

- Institutionelle Netzwerke
- Regionale Netzwerke
- Überregionale Netzwerke

Ein **institutionelles Netzwerk** bezeichnet einen Zusammenschluss von Partnern, die innerhalb einer Institution, z. B. einem Altenheim, tätig sind. In erweitertem Sinne würde ich diesen Begriff auch wählen, wenn der Koordinator für den gesamten Träger tätig ist und die BVP-Aktivitäten mehrerer Einrichtungen koordinieren muss.

Ein **regionales Netzwerk** bezeichnet den Zusammenschluss von Kooperationspartnern mit unterschiedlicher interdisziplinärer Herkunft. In diesem Netzwerk wird der BVP-Gedanke in einer Region, z. B. der Kommune oder dem Landkreis, verbreitet. Hier finden sich die unterschiedlichen Akteure von privaten, öffentlichen und gemeinnützigen Vereinen und Institutionen, welche das gemeinsame Ziel haben, BVP im Netzwerk und später darüber hinaus Geltung zu verschaffen. Regionale Netzwerke existieren parallel zu den institutionellen Netzwerken oder schließen diese als Netzwerk-Partner mit ein.

Ein **überregionales Netzwerk** bezeichnet den Zusammenschluss der institutionellen und regionalen Netzwerke auf Länder- oder Bundesebene. Hier werden die Aktivitäten der einzelnen Regionen koordiniert, gesteuert und zusammengefasst. Überregionale Netzwerke haben eine standardisierende und konsolidierende Funktion.

8.2 Aufgabenfelder und Verantwortungsbereiche der BVP-Koordinatoren

In Anlehnung an die Überlegungen der DiV-BVB stelle ich die Aufgabenfelder und Verantwortungsbereiche wie folgt gegenüber (▶ Tab. 4).

Tab. 4: Aufgabenfelder und Verantwortungsbereiche der BVP-Koordinatoren

Institutionelle Implementierung (interne Vernetzung)	Regionale Implementierung (externe Vernetzung)
Projektplanung und Aufbau einer Arbeitsstruktur: Steuerungsgruppe; Aufgabenverteilung; Besprechungsstruktur; Kommunikationswege; Arbeits- und Zeitplanung; Ressourcenplanung: finanziell, strukturell, personell	**Netzwerkaufbau:** Information; passende Einbindung; Info und Schulung der Akteure; Identifikation – Gewinnung – Planung Treffen – Adressverwaltung; Gemeinsame Willensbildung: Benefit, Charta etc.; Initiale und regelmäßige Information und Schulung der Akteure
Implementierung in der Pflegeeinrichtung: Tragende Vereinbarungen mit Trägern und Leitungen; Regelmäßige Info-Veranstaltungen und Aussprachen mit Mitarbeitern; Informationen an Bewohner und Angehörige	**Öffentlichkeitsarbeit:** Zielgruppenanalyse (Bevölkerung, Gesundheits-fachkräfte); Kontaktbesuche zur Absicherung des Implementierungsprozesses; Printmedien (Flyer, Poster, Broschüren); Webseite, e-Learning; Presse und Medien; Konferenzen, Tagungen, Fortbildungen; Gewinnung und Schulung von »Botschaftern«
Koordination der Gesprächsbegleiter-Qualifizierung: Gewinnung und Auswahl von BVP-Gesprächsbegleitern; Workshops; Nachhalten der (Re-)Zertifizierung; Beobachten des Turnover; Planung von Nachschulungen	**Begleitende Veranstaltungen zum Kulturwandel (Patientenzentrierung):** Zweckfreie Kulturarbeit (Grundlagenarbeit, nicht BVP-spezifisch); Anschluss an bestehende und Entwicklung neuer Formate

Institutionelle Implementierung (interne Vernetzung)	Regionale Implementierung (externe Vernetzung)
Koordination der Hausarzt-Qualifizierung: Rekrutierung; Durchführen von Informationsveranstaltungen und Workshops; Nachhalten der Zertifizierung durch anerkannte BVP-Trainer	**Dokumentation und Ressourcen:** Stellenumfang Koordinator, evtl. Geschäfts-führung; Sekretariat; Datenschutz; Archivierung und Verwaltung; Mitgabe bei Transfer; Jahresbericht als Public-Relation-Instrument für Interessierte und Multiplikatoren
Wirkungskontrolle: Strukturqualität; Prozessqualität; Ergebnisqualität	**Eigene Rolle: Aus- und Fortbildung des BVP-Koordinators:** Initiale Qualifizierung, Refresher-Kurse, Re-Zertifizierung; Überregionale Vernetzung

8.3 Der Mehrwert in Netzwerken

Sie müssen sich darüber im Klaren sein, dass Ihre erlernten Denkmuster Ihre Arbeit als Gesprächsbegleiter oder Koordinator wesentlich prägen. Ihre Denkmuster können zum Beispiel sein: werteorientiert (aufgrund Ihres inneren Leitbildes), zweckrational (aufgrund einer kaufmännischen Einstellung), selbstverantwortlich (aufgrund einer pädagogischen Ausbildung), paternalistisch (bevormundend: »Ich weiß, was dir hilft«), erfolgsorientiert (»Ich will Geld verdienen«), juristisch (aufgrund der erlebten Rechtsunsicherheit) oder medizinethisch (»Ich will anderen nicht schaden«).

Diese Denkmuster folgen jeweils einer unterschiedlichen Systemlogik. Um als Koordinator erfolgreich arbeiten zu können, müssen wir uns nicht nur der eigenen Denkmuster bewusst sein, sondern auch unserer eigenen Systemlogik.

Krankenhaus, Altenpflegeheim oder Behinderteneinrichtung folgen verschiedenen **Systemlogiken**, ebenso die öffentliche Hand, die Kommunen oder Behörden. Der Koordinator muss sich möglichst viele Systemlogiken zu Eigen machen. Die Systemlogiken schließen sich nicht gegenseitig aus, sie haben lediglich unterschiedliche Ansätze und damit unterschiedliche Anschlussfähigkeit an BVP.

Wichtig **Jede Systemlogik verfolgt ihre eigenen Ziele**

Um die verschiedenen Partner ins Boot zu holen, muss sich der Koordinator Gedanken darüber machen, worin der Gewinn für die Kooperationspartner besteht, wenn sie sich dem Projekt verschreiben und aktiv im Netzwerk beteiligt sind.

Wir wissen nicht, welchen »Mehrwert« eine Systemlogik von BVP erwartet. Fragen wir einfach danach: »BVP bringt für alle Beteiligten eine Vielzahl von Vorteilen. Was erwarten Sie sich von einer Mitwirkung?«

Fazit

Der Koordinator sollte sicherstellen, dass alle Netzwerkpartner den erwarteten Gewinn durch eine Beteiligung am Netzwerk auch erhalten. Diese »Gewinnerwartung« der einzelnen Systeme ist die Grundmotivation einer Beteiligung am Netzwerk.

Dies können ganz profane Beweggründe wie Rechtsicherheit, Zeitersparnis, Marketing, Personalgewinnung, Effizienz, Finanzinteressen, Leitbildinteressen oder Absichten der Aus- und Weiterbildung sein. Sie können aber auch im ethischen, moralischen oder ideellen Bereich liegen, wie das Gefühl, das Richtige zu tun, gegen Missstände zu kämpfen, die Welt zu verbessern, den Hilflosen die Hand zu reichen, eine religiöse Grundhaltung zu leben, etwas Sinn- und Identitätsstiftendes zu tun. Manche Netzwerkpartner legen Wert auf weltliche Werte, andere auf ideelle. Diese Orientierungen sind wertfrei, schließen sich nicht aus, sind sehr oft sogar beide beim gleichen Partner vertreten.

Als Koordinator tanzen Sie auf verschiedenen Hochzeiten, müssen also auch ganz verschiedene Tänze beherrschen. Auch müssen Sie sich immer fragen: Befinden wir uns gerade auf der

- Operativen Ebene (das »Statement«/die Einrichtung)
- Strategischen Ebene (die »Mission«/das Geschäftsfeld)
- Normativen Ebene (die »Vision«/der Träger)?

Auf jeder Ebene werden anderer Erwartungen an den »Mehrwert« von BVP gestellt. Die normative Ebene werden Sie nicht mit kaufmännischen Argumenten überzeugen; die strategische Ebene nicht mit hohen ideellen Werten, Ihre Mitarbeiter auf der operationalen Ebene wahrscheinlich eher mit wirklichkeitsnahen Argumenten. Wobei das eine das andere niemals ausschließt. Aber ein Träger braucht nun mal eine Vision für sein Leitbild, nicht das Gefühl der Rechtssicherheit für seine Pflegemitarbeiter.

Was könnte ein Mehrwert für die Netzwerkpartner sein (▶ Tab. 5)? Versuchen Sie, dies im Vorfeld kurz zu skizzieren und überprüfen Sie das Ergebnis durch Befragung der Netzwerkpartner.

Tab. 5: Vorteile für Netzwerkpartner

Partner	Benefit
Bewohner/ Angehörige	Mitgestaltung der Behandlung in der letzten Lebensphase, Betroffenenperspektive, Unterstützung bei schwierigen Gesprächen
Berufsbetreuer	Zeitersparnis bei Entscheidungen, Abnahme von schwierigen Entscheidungen, Kenntnis der Wünsche der betreuten Person
Hausärzte	Betonung der unbedingten Wichtigkeit im Prozess, Entlastung, Mitgestaltung, Imagegewinn, Förderung des persönlichen Leitbildes, Mehrwert für die Berufsgruppe, Vertrauensgewinn
Träger	Stärkung der Artefakte, Leitbilder, PR-Gründe, Außendarstellung, Schärfung Trägerprofil, bessere Belegung, Synergieeffekte, finanzielle Aspekte bei trägerübergreifender Zusammenarbeit, Einfluss auf die Prozesse
Mitarbeiter und MA-Vertretung	Sinnstiftend, Mitwirkung bei prägenden Entscheidungen, Möglichkeit zur Prozesssteuerung, Rechtssicherheit
Rettungsdienst	Zeitersparnis, Betroffenheitsperspektive der Profis, Mitgestaltung eines Entlastungsinstrumentes, Gewährleistung der Anschlussversorgung, Rechtssicherheit, Schutz der eigenen Mitarbeiter, Stake Holder, Linderung von Leidensdruck
Krankenhäuser	Einflussnahme, Leitbild, Profilstärkung, Stärkung der Schnittstellen, Rechtssicherheit für die Mitarbeiter durch PV
Palliativ- und Hospizdienste	Zeitersparnis, Wichtigkeit als primärer Partner, Einbindung der Praktiker, Mitwirkung als Türöffner, BVP als Garant für Marktzugang
Kommune, Stadt	Stärkung der Infrastruktur, Befriedigung des Versorgungsauftrages, WHO und WTG (Wohn- und Teilhabegesetz), Image-Gewinn als »sorgende Gemeinde«, Umsetzung von Zielen im Altenbericht

Eine solche Aufstellung soll nur als Beispiel für Vorab-Überlegungen eines Koordinators dienen. Sie wäre beliebig erweiterbar für jeden Netzwerkpartner, den Sie für Ihre regionalen Gegebenheiten identifiziert haben. Die Überlegungen zum »Mehrwert« von BVP sollten Sie in persönlichen Gesprächen mit den Partnern verifizieren. Nicht Sie bestimmen, was der Kunde wünscht. Der Kunde bestimmt! Sie müssen ihn nur fragen. Sonst haben Sie ein Produkt, das am Markt vorbeizielt.

Im Prozessleitfaden haben wir versucht, die Kooperationspartner in »Primäre Partner« (also unabdingbare Partner für das Gelingen) und in »Sekundäre Partner« (im Idealfall beteiligt, aber nicht zwingend) einzuteilen. Diese Logik folgt den Vorgaben des QM.

Als Koordinator der Netzwerkarbeit sollten Sie eine andere Einteilung vornehmen. Sie sollten überlegen, welche Partner aktiv an der Gestaltung des Projektes mitwirken sollten (Aktiver Partner) und welche Partner nur informiert werden (Informationspartner). Diese Einteilung folgt der Netzwerklogik. Sie können hier ebenfalls drei Ebenen unterscheiden: Die Partner der

- Steuerungsgruppe (innerster Kreis, treffen sich oft, machen die Arbeit)
- Netzwerk (treffen sich regelmäßig drei bis vier Mal im Jahr, geben Impulse, treffen Absprachen)
- Informationsgruppe (werden regelmäßig durch einen Newsletter informiert, nehmen aber an den Sitzungen nicht teil)

8.4 Das Promotorenmodell

Eine andere Frage ist, mit welchen Personen ein Netzwerk besetzt sein sollte. Man kann die Zusammensetzung eines Netzwerks anhand der beteiligten Institutionen oder personenbezogen betrachten.

Als Koordinator können Sie nicht alles selber machen. Und wenn wir ehrlich sind: Unsere geistigen Ressourcen, sprich: Fähigkeiten, sind ebenfalls recht beschränkt. Also tun Sie gut daran, sich Hilfe zu holen. Sonst ist der Weg vom »Burner« zum »Burnout« nicht weit.

Jeder Innovations- oder Veränderungsprozess stößt auf Willens- und Fähigkeitsbarrieren. Die **Willensbarriere** betrifft die Akzeptanz der Idee. Sie hat die Grundhaltung: »Ich kann zwar, aber ich will nicht!« Sie äußert sich darin, dass der betreffende Mitarbeiter sich verweigert. Doch die Verweigerung betrifft oft auch die Zurverfügungstellung von Ressourcen wie Arbeitskraft, Zeit, Geld- und Sachmitteln. Der Mitarbeiter äußert negative Reaktionen gegenüber allen anderen Mitarbeitern, die die Innovation akzeptieren oder sogar fördern.

Die **Fähigkeitsbarriere** betrifft das Verständnis für das Anliegen insgesamt, aber vor allem auch die konkreten Probleme bei der Entwicklung spezifischer Lösungen für die eigene Arbeit. Sie hat die Grundhaltung: »Ich will zwar, aber ich kann nicht!«

Bestimmte Menschen können dabei helfen, diese Barrieren zu überwinden und damit die Erfolgsaussichten für das Projekt oder den Veränderungsprozess deutlich erhöhen. Witte[29] spricht in diesem Zusammenhang von »Promotoren«.

---

[29] Vgl. Witte E (1973): Organisation für Innovationsentscheidungen – Das Promotoren-Modell. Verlag Otto Schwarz & Co., Göttingen

Definition **Promotoren**

Promotoren sind Personen, die einen Veränderungs- oder Innovationsprozess aktiv und intensiv mit besonderem Engagement über den pflichtgemäßen Einsatz hinaus fördern.

Promotoren sind keine Verwalter, die pflichtgemäß und verordnungsgetreu ein vorgeschriebenes Stellenmodell ausfüllen. Promotoren sprengen dieses Muster. Promotoren sind »Burner«, die die Sache, für die sie brennen, zu ihrer Herzensangelegenheit machen. Promotoren können eine ganzes Team mitziehen, sind Zugpferde und Aushängeschilder eines Netzwerkes. Witte (und später Hauschildt & Gemünden[30]) identifizierte bestimmte Arten von Promotoren, die als Garant für eine erfolgreiche Netzwerkarbeit fungieren. Er fand heraus, dass das Zusammenwirken von mehreren Personentypen mit unterschiedlichen Funktionen, die sich gemeinsam engagieren, die Erfolgsaussichten wesentlich erhöht:

- Der **Machtpromotor** verfügt aufgrund formaler Autorität über legitimierte Macht mit Sanktionsmöglichkeiten und weiß sie auch zu nutzen. Er
  - setzt Ziele und Prioritäten, die von anderen beachtet werden müssen;
  - stellt Ressourcen bereit oder sorgt dafür, dass sie bereit gestellt werden;
  - beeinflusst Termine;
  - beeinflusst Personalentscheidungen;
  - blockiert Opposition;
  - schützt Fachpromotoren.
- Der **Fachpromotor** verfügt über spezifisches Fach- und/oder Methodenwissen. Die hierarchische Position ist dabei unerheblich. Er
  - formuliert oder stimuliert Visionen;
  - ist Lehrender und Trainer, leitet an, unterstützt bei Problemen;
  - entwickelt Lösungen oder unterstützt bei der Entwicklung;
  - beurteilt Lösungsvorschläge, entwickelt ggf. Alternativen (kämpft gegen »negative Koordination«);
  - realisiert Konzepte oder unterstützt dabei;
  - kennt kritische Details;
  - unterstützt das Vorhaben durch Argumente.

[30] Vgl. Hauschildt J & Gemünden HG (1998). Promotoren. Gabler Verlag, Wiesbaden.

Wichtig **Experte? Ja, aber …**

Der Fachpromotor muss nicht von vornherein Experte in allen Fragen sein, er kann sich das erforderliche Expertenwissen auch im Rahmen seiner Tätigkeit aneignen.

- Der **Prozesspromotor** hat Organisationskenntnis (Kenntnis der Prozesse und Strukturen), stellt die Verbindung zwischen Macht- und Fachpromotor und anderen Beteiligten her und steuert den Innovationsprozess.
- Der **Beziehungspromotor** verfügt über ein Netzwerk guter persönlicher Beziehungen zu wichtigen Akteuren sowie über die Fähigkeit, neue Netzwerkbeziehungen zu knüpfen.

Allerdings sollten Sie auch jene Elemente eines Netzwerks im Blick haben, die einen Veränderungsprozess verzögern oder behindern könnten. Diese nennt man im Promotorenmodell **Restriktoren** oder **Opponenten**. Es sind Menschen, die gegen ihren Willen in das Netzwerk geschickt werden, obwohl sie die Netzwerkarbeit oder das Thema gar nicht interessiert. Sie sollten diese Menschen höflich aus dem aktiven Netzwerk ausschließen und sie nur im Notfall im Informationsnetzwerk integrieren.

Das **Promotorenmodell** ist zunächst ein analytisches Modell, das erklärt, unter welchen Voraussetzungen Änderungsprozesse größere Aussicht auf Erfolg haben. Die Aussagen beruhen auf empirischen Untersuchungen im Rahmen der Innovationsforschung. Es ist abzugrenzen von der **Projektorganisation**.

Wichtig **Promotorenmodell und Projektorganisation**

Beide Gestaltungen/Konzepte betreffen Vorhaben, die sich von Routine- und Daueraufgaben abgrenzen lassen, also Projektcharakter haben. Eine feste Grenze für das Einsatzgebiet ist nicht zu definieren. Das Promotorenmodell hat jedoch Beschränkungen der Leistungsfähigkeit, sodass bei einer zu großen Zahl von Beteiligten und/oder einem zu hohen personellen Aufwand die Projektorganisation notwendig ist.

Das gilt insbesondere bei einer ausgebauten Projekt-Aufbauorganisation mit Projektgruppe (sie übernimmt vor allem die Funktion des Fachpromotors) und einer Steuerungsgruppe (hier kommt die Aufgabe dem Machtpromotors zu). Bei Änderungsprozessen gehört zu einem guten Projektmanagement von internen Veränderungen im Übrigen auch das Akzeptanzmanagement.

8.4.1 Rollen im Promotorenmodell

1. Unverzichtbar ist der **Machtpromotor**, der mit Positionsmacht versehen hinter dem Vorhaben steht und dafür sorgt, dass der Fachpromotor arbeiten kann und bei Bedarf die erforderlichen Entscheidungen getroffen werden.
2. In aller Regel unverzichtbar ist ebenfalls der **Fachpromotor**, der die konzeptionelle Arbeit leistet und bei Bedarf die erforderlichen Entscheidungen anregt
3. Die **Zusammenfassung** von beiden Funktionen ist nur bei relativ kleinen Vorhaben denkbar und rechtfertigt nicht, von einem besonderen Modell zu sprechen. Führungskräfte haben oft bestimmte Lieblingsprojekte, um die sie sich intensiv kümmern. Dies wäre keine Erscheinung, die einer besonderen Untersuchung bedarf.
4. Als **Prozesspromotor** kommt vor allem eine Person aus einer Querschnittsfunktion oder aus dem unteren oder mittleren Management in Betracht, die über den organisatorischen Durchblick verfügt.
5. Auch der **Beziehungspromotor**, der Informationen über Informationen und Ressourcen sowie eine besondere Sozialkompetenz besitzt, kann eine wertvolle Unterstützung sein.
6. Fachpromotoren, die die Voraussetzungen als Prozess- oder Beziehungspromotor mitbringen, machen unter Umständen besondere Promotoren für diese Funktion entbehrlich.

Fazit

Das Promotoren-Modell lässt sich nicht beliebig einsetzen: Es hängt davon ab, dass entsprechende Personen verfügbar sind, die über die erforderlichen Kenntnisse und Fähigkeiten verfügen und zusätzlich bereit sind, sich über das normale Maß hinaus zu engagieren.

8.5 Die Dynamik scheiternder Prozesse

Zum Abschluss des Kapitels sollten wir uns noch damit befassen, was einen Veränderungsprozess zum Scheitern bringen kann. Wenn man die Dynamik des Scheiterns untersucht, kann man in den meisten Fällen ein bestimmtes Muster identifizieren. Es kommt dabei zu folgender kausaler Entwicklungskette:

- Der Veränderungsprozess wird vom Management (Koordinator) nicht konsequent gesteuert.
- Die Mitarbeiter und Netzwerkpartner reagieren mit Unsicherheit.
- Die anfängliche Euphorie schlägt in Frustration um.
- Auf den unteren Ebenen regen sich Aggression und Widerstand.

- Diesem Widerstand wird mit Durchsetzung von Macht begegnet.
- Es kommen nostalgische Visionen früherer Zeiten auf.
- Der Prozess versandet schließlich, es stellt sich Misserfolg ein.

Das liegt vor allem daran, dass der Mensch nicht gern umlernt. Lernen bedeutet Identitätsbedrohung. Lernen heißt Ausbruch aus Erfahrungsgefängnissen, ist Verzicht auf Bisherigkeit. Unsere Psyche zieht es vor, ihre Energie lieber darauf zu verwenden, den Status quo aufrechtzuerhalten. Da helfen auch keine Durchhalteparolen wie »Das ist alles ganz einfach«, »Da sehe ich kein Problem«, »Sie machen sich da unnötig Sorgen«. Verunsicherungen werden so eher noch verstärkt.

Was hilft, ist partnerschaftliche Kommunikation, die für Motivation und Identifikation bei den Netzwerkpartnern sorgt. Ich halte nichts von restriktiver Informationspolitik. Dann heißt es hinterher: »Ich hatte ja gar nicht genug Informationen, um inkompetent zu sein!«

Bedenken Sie: Je geringer der Informationsgehalt, desto mehr Freiraum für Spekulationen. Natürlich kann es nie eine vollständige Information geben, es wird immer ein Teil Spekulation übrig bleiben. Aber die Qualität dieser Spekulationen wird von der Qualität der vorherigen Informationen abhängen, vom erlebten psychischen und sozialen Wohlbefinden ab. Hat ein Mensch Vertrauen, spekuliert er konstruktiv. Hat er kein Vertrauen, spekuliert er destruktiv.

- Damit Veränderung nicht in Unsicherheit münden, braucht es eine Vertrauenskultur.
- Damit Unsicherheit nicht in Frustration umschlägt, braucht es eine Fehlerkultur.
- Damit Frustration nicht im Widerstand endet, braucht es eine Zielkultur.

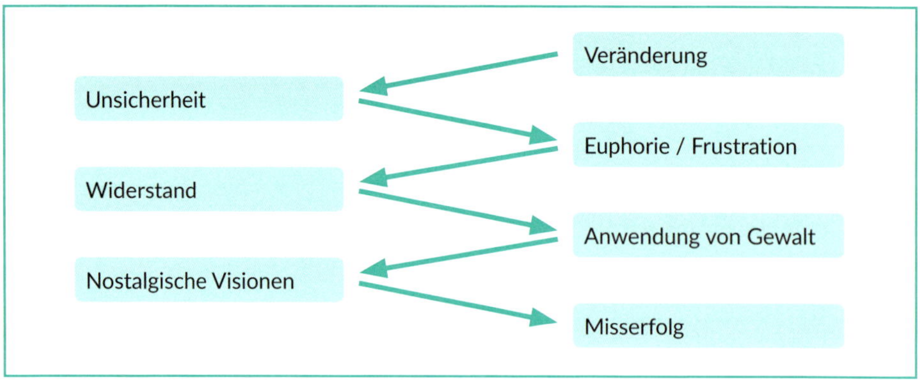

Abb. 8: Möglichkeiten der Gegensteuerung (nach Michael Löhner[31]).

[31] Vgl. Löhner M (2009): Führung neu denken. Campusverlag, Frankfurt

- Damit dem Widerstand nicht mit Gewalt begegnet wird, braucht es eine Machtkultur.
- Damit Anwendung von Gewalt nicht in nostalgischen Visionen endet, braucht es eine Visionskultur.
- Damit die nostalgischen Visionen nicht in einen Misserfolg münden, braucht es eine Changekultur.

Fazit

Im Grunde aber ist Vertrauen die wirksamste Gegenkraft zu einer scheiternden Prozessdynamik. Vertrauen vermittelt sich über offene Kommunikation auf der Basis gemeinsam geteilter Werte. Führen heißt Prozesse steuern. Dies ist die Aufgabe des Koordinators.

8.6 Erfolgsfaktoren in der Netzwerkarbeit

Berücksichtigen Sie für die Entwicklung von Netzwerken folgende Erfolgsfaktoren:

- Verbindlichkeit und Verlässlichkeit (Präambel der Zusammenarbeit)
- Sichtbarer Nutzen für die beteiligten Akteure (Mehrwert)
- Klare Strukturen und Netzwerkregeln (Selbstverpflichtung)
- Konzentration auf die Zielgruppe
- Gemeinsame Ziele
- Gemeinsam strategische Ausrichtung
- Entwicklung eines Kooperationsmodells
- Die Autonomie der Akteure muss erhalten bleiben
- Anpassung der innerorganisatorischen Abläufe
- Gemeinsame Weiterbildung
- Einbindung von Entscheidungsträgern (Promotoren)
- Überzeugungsarbeit nach innen, in die beteiligten Organisationen hinein

Folgende Fehler sollten Sie vermeiden:

- Keine oder nur vage formulierte Ziele
- Inhaltsleere und unverbindliche Vereinbarungen
- Orientierung am Angebot und nicht an der Bedarfslage der Zielgruppe
- Geringe Kenntnis der Aufgaben der Kooperationspartner
- Unklarheit über den Nutzen für die eigene Arbeit
- Unklarheit über der künftigen Belastungen (Zeitressourcen)
- Einschränkung der Autonomie der Akteure (Ausspielen von Macht)
- Fluktuation innerhalb der beteiligten Organisationen

Insbesondere der Umgang mit der Macht spielt in Netzwerken eine große Rolle im Hinblick auf den Erfolg. Vielleicht haben Sie Netzwerkpartner, die über umfangreiche Ressourcen oder über weitreichende rechtliche Kompetenzen verfügen (z. B. Behörden). Diese Akteure müssen keine Führungsrolle im Netzwerk einnehmen. Unter Umständen ist das sogar kontraproduktiv.

Sorgen Sie immer für einen moderaten Ausgleich der Machtstrukturen. Alle Akteure sollten sich auf Augenhöhe begegnen können. Werden einzelne Akteure nur als »Wasserträger« und Zulieferer benutzt, verlieren sie schnell die Motivation und scheiden aus.

Fazit

Die Hauptaufgaben des Koordinators sind:

- Die Auswahl der Netzwerkpartner: Wer sollte zwingend beteiligt sein? Wie sieht der Nutzen einer Beteiligung für die einzelnen Partner und das Netzwerk insgesamt aus?
- Die Verteilung der Aufgaben im Netzwerk: Wer macht was? Wie sieht die Aufgabenkette konkret aus? Wo gibt es Schnittstellen? Wo müssen Prozesse bei den beteiligten Akteuren verändert werden?
- Festlegung formeller und nicht formalisierter Regeln der Zusammenarbeit im Netzwerk: Was kann zu welchem Zeitpunkt verbindlich vereinbart werden? Wie kann eine Selbstverpflichtung der Akteure erreicht werden?
- Dokumentation und Überprüfung der gemeinsamen Arbeit: Was läuft gut? Wo gibt es Veränderungsbedarf? Müssen Ziele an die Gegebenheiten angepasst werden? Müssen Abläufe verändert werden?

8.7 Ein Kommunikationsmodell: Der Business Discourse

Je nachdem, auf welcher Ebene Sie als Koordinator tätig sind (institutionell, regional, überregional), ist es sinnvoll, sich über ein grundlegendes Kommunikationskonzept Gedanken zu machen. Wir empfehlen hier die von Guido Wolf erstellte Anleitung für die Kommunikationsanforderungen im Rahmen der Implementierung von BVP. Diejenigen von Ihnen, die BVP nur in Ihrer eigenen Einrichtung implementieren, können diesen Abschnitt als interessante Ideensammlung lesen, oder aber gleich überspringen.

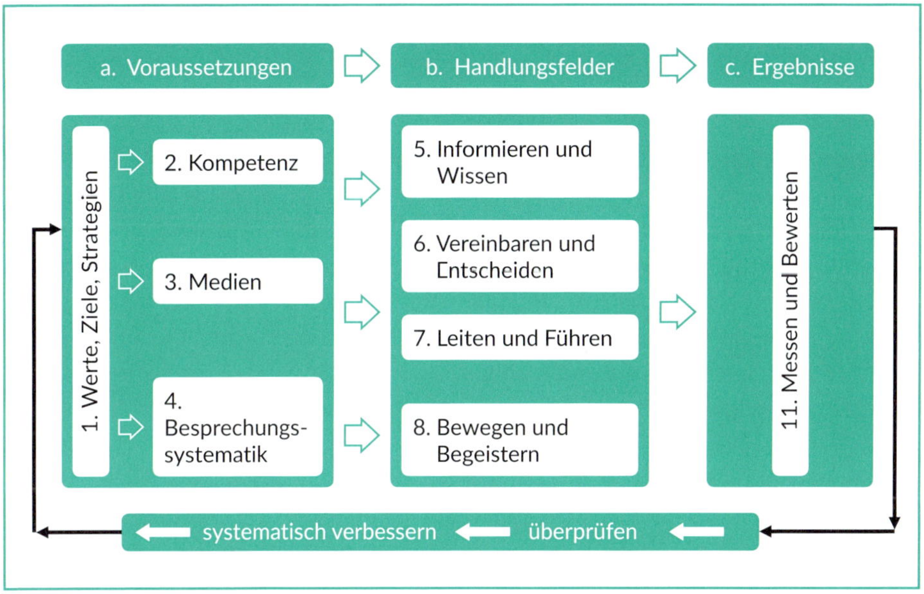

Abb. 9: Das Kommunikationsmodell zum »Business Discourse« nach Guido Wolf.

Diejenigen aber, die mit der trägerweiten oder trägerübergreifenden Implementierung beschäftigt sind, finden hier einen Grundstein für weitere Arbeit. In jedem Falle sollten Sie die Unterstützung der Abteilung »Unternehmenskommunikation« Ihres Trägers einfordern.

Wir möchten Ihnen dieses Modell nur kurz vorstellen, denn hier reicht der Auftrag dieses Buches nicht weit genug, um auf das Kommunikationskonzept detailliert einzugehen. Allen Interessierten sei das Buch des Kommunikationswissenschaftlers Guido Wolf[32] empfohlen. In einem »Business Discourse« schaffen die Handelnden durch ihre Entscheidungen, Beschlüsse, Anweisungen und Absprachen die Voraussetzungen für eine erfolgreiche Kommunikation.

8.7.1 Voraussetzungen (a)[33]

Am Anfang steht immer die Vision. Diese soll den Partnern im Netzwerk plausibel und widerspruchsfrei nahe gebracht werden. Erfolgreiche Kommunikation gründet sich aber immer auf bestimmte Voraussetzungen: Dies sind die zu vermittelnden übergeordneten Werte und Ziele sowie bestimmte Kernbotschaften der Vision, aus denen

[32] Vgl. Wolf G (2010): Der Business Discourse. Effizienz und Effektivität der unternehmerischen Kommunikation. Gabler Verlag, Wiesbaden

[33] Die Buchstaben sowie die Ziffern hinter dieser und den folgenden Überschriften beziehen sich auf die Abbildung 9

sich dann eine Strategien und eine konkrete Planung für den Implementierungsprozess von BVP ergibt.

Kommunikationswerte (1)

Werte (oder auch Wertvorstellungen) sind allgemein erstrebenswerte, moralisch oder ethisch als gut befundene Grundüberzeugungen. Gründet sich die Kommunikation auf Werte wie Respekt, Wertschätzung, Loyalität oder Aufrichtigkeit, wird sie in der Regel als authentisch erlebt. In der Folge können dann Ergebnisse entstehen, die die gewünschten werthaltigen Eigenschaften besitzen oder in sich vereinen. Man sollte sich also die Frage stellen, welche Werte für BVP stehen und welche Veränderungen durch BVP erreicht werden sollen. Im Einklang mit den Wertvorstellungen sollten nun die Ziele und Strategien für die Kommunikation definiert werden.

Kommunikationsziele (1)

Das Kommunikationsziel ist die Definition des angestrebten Zustands in der Zukunft, das gewünschte Ergebnis, das durch unser Handeln erreicht werden soll. Wir wollen einerseits überzeugen, andererseits aber auch mit einer BVP-Implementierung ein bestimmtes Ziel erreichen. Unsere Ziele sollten wir so konkret wie möglich formulieren, um die Zielerreichung später messen und bewerten zu können. Dabei können verschiedene Ziele gleichzeitig angestrebt werden, sie sollten aber nach Prioritäten geordnet werden, da in der Regel nicht alle Ziele gleichzeitig erreicht werden können. Die Ziele einer BVP-Implementierung müssen sich auch in die Ziele der Organisation einpassen. Somit ergibt sich ein übergeordneter Zweck des Ganzen. Ziel und Zweck sind zwangsläufig miteinander verbunden. Wenn die Ziele und der Zweck ausreichend klar ausformuliert wurden, leiten sich daraus die Maßnahmen ab, die zur Zielerreichung notwendig und sinnvoll erscheinen. Als Planungsmethode kann man hier das Projektmanagement der Organisation heranziehen. Denken Sie an ein philharmonisches Orchester, bei dem es für den Erfolg der Aufführung sehr stark auf die Abstimmung und Koordination der eingesetzten Instrumente ankommt. An diesem Beispiel kann man gut die Begriffe Vision, Werte, Ziele und übergeordnete Ziele sowie den Zweck und die Strategien zur Umsetzung festmachen.

Der maßgebliche Erfolgsfaktor in einem Netzwerk ist immer das gemeinsame »Brennen für die Sache«, d. h. die grundlegenden Werte und Ziele, die von allen geteilt werden. Je höher die Übereinstimmung ist, desto höher ist der Erfolg im Netzwerk. Wir möchten Ihnen hier einen Vorschlag machen, wie Sie auf recht einfache Weise einen verbindlichen Konsens über die gemeinsamen Ziele herstellen können.

Zu Anfang der Netzwerkarbeit, wenn die beteiligten Akteure (Organisationen, Promotoren etc.) ausgewählt sind, bitten Sie zu einem kurzen Brainstorming über eine gemeinsame Werteplattform. Versuchen Sie aus den Rückmeldungen ungefähr ein Dutzend Werte zu isolieren und auf einer Tafel festzuhalten.

Eine solche Werteplattform könnte beispielhaft so aussehen:

1. Würde im Alter sichern
2. Autonomie ermöglichen und stärken
3. Nächstenliebe leben
4. Leid lindern
5. Verantwortung für das Lebensende übernehmen
6. Schaden vermeiden
7. Patienten/Bewohner schützen
8. Rechtssicherheit schaffen
9. Missständen im System gegensteuern
10. Ethisch reflektiert handeln
11. Unternehmerischen Erfolg haben
12. Respekt für das Gegenüber leben
13. Neugier auf Neues befriedigen
14. Gleichberechtigung herstellen

Fragen Sie die Gruppe: »Welche der obigen Werte sind für Sie besonders wichtig?« Geben Sie nun jedem Teilnehmer drei Klebepunkte an die Hand und bitten Sie sie, diese hinter die Werte zu kleben, die sie am meisten ansprechen. Nach getaner Arbeit haben Sie eine bestimmte Häufung bei bestimmten Werten der Plattform. Dies sollten die am häufigsten gemeinsam geteilten Werte der Gruppe sein. Aus diesen Übereinstimmungen formulieren Sie die Präambel der Gruppe: »Uns treibt gemeinsam an ... – Aus diesem Grunde streben wir nach ...«

Kommunikationsstrategie (1)

Kommunikation geschieht immer durch Menschen. Nicht jeder Mensch kann jede am »grünen Tisch« entwickelte Strategie gleichermaßen gut umsetzen. Wenn wir uns also über Strategien im Implementierungsprozess Gedanken machen, müssen wir immer den ganz bestimmten Menschen im Auge behalten, der diese Strategie später umsetzen soll. Nur wenn dieser Mensch mit Authentizität und Glaubwürdigkeit die Werte und Ziele vermitteln kann, wird die beschlossene Strategie Erfolg haben. Wir müssen also nicht nur die Strategie, sondern als Koordinator auch unsere eigenen Kommunikationsmuster reflektieren und erkennen. Der Koordinator ist gut beraten, wenn er von seinen Gesprächspartnern ein Feedback einholt, damit er seine Selbstwahrnehmung mit der Fremdwahrnehmung abgleichen kann.

Der Koordinator sollte mit seiner Botschaft gehört werden, ist aber kein Marktschreier. Er ist ein Übermittler der Vision und der Ziele, der möglichst unter vier Augen Überzeugungsarbeit leistet. Neben den persönlichen Gesprächen können natürlich auch Tagungen abgehalten oder mitgestaltet werden, um eine größere Zielgruppe zu erreichen und im Gespräch zu bleiben. Dabei ist es immer hilfreich, typische Einzelfälle hervorzuheben, um ein allgemeines Problembewusstsein zu schaffen.

Aus den Grundüberzeugungen und den formulierten Zielen lassen sich sogenannte »Kernbotschaften« ableiten. Diese sind die Essenz des Anliegens von BVP. Sie sind das in nur einer Aussage kurz formulierte Kondensat, das eingängig und leicht verständlich unser Anliegen transportiert. Kernbotschaften werden auch Fensterbotschaften genannt. Fensterbotschaften deshalb, weil, wenn Sie an einem Fenster stünden und jemand riefe Ihnen von der Straße aus zu: »Was ist denn nun BVP?«, so hätten sie nur wenige Worte, um diese Frage zu beantworten. Kernbotschaften sind also kurz, knapp und in leicht verständlicher, positiver Sprache formuliert.

Wichtig **Kernbotschaften**

Aus den Kernbotschaften lassen sich bestimmte Ankerpunkte ableiten, die in einem Slogan münden: »In Würde leben. Bis zuletzt« oder »Auf meinen Willen kommt es an«.

Kompetenz (2)

Kommunikative Fähigkeiten sind die Schlüsselkompetenzen für den Erfolg des BVP-Projektes. Darunter fällt z. B. die Gesprächsführung, die Fähigkeit zum Hinhören, Moderations- und Präsentiertechniken, Verhandlungsführung, Konfliktverhalten bis hin zur Medienkompetenz. Nicht jeder Koordinator besitzt all diese Fähigkeiten gleichermaßen. Wenn Sie als Koordinator in manchen Bereichen Schwächen bei sich feststellen, suchen Sie die Unterstützung bei den Kommunikationsexperten bei ihrem Träger oder bei den ausgewählten Kooperationspartnern.

Medien (3)

Bei diesem Punkt geht es um die technischen Möglichkeiten, die Ihnen zur Verfügung stehen, um ihre Botschaft eindrucksvoll und erfolgreich zu transportieren. Ihr Träger hat sicherlich eine Abteilung »Unternehmenskommunikation«, die Ihnen hier mit einem Medienkonzept hilfreich zur Seite steht. Das Medienkonzept reicht von Mitteln zur Darstellung der Botschaft wie Aushänge, Plakate, Flyer, Infomaterial, Mitarbeiterzeitschriften, Info-Präsentationen, Social Media-Plattformen wie facebook oder Twitter oder auch die Erstellung einer spezifischen Homepage bis hin zu den Werkzeugen der Präsentation wie Laptop, Beamer, Moderationskoffer, Pinnwände, Flipchart oder Videos. Auch über innovative Formen wie den Einsatz von Kunstwerken, Konzerten, Theater-Aufführungen, Radiointerviews und Business-TV sollten Sie nachdenken. Dabei bedenken Sie bitte: Das Werkzeug ist niemals Selbstzweck, sondern folgt immer dem Ziel – und nicht umgekehrt.

Tipp
Zu einem Kommunikationskonzept gehören auch ein Logo, ein Corporate Picture (symbolhaftes Bild, mit dem das Unternehmen assoziiert werden soll) und eine Corporate Identity (Außendarstellung in Worten und Inhalten).
Zudem muss die unerlässliche Face-to-Face-Kommunikation durch Schriftmedien unterstützt werden. Es gilt, einen Flyer zu entwickeln, Broschüren, Newsletter, Briefvorlagen, Visitenkarten, Namensschilder etc., ebenso eine Homepage zur Selbstdarstellung und als Informationsbörse.
Bei all diesen Überlegungen sollten Sie auf die Synergieeffekte zwischen den Netzwerkpartner achten: »Kann ich Ideen, Medien und Kompetenzen der Partner nutzen?«

Behalten Sie bei alle ihren Anstrengungen immer zwei Prinzipien im Auge:
1. Das Werkzeug folgt dem Ziel – nicht umgekehrt.
2. Das Werkzeug muss auf die Zielgruppe zugeschnitten sein.

Bei der Netzwerkarbeit müssen Sie wissen, an wen Sie sich wenden wollen. Die Zielgruppen müssen genau beschrieben und benannt sein. Manche davon sind wichtiger als andere. Sie müssen verschiedene Zielgruppen also nach Wichtigkeit einstufen. Statt von »Zielgruppen« (hier denkt man eher an eine einseitige Informationsübermittlung) sollten Sie besser von »Dialoggruppen« sprechen. Denn die Information sollte eine Rückmeldung zur Folge haben, sich also in beide Richtungen bewegen.

Für diese Dialoggruppen können Sie in einen eigenen Email-Verteiler erstellen. So können Sie Mitglieder des Netzwerkes schneller und gezielter informieren, etwa bei Einladungen zu Informationsveranstaltungen oder bei der Versendung von Newslettern.

Besprechungssystematik (4)

Bei diesem Punkt geht es um aufeinander abgestimmte, regelhafte Besprechungen und die Systematik, wie diese stattfinden sollten. Die persönliche Kommunikation mit den internen und externen Netzwerkpartnern spielt trotz elektronischer Medien nach wie vor die Hauptrolle. Hier wird berichtet, informiert, es werden Beschlüsse gefasst, Aufgaben verteilt und koordiniert und die bisherigen Ergebnisse bewertet. Dabei sollte der Verlauf in geeigneter Weise dokumentiert werden. Der Koordinator sollte sich über eine angemessene Besprechungssystematik Gedanken machen und dabei die zeitlichen und persönlichen Ressourcen der Netzwerkpartner berücksichtigen. Die für BVP erdachte Besprechungssystematik muss immer in die bereits vorhandene Besprechungssystematik der Organisation passen!

8.7.2 Handlungsfelder (b)

Im zweiten Abschnitt, den Handlungsfeldern, geht es darum die bis hierher geschaffenen Voraussetzungen (1–4) konsequent einzusetzen. Die Voraussetzung für eine erfolgreiche Kommunikation basiert darauf, dass die Vision in Werte, Ziele und Strategien übersetzt wurde, geeignete Kompetenzen gefunden wurden und diese in einem Medienkonzept und einer Besprechungssystematik eingebettet wurden. In den Handlungsfeldern findet diese Arbeit nun seine Anwendung.

Informieren und Wissen (5)

Informieren und informiert werden ist die Basis der Prozesskommunikation. Der Informationsaustausch muss in allen Bereichen des Netzwerkes und auf allen Ebenen der Organisation gewährleistet sein. Der Informationsfluss geht dabei nicht nur von oben nach unten, sondern auch von der Basis hin zur oberen Hierarchieebene. Wissen muss faktisch korrekt und verlässlich von allen Beteiligten geteilt werden.

Vereinbaren und Entscheiden (6)

Bei diesem Punkt geht es um das geplante Herbeiführen von (für alle am Implementierungsprozess Beteiligten) tragbaren Beschlüsse und Entscheidungen. Die Notwendigkeit von Vereinbarungen oder Entscheidungen muss erkannt werden. Die Betroffenen müssen eingebunden werden und das Zustandekommen der Entscheidung muss für alle transparent und verständlich sein. Die Verantwortung für diesen Kommunikationsprozess liegt beim BVP-Koordinator ebenso wie bei allen Besprechungsteilnehmern. Die Entscheidung muss von allen Betroffenen mitgetragen werden! Die Ergebnisse sollten angemessen dokumentiert werden, damit man später Bezug darauf nehmen und sie auch jenen Netzwerkmitgliedern in Form eines Protokolls zugänglich machen kann, die abwesend waren oder nicht Mitglied in dieser Besprechungsrunde sind.

Leiten und Führen (7)

Leiten und Führen bedeutet hier, dass in einem Dialog die gegenseitigen Erwartungen und Ansprüche thematisiert werden. Im Hinblick auf die Ziele des BVP-Projektes werden wertschätzend und motivierend verbindliche Absprachen getroffen und in Form einer Zielvereinbarung festgelegt. Der Koordinator muss hier seine Führungskompetenz beweisen, damit die Anweisungen, Bewertungen und die Steuerung des Projektes widerspruchsfrei von allen Beteiligten mitgetragen werden kann. Ein erfolgreiches Führungsverhalten beinhaltet das fördernde und fordernde Kommunikationsverhalten des Koordinators ebenso wie den richtigen Einsatz von Medien, den Zeitpunkt der Kommunikation und die korrekte Ansprache der Betroffenen.

Bewegen und Begeistern (8)

Dieser Punkt betont, dass es für ein erfolgreiches BVP-Projekt nicht ausreicht, nur auf einer rein sachlichen Ebene zu handeln. Die Menschen, die sich für eine Sache interessieren, sollen auch emotional einbezogen und für das Projekt gewonnen werden. Dies erreicht man oft durch »bewegende und begeisternde« Veranstaltungen mit Event-Charakter. Solche Veranstaltungen sind ein Ereignis und Erlebnis, das die Botschaft von BVP den Teilnehmenden näherbringt, sie gefühlsmäßig einbindet und von den Werten und Zielen des Vorhabens überzeugt. Diese Veranstaltungen finden außerhalb der üblichen Routine statt, als »Highlight« im Projekt. Dies kann durch externe Veranstaltung geschehen, bei der Sie als Redner oder Mitgestalter auftreten, aber sehr gerne auch durch innovative Methoden wie Kunstwerke, Theateraufführungen, Konzerte, Videos oder Radio-Interviews.

8.7.3 Ergebnisse (c)

Am Ende eines komplexen Kommunikationskonzeptes steht immer die systematische Messung und Bewertung der Handlungen. Jedes Projekt verschlingt eine Menge an Ressourcen, seien es Zeit, Geld oder Arbeitskraft. Daher muss sich das Projekt immer am »erzielten Ergebnis« messen lassen. Dieser Begriff beinhaltet anschaulich den kompletten Prozess: Vom Ziel zum Ergebnis.

Messen und Bewerten (9)

Zum Schluss geht es also darum, zu evaluieren, ob unsere Handlungen hinsichtlich Effizienz und Effektivität geeignet waren, die zuvor aus der Vision formulierten Ziele und Zwecke innerhalb der geplanten Zeit mit einer optimalen Kommunikationsstruktur umzusetzen. Wie auch bei einer noch so hehren Vision und einem moralisch oder ethisch gut begründeten Vorhaben muss sich auch das BVP-Kommunikationskonzept auf seinen Beitrag zu Wertschöpfung und Wertsicherung innerhalb der auf Wirtschaftlichkeit ausgerichteten Organisation bewerten lassen. Wenn das Projektziel nicht erreicht wurde, kann dies an unzulänglichen Kommunikationsergebnissen und -strukturen liegen.

Nur wenn diese Bewertung systematisch und methodisch reflektiert realisiert wird, kann ein Lernprozess ausgelöst werden, der eine Verbesserung und Weiterentwicklung des Konzeptes erlaubt. Bei länger andauernden Prozessen oder Projekten wird hier eine regelmäßige Bewertung, etwa mindestens einmal im Jahr, empfohlen. Dies kann z. B. durch eine Mitarbeiterbefragung geschehen oder durch einen Feedback-Bogen bei den Netzwerkpartnern hinsichtlich Zufriedenheit mit der Kommunikation in den vergangenen Monaten (oder während des Projektes).

Als Besonderheit setzt der Business Discourse auf eine standardisierte Form des Kommunikationsaudits. Hierbei wird das Kommunikationsmanagement durch ein qualitatives Verfahren (Erhebung persönlicher Einschätzungen und Bewertungen) nicht nur mit den unternehmenseigenen Zielen und Zwecken abgeglichen, sondern auch mit den Resultaten anderer Unternehmen. Dieser Benchmark erlaubt es, den Realisierungsgrad kritisch anhand eines Best-Practice-Vergleichs einzuordnen. Guido Wolf stellt in seinem Buch hierzu einen ganzen Katalog von »Revisionsfragen« zur Verfügung, die in dieser Hinsicht sehr wertvoll und hilfreich sind.

Und schließlich schließt sich der Kreis im Modell des Business Discours mit dem Hinzulernen und der systematischen Verbesserung, welche wiederum Einfluss auf die ursprünglichen Werte, Ziele und Strategien haben.

8.7.4 Weiterführende Empfehlung: Die Balanced Scorecard

Nachdem Sie ein Kommunikationskonzept wie z. B. auf der Grundlage des »Business Discourse« von Guido Wolf erarbeitet haben, sollten Sie darüber nachdenken, in welchen Rahmen Sie das Kommunikationskonzept einbetten. Bei Projekten wie einer BVP-Implementierung, die längere Zeit in Anspruch nehmen und erhebliche personelle, zeitliche und auch finanzielle Ressourcen binden kann, ist es sinnvoll, in einem größeren Bezugsrahmen zu denken und zu planen. Eine Möglichkeit der Projektsteuerung ist das Projektmanagement, wie es im Kapitel 9 vorgestellt wird. Eine andere Möglichkeit ist es, das Kommunikationskonzept in eine Balanced Scorecard (BSC) zu überführen.

Definition **Balanced Scorecard**

BSC als Instrument ist ein Verbindungsglied zwischen Strategiefindung und Strategieumsetzung. Es ist ein Konzept zur Messung, Dokumentation und Steuerung der Aktivitäten einer Organisation im Hinblick auf ihre Vision und Strategie.

Eine Balanced Scorecard (englisch für »Ausgewogener Berichtsbogen«) ist eine Alternative zum klassischen Projektmanagement. Eine BSC beginnt bei der Vision und Strategie einer Organisation und definiert auf dieser Basis die kritischen Erfolgsfaktoren (KEF). Kennzahlen werden so aufgebaut, dass sie die Zielsetzung und Leistungsfähigkeit in kritischen Bereichen der Strategie fördern.

Die BSC ist daher ein aus Vision und Strategie abgeleitetes Management-System, das die wichtigsten Aspekte eines Unternehmens widerspiegelt. Das BSC-Konzept unterstützt strategische Planung und Implementierung durch eine Bündelung der Maßnahmen aller Einheiten eines Unternehmens auf der Basis eines gemeinsamen Verständnisses seiner Ziele und durch einen leichteren Zugang zur Bewertung und Fortschreibung der Strategie.

Es ist leider nicht möglich, Ihnen dieses Instrument ausführlich vorzustellen. Die einzelnen Schritte sind nicht selbsterklärend, man braucht eine konkrete Anleitung, wie das Instrument zu handhaben ist. Allen Interessierten sei hier das Buch von Lange & Lampe[34] empfohlen. Besser noch ist ein Seminar zu besuchen, bei dem Sie den Umgang mit BSC einüben und diskutieren können. Die DiV-BVP e.V. bietet Interessierten einen Koordinatoren-Workshop, der die BSC als Steuerungsinstrument benutzt.

Mit einer Balanced Scorecard unternehmenstrategische Entscheidungen zu treffen, ist für eine Pflegeeinrichtung in Deutschland bislang eher ungewöhnlich. Ein Gegenbeispiel ist das Seniorenzentrum der Barmherzigen Brüder in Trier. Diese Einrichtung hat sich auf einen ambitionierten Weg gemacht und dabei die Erkenntnis gewonnen, dass Menschlichkeit und Wirtschaftlichkeit sich nicht ausschließen. Hier werden kaufmännische Ziele mit Bewohnerbedürfnissen korreliert. Das in der Zeitschrift »Pflegemanagement« veröffentlichte Ergebnis[35] möchte ich hier kurz vorstellen, um einen kleinen Eindruck der BSC zu geben. Zunächst wurden die »Mission«, die »Vision« und das Leitziel definiert.

Die Mission: »Unser Auftrag ist der caritative Dienst für Menschen als lebendiges Zeugnis der frohen Botschaft Jesu als Dienstgemeinschaft in der Tradition des Orden.«

Die Vision: »Leistungsstark, innovativ und entschieden für Menschen: Wir sind die christliche Unternehmensgruppe für Gesundheit und Soziales mit Zukunft«

Das Leitziel: »Wir stehen für ausgezeichnete Ergebniszufriedenheit und sind unternehmerisch erfolgreich.«

Aus den Leitzielen wurden die strategischen Ziele für die Einrichtung definiert: Die Finanzen, die Kunden und Bewohner, die Prozesse und die Mitarbeiter sowie das Potenzial und Umfeld. Diese werden definiert und auf die nächste Seite der BSC übertragen.

---

[34] Vgl. Lange W & Lampe L (2002). Balanced Scorecard als ganzheitliches Führungsinstrument in Non-Profit-Organisationen. Springer Verlag, Berlin

[35] Vgl. Pflegemanagement. Zeitung für Führungskräfte in der mobilen und stationären Pflege. 2. Jahrgang, Juni/Juli 2018. Joh. Heider Verlag, Bergisch-Gladbach

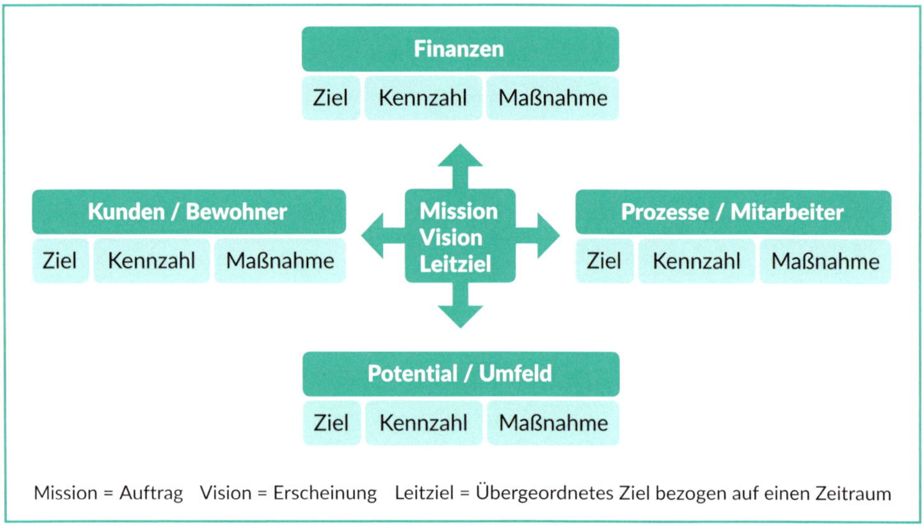

Abb. 10: Leitziele definieren die strategischen Ziele.

Kunden/Bewohner: »Wir wollen die uns anvertrauen Menschen aktivierend pflegen, damit sie solange wie möglich ihre Mobilität und Selbstständigkeit erhalten bzw. wiedererlangen.«

Finanzen: »Wir wollen auch zukünftig ein wirtschaftlich stabiler Anbieter von Pflege- und Betreuungsleistungen sein.«

Prozess/Mitarbeiter: »Wir wollen die Prozesse und Mitarbeiter so weiterentwickeln, um eine höchstmögliche Betreuungsintensität und Pflegequalität für unsere Bewohner zu ermöglichen. Dabei streben wir die höchstmögliche Mitarbeiterorientierung an.«

Potenziale/Umfeld: »Wir nutzen zur Zielerreichung alle möglichen Verbesserungen, die durch Forschung und Entwicklung und Gesetzgebung gegeben sind, um eine bessere Versorgung der uns anvertrauten Menschen zu erzielen.«

Doch die strategischen Ziele stoßen sich an den realen Bedingungen in der Pflege. Denn je höher der Mobilitätsgrad der Bewohner, umso niedriger ist der Pflegegrad. Je niedriger aber der Pflegegrad ist, umso niedriger ist auch der Deckungsbeitrag für die Einrichtung. Da die Pflegegrade 2 und 3 nicht kostendeckend sind, somit von den Pflegegraden 4 und 5 subventioniert werden, muss eine Einrichtung eigentlich eine möglichst hohe Auslastung mit Bewohnern von hohen Pflegegraden haben. Dieses Ziel steht aber dem Auftrag zur aktivierenden Pflege entgegen. Je mobiler der Bewohner, desto niedriger sein Pflegegrad. Der zu niedrige Deckungsbeitrag führt zur Reduzierung des Stellenplans. Ein besserer Pflegegrad führt also faktisch zu Personalabbau. Dieses Spannungsfeld in der Pflege wird in zweiten Blatt der BSC abgebildet (▶ Abb. 11).

Kunden / Bewohner:

Ziel	Maßnahme	Kennzahl
Wir wollen die uns anvertrauten Menschen aktivierend pflegen, damit sie solange wie möglich ihre Mobilität erhalten bzw. wiedererlangen	- Integration von bewegungs- und mobilitätsfördernden Elementen aus, MAKS (motorische, kognitive und spirituelle Aktivierungstherapie) und Kinästhetik in die Betreuung und Pflege	INQS: - Mobilitätserhalt - Selbstständigkeitserhalt - Alltagsverrichtungen

Fazit: Steigender Mobilitäts- / Selbständigkeitsgrad = niedriger Pflegegrad

Finanzen:

Ziel	Maßnahme	Kennzahl
Wir wollen auch zukünftig ein wirtschaftlich stabiler Anbieter von Pflege- und Betreuungsleistungen sein	- Am Pflegebedarf orientiertes Pflegegradmanagement - Auslastungssicherung (Eigenanteil muss bezahlbar bleiben)	- Deckungsbeitragsrechnung pro Pflegegrad - Auslastungsgrad

Fazit: Kostendeckung ist nur bei hohen Pflegegraden gegeben

Prozesse / Mitarbeiter:

Ziel	Maßnahme	Kennzahl
Wir wollen die Prozesse und Mitarbeiter so weiterentwickeln um eine höchst mögliche Betreuungs- und Pflegequalität und Intensität für unsere Bewohner zu ermöglichen. Dabei streben wir die höchstmögliche Mitarbeiterorientierung an	- Alle Mitarbeiter in der Pflege werden in MAKS und Kinästhetik geschult - In den Pflegeprozessen werden Elemente von MAKS und Kinästhetik integriert	- Anzahl geschulter MA - Pflegeprozessaudit - Pflegevisiten - MA Zufriedenheit - Krankheitsquote

Fazit: Pflegegrade bilden nicht den Personalbedarf ab:
Pflegegrade = niedriger Stellenplan = hohe Arbeitsbelastung

Potential / Umfeld:

Ziel	Maßnahme	Kennzahl
Wir nutzen zur Zielerreichung alle uns möglichen Verbesserungen die durch Forschung und Entwicklung und Gesetzgebung möglich sind, um eine Versorgung der uns anvertrauten Menschen zu erreichen.	- Aufstockung des Stellenplanes durch Nachverhandlung - Umsetzen und Einhaltung der aus dem Versorgungsvertrag möglichen Stellen	- Personalanhaltszahlen

Fazit: Verhandlung höherer Personalanhaltszahlen = Erhöhung des Eigenanteils des Bewohners = Anstieg der Sozialhilfeempfänger

Abb. 11: Die strategischen Ziele im Kontext der realen Bedingungen.

Als nächster Schritt werden die Maßnahmen für die einzelnen strategischen Ziele beschrieben sowie Kennzahlen festgelegt, die den Erfolg der Maßnahmen messen könnten. Auf weiteren Seiten wird nun der Detaillierungsgrad festgelegt.

Eine Balance Scorecard kann nahezu beliebig tief die einzelnen Maßnahmen abbilden. Der Detaillierungsgrad ist abhängig von den strategischen Zielen. Die Maßnahmen werden in einem weiteren Blatt einem Zeitplan zugeordnet. Regelmäßig wird überprüft, ob die Maßnahmenschritte innerhalb des vorgegebenen Zeitfensters durchgeführt wurden und ob ggfs. Anpassungen vorgenommen werden müssen.

Ein Ergebnis einer Balanced Scorecard kann sein, dass die Unvereinbarkeit der strategischen Ziele eine Änderung im Konzept nach sich zieht. Die Gruppe der Barmherzigen Brüder ist mit 80 Einrichtungen einer der größten Träger von christlichen Sozialeinrichtungen in Deutschland. Für die Gruppe besteht die Auflösung der Gegensätzlichkeiten in der Installation von Wohngruppen, die die Leistungen und Personalanhaltszahlen unabhängig von den Pflegegraden machen.

Fazit

Auf Basis der Anleitungen dieses Kommunikationskonzeptes wird die Unternehmenskommunikation mindestens einmal im Jahr unter Beteiligung der Akteure auf Grundlage der Revisionsfragen nach Guido Wolf ausgewertet und konzeptionell fortgeschrieben.

9 Inhalt und Struktur: Der Projektmanagement-Leitfaden

Günther Schlott

In diesem Kapitel möchten wir Ihnen ein Hilfsmittel an die Hand geben, damit Sie die vielfältigen Aufgaben übersichtlich planen und darstellen können.

Info – Der Projektmanagement-Leitfaden

Der Projektmanagement-Leitfaden stellt die Quintessenz des Projektmanagements übersichtlich und praktikabel dar. Er erhebt keinen Anspruch auf absolute Vollständigkeit, sondern soll einen raschen Einstieg in die konkrete Durchführung von Projekten ermöglichen.

Komplexe Veränderungsvorhaben wie die Implementierung von BVP gehören zum Unternehmensalltag. Sie helfen Ihnen, sich bedarfsgerecht und effektiv weiter zu entwickeln. Solche Veränderungsvorhaben sind in der Regel in Ihrer strategischen Planung verankert. Als klar definiertes Projekt steigen die Chancen erheblich, dass die Ziele der Veränderung auch erreicht werden. Das Vorhaben bekommt einen abgestimmten, erkennbaren Ort im Unternehmen und ermöglich allen ein gutes Zusammenspiel.

Projektmanagement gibt es in vielen Organisationen in ganz unterschiedlichen Ausprägungen. Es gehört als Steuerungsinstrument zu den üblichen und unumgänglichen Werkzeugen bei der Umsetzung komplexer Vorhaben. In diesem Kapitel wird ein kurzer Überblick gegeben, wie BVP mit Hilfe von Projektmanagement erfolgreich implementiert werden kann. Die Gedanken folgen dabei der Vorgehensweise, wie Mission Leben das Projektmanagement interpretiert und in seiner Organisation umsetzt. Die Autoren danken Mission Leben für die freundliche Genehmigung, Sie als Leser an diesen Gedanken teilhaben zu lassen. Die Urheberschaft verbleibt dabei bei Mission Leben.

9.1 Kernbestandteile eines Projekts

Bei einem Projekt handelt es sich um eine Methodik zur Zielerreichung und Aufgabendurchführung, die angewendet wird, wenn eine Organisation ein komplexes und für die Organisation neues und oftmals einzigartiges Vorhaben durchführen möchte. Es steht damit klar im Gegensatz zum »Tagesgeschäft« der Organisation, das in der Regel auf verbindlich definierten bzw. gelebten Routineprozessen aufbaut.

9.1.1 Projektstruktur und Aufbauorganisation

Die Projektstruktur leitet sich aus den Projektzielen ab. Sie beschreibt die Teilprojekte, Arbeitspakete und Aufgaben, die durchgeführt werden müssen, um die Projektziele zu erreichen. Kleine Projekte können aus wenigen Arbeitspaketen mit jeweils wenigen Aufgaben bestehen; große Projekte hingegen können aus zahlreichen Teilprojekten, die jeweils mehrere Arbeitspakete mit wiederum vielen Aufgaben beinhalten, bestehen (siehe Formular Projektstruktur).

Ist die Projektstruktur klar, werden geeignete Personen, die die Teilprojekte bzw. Arbeitspakete verantworten und die die darin enthaltenen Aufgaben bearbeiten, ermittelt und zugewiesen (siehe Formular Projektstruktur).

Dabei entspricht die personelle Aufbauorganisation von Projekten in aller Regel nicht derjenigen des Tagesgeschäfts. Projektteams werden interdisziplinär nach den Erfordernissen der Projektziele und -aufgaben zusammengestellt. Über- und Unterstellungsverhältnisse ändern sich. Dadurch kann es zu Rollen- und Ressourcenkonflikten kommen, die es im Bedarfsfall angemessen zu bearbeiten und zu lösen gilt.

Die wesentlichen Rollen in Projekten:

Projektteam

- Projektmitarbeitende/Projektteams
  - Hiermit sind alle aktiv am Projekt Mitarbeitenden gemeint. Sie bearbeiten einzelne Aufgaben bzw. Arbeitspakete im Projekt und berichten an die Projektleitung.
- Projektleitung:
  - Leitet das Projekt, koordiniert und überwacht die Aufgabenbearbeitung und berichtet dem Auftraggeber.
- Teilprojektleitungen/Arbeitspaketverantwortliche:
  - Leiten und verantworten einzelne Teilprojekte bzw. Arbeitspakete und berichten der Projektleitung.

Weitere handelnde Rollen

- Auftraggeber/-in:
  - Beauftragt und verantwortet das Projekt; gibt die Ressourcen frei. Kommt in der Regel aus dem Kreise der Geschäftsführung.
- Lenkungskreis:
  - Optional zur Projektberatung bzw. -steuerung bei großen und/oder (politisch) bedeutsamen Projekten.
- Externe Fördermittelberatung (z. B. www.foerder-lotse.de):
  - Prüft die Projekte auf Fördermittelfähigkeit.
- Projektleitungspatinnen und -paten:
  - Sind Mentoren für neue Projektleitungen, um deren »Einarbeitung« ins Projektmanagement und deren Beratung insbesondere in herausfordernden Situationen zu gewährleisten.

9.1.2 Projektablauf/Projektphasen

Die wesentlichen Phasen eines Projekts:

- **Die Initiierungs- bzw. Vorprojektphase**
  - Die Initiierung eines Projekts umfasst alle Vorbereitungsarbeiten, die erforderlich sind, um einen klaren Projektauftrag zu erteilen.
  - Es existiert eine grobe Zielvorstellung über das Vorhaben.
  - Die Projekt-Idee wird in verschiedenen Kontexten diskutiert.
  - Die Idee und die dahinter stehenden Personen suchen einen Auftraggeberin, der in der Regel aus dem Kreise der Geschäftsführenden sowie der Prokuristen/-innen kommt.
  - Vorteilhafte und zur Strategie des Unternehmens passende Projektideen werden zur entscheidungsreifen Projektskizze ausgearbeitet. Dies kann durch den Ideengeber, eine Führungskraft und/oder eine potentielle Projektleitung geschehen und sollte nicht mehr als max. 3 Personen-/Projekttage Aufwand verbrauchen. Das interne und externe Projektumfeld ist angemessen zu berücksichtigen.
  - Die Phase endet mit der Erteilung des Projektauftrags durch den Auftraggeber an die Projektleitung.
- **Die Projektentwicklungsphase/Projektplanungsphase**
  - Die konkrete Projektplanung ist schon Teil der Projektdurchführung.
  - Ziel der Planungsphase ist es, die Zielvorstellung auf realistischen Boden zu stellen.
  - Planung bedeutet Inhalts-, Umfangs-, Zeit-, und Ressourcenplanung. Dazu gehören auch die Erforschung des Umfelds des Projektes sowie die Betrachtung der Risiken und der Kommunikationserfordernisse.
  - Wesentliche Planungselemente in dieser Phase sind:

  - Aus den Zielen abgeleitete Projektstruktur und die dazugehörigen handelnden Personen (Formular Projektstruktur)
  - Der zeitliche Projektablauf (Formular Projektphasenplan)

  In der Regel gibt es am Ende der Projektentwicklungsphase einen »Point of no Return«. Ab diesem Zeitpunkt geht man oftmals (externe) Verpflichtungen ein (Schulungen und Fortbildungen werden begonnen, eine Software wird angeschafft, ein Gebäude wird gemietet, ...) und ein Ausstieg aus dem Projekt wäre mit erheblichen Umständen und Kosten verbunden.
- **Die Projektumsetzungs-/durchführungsphase**
  - Viele grundlegende Entscheidungen sind getroffen; es wird intensiv an der Zielerreichung gearbeitet. Die Durchführung von Projekten geschieht in der Regel in mehreren Etappen, den so genannten Projektphasen. Um die Komplexität insbesondere von großen Projekten zu reduzieren, werden diese in handhabbare »Scheiben geschnitten«.
  - Inhaltlich wird dabei das Gesamtarbeitsvolumen zum einen in thematisch (größere) Teilprojekte bzw. (kleinere) Arbeitspakete gegliedert. Und zum anderen wird es zeitlich in eine angemessene Anzahl von aufeinanderfolgenden Projektphasen eingeteilt.
- **Meilenstein**
  - Ist ein größeres Aufgabenpaket/Teilprojekt in der dafür vorgesehenen Phase fertig gestellt und die geplanten Ziele erreicht, erreicht man in der Regel einen so genannten Meilenstein. Dies ist der Zeitpunkt, zu dem das erarbeitete Arbeitsergebnis gewürdigt, vom Auftraggeber abgenommen und kommuniziert wird. Auf dieser Grundlage wird dann die nächste Projektphase »fein geplant« und der nächste Meilenstein anvisiert.
- **Der Projektabschluss**
  - Meist generiert ein Projekt veränderte oder neue Regelabläufe (Prozesse) oder gar ein neues Leistungsangebot.
  - Beim Projektabschluss handelt es sich um die geordnete und endgültige Übergabe der Projektergebnisse in die Praxis/ in den alltäglichen Betrieb. Die Projektleitung legt dem Auftraggeber zur Abnahme/ Freigabe der Projektergebnisse einen Abschlussbericht vor. Die Projektergebnisse werden gewürdigt und kommuniziert. Dinge, die noch nicht vollständig erledigt sind – und die gibt es fast immer – werden als Aufgaben an bestimmte Personen übergeben. Das Projektteam löst sich auf.

Die Projektphasen können je nach Projekt in unterschiedlicher Dauer und Intensität auftreten.

Es ist eher die Regel als die Ausnahme, dass Projekte »nachgesteuert« werden, denn zu Projektbeginn sind die Maßnahmen zur Zielerreichung meist nicht vollständig klar. Außerdem trifft ein Projekt auf ein dynamisches Umfeld, so dass auch hierdurch Veränderungserfordernisse im Projektverlauf auftreten können.

Gerade deshalb ist es wichtig, zu Projektbeginn eine sinnvolle Planung zu erstellen. Dies erleichtert die Umplanung im Bedarfsfall ungemein, denn nur so kann identifiziert werden, bei welchen Zielsetzungen, Aufgaben, zeitlichen Reihenfolgen, etc. umgeplant werden muss. Bei sehr ungünstigen Projektverläufen kann es sogar zum Projektabbruch kommen.

9.2 Einstufung eines Vorhabens als Projekt

In der Findungsphase (Initiierungs- oder Vorprojektphase) ist es oft nicht einfach zu entscheiden, ob es sich bei einem Vorhaben um ein Projekt handelt oder nicht. Um diese Entscheidung zu fällen, werden folgende Projektkriterien an das Vorhaben angelegt: Es handelt sich um Kriterien, die die Art und Weise des Vorhabens betreffen (»qualitative Projektkriterien«) sowie um Kriterien, die Größen und Mengen betreffen (»quantitative Projektkriterien«) (▶ Tab. 6).

Tab. 6: Qualitative Projektkriterien

	Projektarbeit (»Einzigartigkeit«)	Linienaufgaben (»Tagesgeschäft«)
Ziele	Eine besondere (funktions-übergreifende) Zielvorgabe, die aus der Routine und dem Tagesgeschäft herausragt Klare Abgrenzung zu anderen Vorhaben und dem Tagesgeschäft	Klar vereinbarte Ziele im Rahmen der Kernaufgaben und Prozesse der Organisation In definiertem Zeitraum an Personen oder Funktionen gebunden
Zeitliche Begrenzung	Eindeutiger Anfang und eindeutiges Ende Mit dem Ende des Projektes ist der Übergang in den kontinuierlichen Regelbetrieb in der Linienorganisation abgeschlossen: Ende des Projektes = Beginn des Regelbetriebes	Kontinuierliche Funktion, Regelbetrieb
Einmaligkeit und Neuartigkeit	Jedes Projektprodukt ist ein Unikum, wird einmalig hergestellt. Ein Projekt kann in ähnlicher Form mehrmals realisiert werden Jeder Arbeitsschritt im Projekt muss neu erfasst, geplant und gestaltet werden	Dienstleistungen werden immer wieder in der gleichen Form und Ausführung erbracht. Ziel: Standardisierung und Vereinfachung wiederholbarer Prozesse
Umfang	Umfang und Aufwand gehen über einmalige Sonderaufgaben im Tagesgeschäft hinaus, i. d. R. Beteiligung mehrerer Personen/Organisationseinheiten	Einmalige Sonderaufgaben im Tagesgeschäft mit begrenztem Aufwand, i. d. R. für eine Einzelperson

	Projektarbeit (»Einzigartigkeit«)	Linienaufgaben (»Tagesgeschäft«)
Komplexität	Komplexität ist hoch in Bezug auf Beteiligte, Aufgaben, Ergebnisse und deren sachlichen und zeitlichen Wechselwirkungen (ist vor allem ein Merkmal großer Projekte).	Komplexität ist im Rahmen wiederkehrender, standardisierter Prozesse und Aufgaben reduziert. Sonderaufgaben mit geringer Komplexität
Kosten	Kostenplanung bezieht sich auf die Projektaufgaben. Kostenplanung auf Grund der Neuartigkeit und Einmaligkeit schwierig: Forecasting und rollierende (Kosten-)Planung	Kostenplanung bezieht sich in der Regel auf Funktionsbereich. Kostenplanung auf Grund des Regelbetriebes leichter realisierbar
Organisation	Projektspezifische, vorübergehende Organisationsform, die bei jedem Projekt neu eingerichtet wird Oft »quer« zur Linienorganisation, funktions- und bereichsübergreifend	Dauerhafte Organisation
Interdisziplinarität	Synergien durch unterschiedliche Disziplinen (muss nicht für jedes Projekt gelten)	Spezialisierung: Fachleute aus einer Disziplin übernehmen eine Funktion (z. B. Sachbearbeiter, Pflegedienstleitungen)

Wenn Sie diese Qualitativen Projektkriterien als Grundlage zur Beurteilung heranziehen, wird schnell klar, dass eine Implementierung, auch wenn sie nur für eine einzige Einrichtung gilt, eindeutig einen Projektcharakter hat. Sie können zur Beurteilung, ob ein Veränderungsvorhaben Projektcharakter hat, auch quantitative Kriterien heranziehen (▸ Tab. 7):

Tab. 7: Quantitative Projektkriterien

Kriterium	Inhalt	Kosten
Sachkosten	(alle dem Vorhaben zuzuordnende Zahlungen) beliebige Festlegung: z. B. über 10.000 €	beliebige Festlegung: z. B. unter 10.000 €
Personaleinsatz	(alle am Vorhaben beteiligte Mitarbeitende; beginnend von der Planung bis zur Fertigstellung des Vorhabens bzw. bis zur Übergabe in den Regelbetrieb; ein Projekttag entspricht acht Stunden) beliebige Festlegung: z. B. über 20 Projekttage	beliebige Festlegung: z. B. unter 20 Projekttage

Auch bei Betrachtung der quantitativen Projektkriterien wird schnell klar, dass es sich bei der Implementierung von BVP um ein Projekt handelt.

Fazit

Üblicherweise werden die genannten Kriterien wie folgt angewendet:

Wird neben einer Mehrzahl der qualitativen Projektkriterien einer der quantitativen Schwellwerte für Sachkosten **oder** Personaleinsatz erreicht, handelt es sich bei dem Vorhaben um ein Projekt und es unterliegt damit den Regularien des Projektmanagementleitfadens. Ausgenommen hiervon sind reine Ersatzbeschaffungen, die keiner begleitenden organisatorischen Maßnahmen bedürfen.

Auch wenn keiner der genannten Schwellwerte bei Sachkosten und Personaleinsatz überschritten wird, ist es bei einer Zeitdauer des Vorhabens von mehr als drei Monaten und gegebener **Einzigartigkeit** durchaus sinnvoll, gemäß der Methodik des Projektmanagementleitfadens zu verfahren.

9.3 Projektfördermittel

Bei Projekten mit »externem« Charakter, die Leistungen für unterstützungsbedürftige Klientengruppen zum Ziel haben, ist es wahrscheinlich, dass hierfür externe Projektfördermittel beantragt werden können. Aber auch bei Projekten mit »internem« Charakter kann das möglich sein. Sie sollten also prüfen, ob Sie mit einem externen Fördermittelberater zusammen arbeiten können. Implementierungen im Rahmen von BVP scheinen recht gut geeignet zu sein, externe Fördermittel zu generieren. Leider können wir zum jetzigen Zeitpunkt noch nicht sagen, inwieweit Anträge auf Fördermittel positiv beschieden wurden. Generell gestaltet sich die Zusammenarbeit dabei wie Abbildung 12 zeigt.

9.4 Mitgeltende Dokumente/ Formulare im Projektmanagement

Projektmanagement braucht Klarheit und Verbindlichkeit. Um dies zu unterstützen, sind einige wenige Dokumente bzw. Formulare bei Planung und Steuerung von Projekten zwingend erforderlich. Es handelt sich um die folgenden Hilfsmittel:

- Zur Erteilung des Projektauftrags und zur Projektbeschreibung zum Projektstart: **Projektskizze, Projektstrukturplan und Projektphasenplan** für alle Projekte.
- Zur Ergebnissicherung bei Projektbesprechungen: **Projektbesprechungsprotokolle**
- Zur Berichterstattung gegenüber dem Auftraggeber und in anderen Zusammenhängen: **Projektstatusberichte** (inkl. Abschluss(status)bericht)

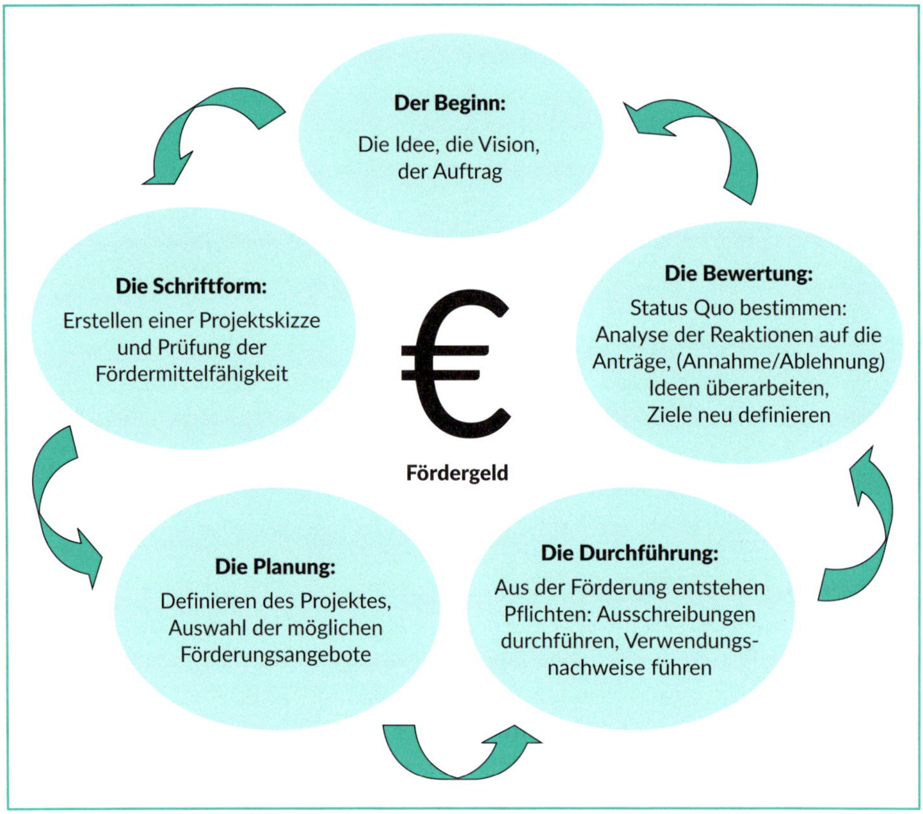

Abb. 12: Beispiel eines Vorgehens bei Fördermittelprüfung.

Bei der Erstellung des Projektstrukturplans müssen Sie eine Entscheidung hinsichtlich der Komplexität des Projektstrukturplans treffen. Es ist ratsam, den Strukturplan nicht allzu differenziert anzulegen. Er wird sonst sehr schnell unübersichtlich und weniger aussagekräftig. Bei obigem Beispiel könnte man durchaus noch die weiteren externen Kooperationspartner wie Rettungsdienste, Sozialdienste, Hausärzte etc. hinzufügen oder die einzelnen Elemente der Implementierung genauer darstellen. Hierauf wurde aus Gründen der besseren Lesbarkeit bewusst verzichtet. Das Beispiel zielt auf die Darstellung der internen und externen Organe der Implementierung ab und zeigt die primär am Implementierungsprojekt beteiligten Partner auf.

Ebenso sind Sie relativ frei bei der Gestaltung des Projektphasenplans (▶ Abb. 14). Was zählt, ist der Grundgedanke der übersichtlichen Darstellung im Zeitstrahl. Der Projektphasenplan soll auf einen Blick Auskunft geben über die wichtigsten Aufgaben, die während der Projektlaufzeit zu beachten sind. Häufungen von zeitintensiven Arbeitspaketen in den einzelnen KW's sind zu vermeiden. Die Planung sollte realistisch angelegt sein, die personellen und zeitlichen Ressourcen sind zu beachten. Ist der Phasenplan zu ehrgeizig, sind beständige Anpassungen notwendig. Abbildung 14 zeigt übrigens nur einen Ausschnitt aus dem Jahresplan.

Auf die Darstellung von Beispielen der Besprechungsprotokolle oder Projekt-Statusberichte wird hier bewusst verzichtet. Sicherlich existieren in Ihrem Unternehmen entsprechende Vorlagen, die das QM liefert.

Es kann sehr sinnvoll sein, über das beschriebene Minimum an Dokumenten und Formularen hinaus noch weitere Hilfsmittel zu Rate zu ziehen und im Projektverlauf einzusetzen. Sie können die Arbeit erheblich erleichtern. Deren Nutzung kann durchaus sinnvoll sein und sollte zwischen Auftraggeber und Projektleitung im Bedarfsfall vereinbart werden. Diese optional zu verwendenden Dokumente/Formulare könnten im Einzelnen sein:

- Projektinhalts und -umfangsbeschreibung
- Projektorganigramm
- Projektbeteiligte
- Projektumfeldanalyse
- Projektrisikoplan
- Projektphasen- und Meilensteine
- Projektplanung und Controlling
- Anleitung Aufwandserfassung mehrere MA im Projekt
- Aufwandserfassung mehrere MA im Projekt
- Erfassung Projektaufwände
- Projekt-Kosten-Nutzen-Betrachtung
- Projektänderungen

Sollten Sie in einem Unternehmen arbeiten, bei denen das Projektmanagement regelhaft angewendet wird, ist es sinnvoll, dieses Know-how zu nutzen. Projektmanagement ist oft in der QM-Abteilung verortet. Hier sollte die Projektleitung ein Treffen zur offenen kollegialen Beratung anregen und zum gemeinsamen Lernen im Projektmanagement nutzen.

Wichtig **Das gilt für Ihr BVP-Vorhaben!**

Versuchen Sie nicht, das Rad neu zu erfinden. Nutzen Sie Synergieeffekte, bedienen Sie sich bei erfolgreichen Projekten, greifen Sie auf vorhandenes Know-how zurück, nutzen Sie die Erfahrungen der Kollegen und externen Partner, fragen Sie bei den relevanten Abteilungen wie Unternehmenskommunikation, QM-Management, IT-Abteilung etc. um Hilfe, nutzen Sie die Ressourcen der vorhandenen Netzwerke!

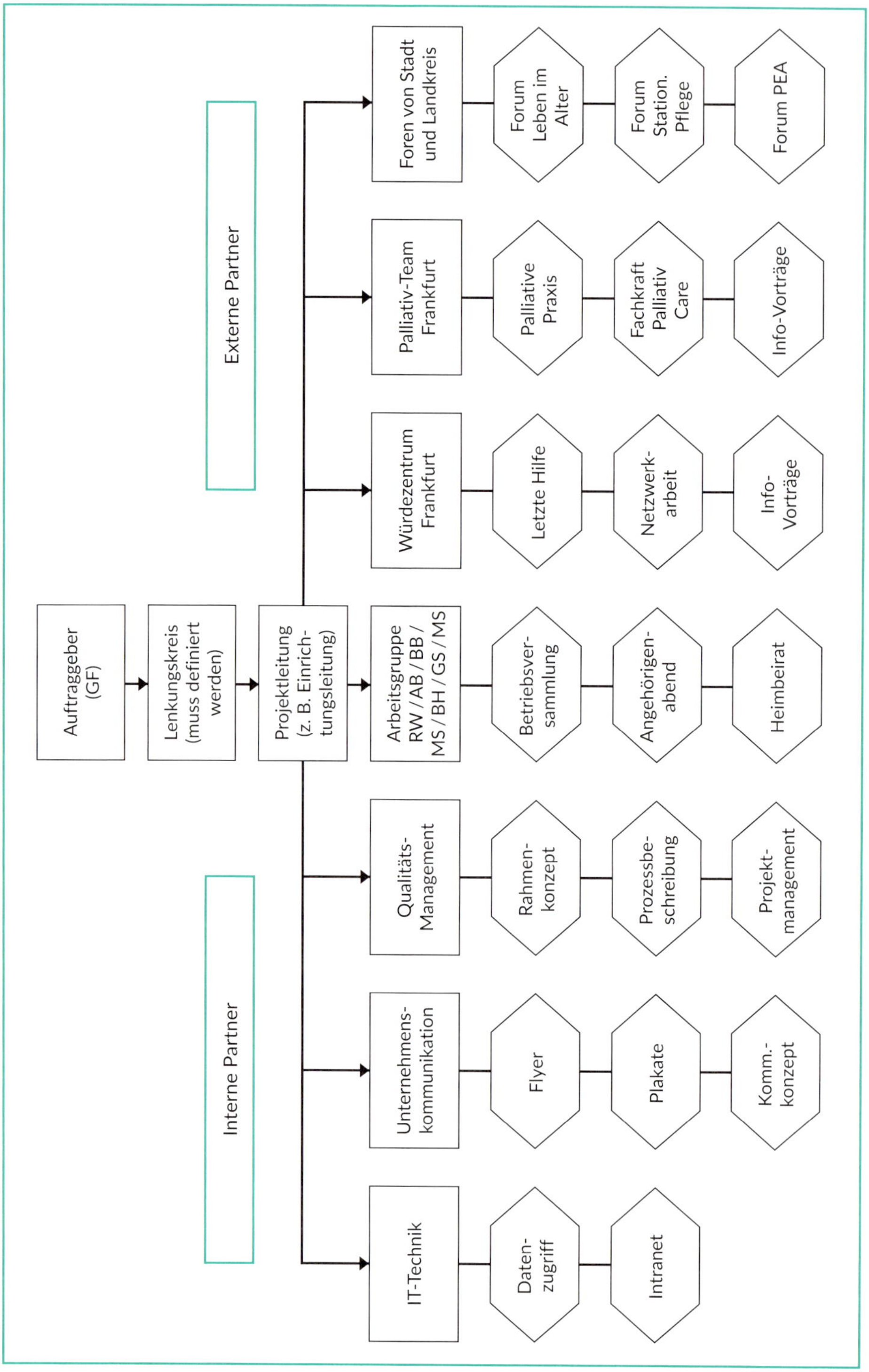

Abb. 13: Beispiel für einen Projektstrukturplan.

Beispiel Projekt(phasen)plan

Projekttitel: Implementierung BVP
Projektstart: 2017-01-01
Stand: 2017-05-01
Projektleitung: Günther Schlott, EL

Legende: offen | erledigt | in Bearbeitung | im Verzug

Arbeitspaket/ Teilprojekt	Aufgabe	Termin	Verant-wortlich	Bemerkung / Ziele	Status	KW 1	KW 2	KW 3	KW 4	KW 5	KW 6	KW 7	KW 8	KW 9	KW 10	KW 11	KW 12	KW 13	KW 14	KW 15	KW 16	KW 17	KW 18	KW 19	KW 20	KW 21	KW 22	KW 23	KW 24	KW 25
Vorbesprechung mit Leitung Würdezentrum	Klärung der inhaltlichen Voraussetzungen und strukturellen Ressourcen	KW 3	GS	Klärung Ausbildungsdauer, Ausbildungskosten, Grad der Unterstüzung und Zusammenarbeit	erledigt			X																						
Planung der Ausbildung	Aufnahme des Kursus "Gesprächsbegleiter" in den internen Fortbildungsplan	KW 4	GS / RW	Heranführen an den Palliativ-Gedanken im Betrieb	erledigt				X																					
Abstimmung Vorhaben mit der GF	Vorstellung des Projektes / Interesse wecken	KW 5	GS	Einholung Zustimmung zum Projekt / Mandat GF	erledigt					X																				
"Letzte-Hilfe-Kurse" MA	Beginn der inhaltlichen Auseinandersetzung mit BVP für Mitarbeiter	KW 6 KW 20	KW / GS	Heranführen an den Palliativ-Gedanken im Betrieb	erledigt						X														X					
Kurs Palliative Praxis	Aufnahme des Kurses Palliative Praxis in den internen Fortbildungsplan	KW 10	KW / GS	Heranführen an den Palliativ-Gedanken im Betrieb	erledigt										X															
Betriebs-versammlung MA	Vorstellung des Projektes / Interesse wecken	KW 12	GS	Vortrag Boris Knopf	erledigt												X													
interne Werbung für AG BVP	Vorstellung des Projektes / Interesse wecken	KW 14 KW 16	GS	Rekrutierung von Mitstreitern	erledigt														→	→	■									
Sitzungen AG BVP	Konstituierende Sitzung und Planung der weiteren Sitzungen im Projektverlauf	2017 ff.	AG BVP	Vortrag Kirsten Wolf	in Bearbeitung					X					X				X					X					X	
Termine Ausbildung	Planung der Termine der externen Ausbildung	2017 ff.	AG BVP	Ausbildung zum Gesprächsbegleiter	erledigt								→	■												→	■			
Termine Plenarsitzungen	Planung der Plenarsitzungen und Fortbildungen	4 x pro Jahr	AG BVP	Ausbildung zum Gesprächsbegleiter	in Bearbeitung												X								X					
Angehörigenabende	Information über Projekt und weitere Sachstandsmeldungen	4 x pro Jahr	GS / KW	Vortrag Kirsten Wolf	erledigt							X										X								
Information Heimbeirat	Vorstellung des Projektes im Heimbeirat	KW 6 einmalig	GS / HE	Interesse wecken / Multiplikatoren schaffen	erledigt						X																			
"Letzte-Hilfe-Kurse" FE und Angehörige	Verbreitung der Idee BVP	2 x pro Jahr	KW	Interesse wecken / Multiplikatoren schaffen	erledigt										X													X		
Netzwerk Kommune N.-I	Vorstellung des Projektes / Aufforderung zur Verfassung einer PV für eigenen Gebrauch	2 x pro Jahr	GS	Interesse wecken / Multiplikatoren schaffen	in Bearbeitung												X													
Forum Stationäre Pflege	Vorstellung des Projektes	1 x pro Jahr	GS	Interesse wecken / Multiplikatoren schaffen	im Verzug																									

Abb. 14: Beispiel für einen Projektphasenplan.

Versuchen Sie, beim Ausbildungsträger zum Gesprächsbegleiter Kontakte zu knüpfen. Vielleicht finden Sie hier Kontakt zu Projektgruppen, die ebenfalls an einer BVP-Implementierung arbeiten oder diese sogar schon abgeschlossen haben. Da wir im Bereich BVP sehr viele Menschen antreffen, die von einer Vision getrieben sind, ist die Chance recht gut, einen Projektpaten zu finden. Versuchen Sie eine erfahrene Projektleitung zu finden, die als Mentor dienen kann, um die »Einarbeitung« ins Projektmanagement zu unterstützen und die als Beratung insbesondere in herausfordernden Situationen zur Verfügung steht.

10 Die Patientenverfügung – Abschnitt 1

Günther Schlott

10.1 Die verzwickte Rolle des Gesprächsbegleiters

Die Rahmenvereinbarung der GKV definiert die Zielsetzung und die Anforderungen zur gesundheitlichen Versorgungsplanung für die letzte Lebensphase. In § 1 werden die Termini »Beraterin/Berater bzw. Gesprächsbegleiterin/Gesprächsbegleiter« genannt. Im Folgenden wird jedoch nur noch der Begriff »Beraterin/Berater« gebraucht. Wenn diese Entscheidung nicht allein auf der Griffigkeit und Kürze des Begriffs beruhen sollte, werden hier bereits bedenkliche Schwerpunkte gesetzt. Ein »Berater« hat eine andere Funktion im Vergleich zu einem »Gesprächsbegleiter«. Es ist daher notwendig, diese beiden Rollen einmal näher zu betrachten.

Ein Berater berät, ein Begleiter begleitet. Dies klingt zunächst einmal einfach und logisch. Jedoch: Ein **Berater** ist aktiv an der Gesprächsgestaltung beteiligt und benötigt viel Hintergrundwissen im medizinisch-pflegerischen Bereich, um seine beratende Tätigkeit ausführen zu können. Ein **Gesprächsbegleiter** ist ein Zuhörer und Moderator, ein Gesprächslenker, seine Stärken liegen im kommunikativen Bereich.

Hinweis **Konflikte sind rollenimmanent**

Ein Berater steht eventuell vor dem Konflikt »Wollen und dürfen, aber nicht können«, ein Gesprächsbegleiter eher vor dem Konflikt »Wollen und können, aber nicht dürfen«.

Die Rahmenvereinbarung nennt als personale Voraussetzung an die Rolle die Softskill-Eigenschaften »kooperativ, kommunikativ, selbstreflektierend, verantwortungsbewusst, respektvoll und empathisch«. Dies deutet eher auf den Begleiter hin.

Weiterhin: Es soll dem Bewohner ermöglicht werden, »Vorstellungen über medizinisch-pflegerische Abläufe, das Ausmaß, die Intensität, Möglichkeiten und Grenzen medizinischer Interventionen sowie palliativ-medizinischer und palliativ-pflegerischer Maßnahmen in der letzten Lebensphase zu entwickeln und mitzuteilen.« Die Gesprächssituation soll die gedankliche und emotionale Auseinandersetzung ermöglichen, ein Gefühl der Selbstwirksamkeit soll bewahrt und damit Autonomie und Lebensqualität gefördert werden.

Um den Bewohnern in seinen Wünschen entgegenzukommen und ihnen eine solide Entscheidungsgrundlage zu geben, sind sicherlich Berater und Gesprächsbegleiter notwendig. Aber wenn dies alles in einer Person vereint sein soll, klingt das sehr nach einer eierlegenden Wollmilchsau. Diese Person wäre idealerweise ein Intensivmediziner mit der jahrelangen Erfahrung einer Pflegefachkraft und der entsprechenden psychologischen und kommunikativen Schulung.

Wenn es eine Person mit diesem Hintergrund gibt, ist sie höchst wahrscheinlich kein BVP-Gesprächspartner im stationären Alltag, sondern leitet diese Projekte bundesweit …

Weder ich noch einer der Gesprächsbegleiter im täglichen Einsatz, denen ich bisher begegnet bin, erfüllt diese Rolle. Ich selbst sehe mich in der Rolle des Begleiters. Bei der Rolle des Beraters bin ich bisher in vielen Gesprächen an meine persönlichen Grenzen gestoßen.

Info – Das ergebnisoffene Gesprächsangebot

Ein Gesprächsbegleiter sollte ein ergebnisoffenes Gesprächsangebot machen, auf die Wünsche des Gegenübers eingehen, entspannt zuhören, reflektieren, bestärken, das Gesagte mit anderen Worten wiederholen, nachfragen, Unstimmigkeiten klären, zum Reden ermuntern, Selbstbewusstsein stärken, kurz: völlig für den Anderen da sein.

Seine Rolle ist eher passiv-reflektierend, ein empathischer Moderator mit geringen Gesprächsanteilen, der letztendlich das Gesagte zusammenfasst, auf Kohärenz prüft, es in eine rechtlich verbindliche Sprache bringt und nach Zustimmung des Bewohners dieses schriftlich in einer Verfügung dokumentiert.

Natürlich sollte der Gesprächsbegleiter idealerweise über ein profundes Wissen über das Leben in der letzten Phase verfügen, daher die Anforderungen an die qualifizierte

Ausbildung. Jedoch: Ein Gesprächsbegleiter klärt auf, muss also auch auf Fragen antworten können, überlässt aber die Entscheidung über das künftige Vorgehen allein dem Gegenüber. Ein Gesprächsbegleiter wertet nicht, erlaubt sich kein Urteil, sondern nimmt wertfrei an, was ihm angeboten wird.

Info – Reflexion – immer!
Der beständigen Reflexion im Gesprächsprozess kommt eine große Bedeutung zu, denn der Gesprächsbegleiter muss bei sich und dem Gegenüber erkennen können, wann das Gespräch an seine Grenze stößt. Dies ist der Punkt, an dem er seine eigene Beschränktheit erkennt und den »Berater« mit ins Boot holt.

Dies kann in Form einer interdisziplinären Fallbesprechung im Hause geschehen, welche in der Rahmenvereinbarung ausdrücklich vorgesehen ist und deren Notwendigkeit auch zwingend ermittelt werden muss, dies kann aber auch durch ein Beratungsgespräch mit dem Hausarzt erfüllt werden.

Beide Instrumente sehe ich als kompetente Lösung des Konfliktes in der Gesprächssituation an. Wenn der Gesprächsbegleiter nicht mehr weiterkommt, an seine fachlichen Grenzen stößt, dann unterbreitet er einen weiteren Gesprächstermin mit einer Autorität, die die Fragen des Bewohners erschöpfend beantworten kann. Dies ist insbesondere bei Bewohnern mit einer chronischen und/oder zwangsläufig tödlichen Krankheit angebracht. Bei Bewohnern mit den Gedanken an eine präventive Versorgungsplanung sollten Sie das Hinzuziehen eines fachlich versierten Beraters gedanklich zwar ebenfalls immer mit einbeziehen, allerdings ist dies aber oft nicht nötig oder unter Umständen auch nicht erwünscht, da dadurch die Hemmschwelle für ein Gespräch steigen kann.

Die Auseinandersetzung mit dem eigenen Sterben wird von den Betroffenen oft als unangenehm empfunden. Man sieht die Notwendigkeit einer Vorsorgeplanung, möchte die Konfrontation nicht über Gebühr ausdehnen. Die meisten Menschen scheuen das Tabuthema Tod. Bei einer prophylaktischen Verfügung existiert wahrscheinlich gar kein Bedarf nach einer detaillierten Beratung, sofern keine eindeutige Diagnose vorliegt. In diesem Gespräch sollte der Begleiter sich auf seine neutrale und beobachtende Rolle, die reine Begleitung und Moderation beschränken.

Wenn aber ein Mensch z. B. an einer fortgeschrittenen chronischen COPD leidet und nach den Möglichkeiten und Grenzen einer künstlichen Beatmung in der letzten

Lebensphase fragt, kann ein Gesprächsbegleiter unter Umständen nur mit profundem Halbwissen dienen, was wenig förderlich für die Entscheidungsfindung ist. Hier braucht er die Hilfe eines Arztes, am besten eines Lungenspezialisten. Dieser könnte dann diesen Menschen kompetent in dieser Hinsicht beraten, ohne allzu viel Einfluss auf die letztendliche Entscheidung des Erkrankten zu nehmen.

Ist die Lungenerkrankung kein Thema, kann der Gesprächsbegleiter durchaus auf Nachfrage über die verschiedenen Möglichkeiten der künstlichen Beatmung bis hin zur invasiven Tubusbeatmung ganz allgemein Auskunft geben. Wenn sich aber ein Mensch mit einem unheilbaren und inoperablen, aggressiven Karzinom über das weitere Vorgehen informieren will, nachdem er austherapiert ist, so ist der Gesprächsbegleiter in der Regel überfordert. Nur ein Facharzt kann hier die wahrscheinliche Entwicklung der Erkrankung mit all ihren Folgen darstellen. Eine Fallbesprechung und das Gespräch mit dem behandelnden Arzt sind hier unabdingbar.

Wichtig **Manipulation? Rollenimmanent!**

Ein »Berater« steht immer im Verdacht der Manipulation, der Einflussnahme auf das Gegenüber. Woher soll er wissen, was für das Gegenüber hinsichtlich seiner Sorgen und Nöte ratsam ist? Er wird von seiner eigenen, unausgesprochenen Prämisse ausgehen.

Berater und zu Beratender teilen niemals das gleiche Bezugssystem. Dies müssen Sie immer im Hinterkopf behalten. Eine ideale Beratersituation gibt es nicht. Ein Berater kann sicherlich zu einer Entscheidungsfindung beitragen, dies ist seine Aufgabe, aber es besteht immer die Gefahr, dass er diese Entscheidung beeinflusst. Damit meine ich die unbewusste Neigung, jene Entscheidungen gutzuheißen, die uns sympathisch und unserem Bezugsystem näher sind. Je nach eigenem Background, ob familiär, religiös, philosophisch oder beruflich bedingt, befürworten wir den einen Weg und lehnen den anderen instinktiv ab.

Ein Berater müsste schon einen sehr hohen Level der Selbstreflexion erreicht haben, um solche Bestrebungen bei sich bereits im Ansatz zu erkennen und zu unterbinden. Überdies sollten Sie bedenken: In einer Gesprächssituation fehlt oft die Zeit, um vollständig zu reflektieren. Sie werden in der Regel von der Intensität der Dynamik des Gespräches mitgerissen, dürfen den Fluss des Gespräches nicht abreißen lassen und konzentrieren sich auf die Aufrechterhaltung des kommunikativen Elements.

Grundhaltungen und Lebenseinstellungen wie Optimismus und sehr positive Erfahrungen mit medizinischen Behandlungen könnten eine andere Patientenverfügung zur Folge haben als eine eher pessimistische Lebenseinstellung mit negativen Erfahrungen, was den Erfolg von Behandlungen betrifft. Dazu brauchen wir gar nicht auf die psychologischen Konzepte der externen oder internen Attributionen eingehen oder auf Grundhaltungen wie Fatalismus.

Es stellt sich die Frage: Würde ein Pfarrer als Berater andere Verfügungen hervorbringen als ein Arzt? Könnte es eine Rolle spielen, ob der Arzt ein Allgemein- oder ein Intensivmediziner ist? Was wäre, wenn der Berater eine Pflegefachkraft auf einer Palliativstation ist, eine engagierte Hospizmitarbeiterin oder eine diplomierte Sozialarbeiterin? Man bedenke: Vor den Änderungen im Hospiz- und Palliativgesetz wurden Patientenverfügungen sogar von Rechtsanwälten und Notaren durchgeführt, auch wenn diese noch nie ein Krankenhaus oder ein stationäres Pflegeheim von innen gesehen haben, keine pflegebedürftigen Eltern und keinerlei Affinität zum Thema hatten. Die Ergebnisse solcher »Beratungen« sehe ich beinahe täglich in der Praxis, wenn Bewohner ihre alten Verfügungen vorlegen. Experten schätzen, dass ca. 80 Prozent der bestehenden Patientenverfügungen nicht die Ansprüche der neuen Gesetze erfüllen und somit im Zweifelsfalle hinfällig sind. Sie sehen, solche Fragen sind nicht leicht zu beantworten.

Tipp

Ich möchte nicht in Abrede stellen, dass es einen »idealen Berater« gibt, aber warum sollten wir uns als Begleiter mit den Gefahren einer Berater-Problematik herumschlagen, wenn diese so einfach zu vermeiden oder zumindest zu minimieren sind? Beschränken wir uns auf die Rolle des »Begleiters«, erkennen unsere eigenen Beschränkungen und verweisen im Zweifelsfalle auf den Kooperationspartner im BVP-Netzwerk.

10.2 Eröffnung und Abschluss: Hinweise zur Gesprächsführung

Die Erfahrungen unseres BVP-Teams basieren nicht ausschließlich auf Gesprächen mit den Bewohnern einer Einrichtung der stationären Altenhilfe. Im Rahmen der vorbereitenden internen und externen Netzwerkwerkarbeit haben wir viele Menschen mit der Idee der Versorgungsplanung und dem Verfassen einer Patientenverfügung vertraut gemacht. Demzufolge bekamen wir viele Anfragen, ob wir denn nur für unsere Bewohner diese Leistung anbieten würden, oder ob auch Angehörige oder Externe davon profitieren könnten. Wir haben diesen Punkt mit unseren Ausbildern besprochen.

Dem lag eine ganz einfache Rechnung zugrunde: Bei einem Team von acht Gesprächsbegleitern in der BVP-Ausbildung nach dem Konzept »beizeiten begleiten®« und der (in der ursprünglichen Form) Forderung nach 20 Gesprächsprozessen (40 Gespräche) pro Gesprächsbegleiter kämen wir auf 160 Gesprächsprozesse (320 Gespräche). Und das möglichst innerhalb eines Jahres. Die Rahmenvereinbarung fordert im zweiten Teil der praktischen Ausbildung nur sieben Beratungsprozesse (14 Gespräche), schreibt allerdings ebenfalls vor, diese innerhalb eines Jahres durchzuführen. Dieser Forderung konnten wir unmöglich nachkommen, da unser Haus nur 130 Plätze aufweist. Also haben wir unser Ausbildungsprogramm auch für Angehörige und Externe geöffnet.

Dadurch konnten wir durch Netzwerkarbeit und Werbung für unser Projekt relativ schnell eine große Zahl an Interessenten generieren. Außerdem waren wir froh, mit den Externen dankbare Multiplikatoren gefunden zu haben. In der Folge meldeten sich weitere Interessierte, die von unserem Projekt gehört hatten und ebenfalls, natürlich kostenfrei, daran teilnehmen wollten. Dies hatte den unbestreitbaren Vorteil, dass wir den Mitarbeiterinnen im Bereich »Betreutes Wohnen« der Stadt Neu-Isenburg die Erstellung einer Patientenverfügung anbieten konnten. Diese wiederum empfahlen das Projekt bei den Bewohnern der Betreuten Wohnanlagen der Stadt, da sie selbst nun wussten, wie dies vonstattengeht und von dem Projekt überzeugt waren. Eine bessere Netzwerkarbeit konnte vor Ort gar nicht geleistet werden. Auf diese Weise wurde das Projekt sehr schnell in der Stadt Neu-Isenburg bekannt. Eine typische Win-win-Strategie. Patientenverfügungen wurden erstellt für die Sozialarbeiter der Stadt, für die Angehörigen unserer Bewohner und natürlich auch für die Bewohner selbst.

Info – Unser Erfahrungen gehen über die Altenpflege hinaus

Aus diesem Grunde resultieren die Erfahrungen und Empfehlungen im Folgenden nicht allein auf den unseren Erfahrungen aus dem Bereich der stationären Altenpflege. Wenn Sie sich also über einige Empfehlungen und Tipps wundern, weil sie nur schwer im Gespräch mit den Bewohnern umzusetzen sind, so berücksichtigen Sie bitte, dass die Empfehlungen auf eine breitere Zielgruppe abgestimmt sind.

Wir haben dies als hilfreich im Sinne einer Vervollständigung unserer Empfehlungen betrachtet. Ich bin überzeugt, dass die Versorgungsplanung für die letzte Lebensphase nicht in der stationären Altenpflege und Behindertenpflege Halt macht, sondern hier nur ihren Anfang findet. BVP ist eine gesellschaftliche Aufgabe, der Paradigmenwechsel betrifft nicht nur die Altenpflege, sondern alle Altersgruppen sollten von einem neuen, veränderten Blick auf das Leben und Sterben profitieren.

10.2.1 Der Gesprächsprozess

BVP reduziert sich nicht auf das Abfassen einer Patientenverfügung. Der Gesprächsprozess selbst ist der eigentliche Kernpunkt von BVP. Daher sollten Sie sich zunächst der Bedeutung des Gespräches bewusst werden. Über den Tod redet niemand gern, schon gar nicht über den eigenen Tod. Der Tod betrifft immer die Anderen, den eigenen Zukunftsgedanken haftet erstaunlicherweise meist der Nimbus der Unsterblichkeit an. Wir akzeptieren, dass der letzte Tag einmal kommen wird, soweit reicht die Verdrängung dann doch nicht, aber das Ende liegt immer in weiter Ferne. Also Zeit genug, sich später damit auseinanderzusetzen. Sehr viel später. Und dann eher theoretisch, aber bitte nicht praxisnah, so, als ob es jeden Moment geschehen könnte.

Der Gedanke an und die Auseinandersetzung mit der eigenen Sterblichkeit sind also hoch emotional. Und diese Emotionen kommen im Gespräch über die Versorgungsplanung in der letzten Lebensphase dann auch ins Spiel. Nicht nur bei unseren Gesprächspartnern, sondern auch bei den Gesprächsbegleitern selbst.

Zu Anfang der Ausbildung war ich noch Feuer und Flamme, wollte so schnell wie möglich praktische Erfahrungen im Gesprächsprozess sammeln und lernen. Aufgrund der Vorarbeit war das Interesse an dem Thema von Angehörigen, Betreuern und Bewohnern recht hoch und wir hatten bald mehr Anfragen als Termine, die zu vergeben waren. In der Folge habe ich drei oder vier Gespräche pro Woche geführt, da die Kollegen zeitlich mehr eingebunden waren und an den Wunschterminen nicht zur Verfügung standen. Ein Fehler. Mit ernsthaften Folgen.

Eine Gesprächsbegleitung, auf die man sich mit Kopf und Herz einlässt, nimmt einen mit, zwangsläufig. Man lernt menschliche Schicksale kennen, begleitet die Menschen durch dunkle Gedanken, spürt ihre Weigerung und die Angst vor den kommenden Ereignissen, leidet mit, wird betroffen, verletzlich. Die Gespräche berühren, reißen nicht nur die Wahrnehmungsschranken unseres Gegenüber ein, sondern auch die eigenen. Mit vielen Entscheidungen sind wir vielleicht nicht einverstanden, müssen diese aber verstehen und nachvollziehen. Das Reden und Entscheiden über den Tod wühlt die Seele auf. Das nimmt man mit nach Hause. Und nicht alles ist schön, eigentlich das Wenigste. Wohl dem, der zu Hause, auf der Arbeit oder im Bekanntenkreis jemanden hat, mit dem er seine Gedanken teilen kann. Mir hat hier meine Frau sehr geholfen, aber auch der kollegiale Austausch mit den Team-Mitgliedern, denen es ja ähnlich erging.

Tipp

Machen Sie eine Reflexionsrunde über die emotionalen Erfahrungen im Gesprächsprozess zum festen Bestandteil ihrer Arbeitsgruppensitzungen. Es schweißt das Team zusammen, erzeugt ein Miteinander und lässt die Kollegen nicht allein zurück. Überlassen Sie das Feedback nicht allein den Supervisoren. Diese können es aufgrund der zeitlichen Einschränkungen nicht leisten.

Heute führe ich nicht mehr als maximal zwei Gespräche pro Woche. Ein Mehr an Gesprächen raubt mir den Seelenfrieden. Trotz einer psychologischen Ausbildung, die Empathie, Selbstreflexion und professionelle Distanz zum erschöpfend ausgerollten Inhalt hatte, hilft im praxisnahen Umgang nur ein Mensch, der einem Zuspruch spendet, der einen versteht und Rückhalt gibt.

Wer also mit einem Wunsch nach Versorgungsplanung zu Ihnen kommt, hat bereits einen gewissen Leidensdruck. Deshalb haben so wenige Menschen eine Patientenverfügung: Der Leidensdruck ist noch nicht groß genug, um die Verdrängungsmechanismen außer Kraft zu setzen. Stellen Sie sich also auf die Situation ein. Ihr Gegenüber will im Grunde nicht, es muss aber jetzt endlich einmal sein. Die Wenigsten stehen Ihnen in dieser Situation vorbehaltlos offen gegenüber. Zudem offenbart man sich nicht gerne einem fremden Menschen, viele haben das Gefühl, um das Ziel der Versorgungsplanung zu erreichen, müssten sie einen »Seelenstriptease« aufs Parkett legen (Zitat aus einem PV-Gespräch). Das stimmt zwar nicht, aber der subjektive Eindruck Ihres Gegenübers zählt. Also tun Sie alles, um das gut gemeinte Gespräch nicht in einen emotionalen Kriegsschauplatz ausarten zu lassen. Vermitteln Sie Wohlfühlatmosphäre, versuchen Sie Hemmungen zu nehmen und seien Sie selbst offen, auch in Ihren Gefühlen, seien Sie authentisch und damit glaubwürdig.

Es gibt kleine Tricks und Verfahrensweisen, um auf dieses Ziel hinzuarbeiten. In der Psychologie nennt man dies den »Anfangseffekt« bzw. den »Endeffekt«. Beide haben einen großen Einfluss darauf, wie ein Ereignis oder auch ein Gespräch hinterher beurteilt wird. Ein schlechter **Anfangseffekt** kann die Gesprächssituation ruinieren, bevor sie überhaupt angefangen hat. Ein guter Anfangseffekt dagegen überdauert eine gewisse Zeit und verzeiht so manchen Fehler in der Gesprächsführung. Ein schlechter Endeffekt dagegen kann ein gelungenes Gespräch nachträglich als unbefriedigend wirken lassen. Ein guter **Endeffekt** wiederum kann unangenehme Situationen überdecken und führt dazu, dass das Gespräch im Nachhinein positiver bewertet wird.

10.2.2 Die Gesprächsvorbereitung

- Das Gespräch sollte in einem abgeschlossenen Raum stattfinden. Zufällige Zuhörer sind auszuschließen.
- Sagen Sie den Kollegen, dass der Gesprächsraum tabu ist. Störungen sind auszuschließen.
- Das Gespräch muss immer pünktlich beginnen. Warten erhöht die Anspannung.
- Schalten Sie alle Telefone auf stumm. Es gibt nichts Destruktiveres als ein plötzlich klingelndes Telefon bei einem tief emotionalen Thema.
- Planen Sie das Zeitfenster nicht zu kurz. Das Gespräch muss mit Open End geplant sein. Zeitdruck ist höchst kontraproduktiv.
- Es sollte immer etwas zu essen oder zu trinken bereitstehen. Hochkalorisches eignet sich bei Anspannung immer gut, etwa kleine Schokoladentäfelchen. Bieten Sie aktiv ein Getränk, eine Tasse Kaffee oder ein Glas Wasser an, dies entspannt die Stimmung.
- Bereiten Sie die Unterlagen vor. Name, Adresse, Geburtsdatum etc. wissen Sie meist schon vorher. Es ist sinnvoll, dies im Vorfeld in den verschiedenen Blättern der Patientenverfügung bereits auszufüllen, da dies den Gesprächsfluss abreißen lässt und im Gesprächsprozess unnötig Zeit kostet. Außerdem macht es einen professionellen und wertschätzenden Eindruck auf Ihr Gegenüber, wenn er erkennt, dass Sie sich eigens für ihn schon so gut vorbereitet haben.

Tipp

Machen Sie Kopien der Formulare für Ihr Gegenüber! Es fällt manchen Menschen einfacher, sich die Fragen noch einmal durchzulesen, wenn sie den Sinn der Frage nicht vollständig erkannt haben. Dies hilft vornehmlich zu Beginn des Gesprächs. Ist das Gespräch erst einmal im Fluss, wird nur noch selten mitgelesen. Der Gesprächsbegleiter sollte aber nicht der Einzige sein, der die entscheidenden Unterlagen vor sich liegen hat!

10.2.3 Der Gesprächsbeginn

- Planen Sie rund 15 Minuten für den einleitenden ersten Teil des Gespräches ein.
- Empfangen Sie den Gesprächspartner mit offenen Armen. Dies ist durchaus wörtlich zu nehmen. Denken Sie an eine Geste, mit der Sie einen guten Freund begrüßen würden. (»Herzlich Willkommen. Schön, dass Sie kommen konnten.«)

- Erkundigen Sie sich nach dem Befinden. (» Wie geht es Ihnen heute?«) Fragen Sie noch einmal nach unter Hinweis auf die sicherlich belastende Situation, bleiben Sie nicht bei Floskeln! (»Ich frage, weil so ein Gespräch ja auch durchaus belastend sein kann.«)
- Seien Sie möglichst entspannt und freundlich, freuen Sie sich auf das interessante Gespräch und sagen Sie dies dem Gegenüber auch. (»Ich danke Ihnen, dass ich an ihren Gedanken teilhaben darf. Ich freue mich auf das Gespräch!«) Lächeln Sie. Der Ernst kommt früh genug.

Tipp

Eine gute Vorbereitung schafft Sicherheit! Legen Sie sich die Begrüßungssätze vorher schon zurecht. Bei der Improvisation kommen die meisten ins Stottern.

- Erklären Sie sodann die Struktur der beiden geplanten Gesprächstermine. (»Wir haben ja zwei Termine vereinbart. Im ersten Termin wollte ich mit Ihnen über ... sprechen, im zweiten Termin behandeln wir dann ... Ist Ihnen das recht so, oder sollen wir das anders planen?«)
- Klären Sie den Zeitrahmen: (»Für jedes unserer beiden Gespräche habe ich ca. 90 Minuten eingeplant. Daran sind wir aber nicht gebunden, wir können uns auch länger oder kürzer unterhalten.«)
- Versichern Sie sich, ob Ihr Plan auch Zustimmung findet. (»Haben Sie denn heute noch etwas vor oder sind Sie zeitlich begrenzt?«)

Tipp

Fragen Sie, ob Sie verstanden wurden! Die beständige Rückversicherung, ob etwas richtig verstanden, geplant, gefühlt oder niedergeschrieben wurde, ist ein zentrales und unverzichtbares Element der Gesprächsführung in jeder Phase des Gesprächs! Denken Sie während des Gesprächs auch immer an die positive Verstärkung, verbal wie auch mimisch! Beständiger Augenkontakt ist sehr wichtig, ebenso ein Nicken zur Verstärkung. (»Das ist ja interessant!« »Das finde ich richtig spannend!«)

- Bereiten Sie sich innerlich auch auf hoch emotionale Momente vor (stockende Stimme, Schluchzen, Weinen). Klären Sie unbedingt die Ausstiegsklausel, dies schafft zusätzliches Vertrauen in die Situation! (»Wir reden heute vielleicht über Dinge, die Sie sehr belasten. Wir können das Gespräch jederzeit beenden, wenn es Ihnen oder mir schlecht damit geht. Wir müssen uns hier nicht quälen. Wir können dann gerne zu einem anderen Zeitpunkt weiterreden, das ist kein Problem. Ist das in Ordnung für Sie?«)
- Steigen Sie nicht unmittelbar in die Thematik ein. Nähern Sie sich dem Thema behutsam. Bei voll orientierten Bewohnern ist unter Umständen ein kurzer Abriss der Historie von rechtsverbindlichen Patientenverfügungen sinnvoll, um den Einstig zu finden. (»Nach der neuen Rechtsprechung treffen verbindliche Patientenverfügungen auf eine hohe Hürde. Unsere Vorlage ist jedoch geprüft und hält allen eventuellen Anfechtung stand ...«) Je nach kognitivem Zustand des Gesprächspartners variiert dieser Teil. Es kann durchaus nötig sein, dies einfacher zu gestalten. Legen Sie sich aber sicherheitshalber ein paar Sätze zur Einleitung zurecht.
- Kommen Sie dann zum eigentlichen Thema. (»Ich hatte Ihnen ja schon zu Beginn unseres Gespräches erklärt, was wir heute vorhaben. Dann beginnen wir mal mit dem sogenannten Wertebogen. Er dient dazu ...«)

Fazit

Damit ist Ihr Redeanteil als Moderator in Anfangsteil im Grunde erschöpft! Achten Sie darauf, dass nun Ihr Gegenüber in den Redefluss kommt. Im Mittelteil des Gesprächs sollten Sie nur wenig reden. Ihr Redeanteil erschöpft sich in Nachfragen, positiven Verstärkungen, Rückversicherungen, ob Sie das richtig verstanden haben und ob Sie die Aussagen richtig niedergeschrieben haben.

10.2.4 Der Mittelteil

Bitte jetzt nicht ungeduldig werden! Der Mittelteil des Gesprächsprozesses wird ab Kapitel 12.2 (▶ S. 198) behandelt. Dieser Abschnitt wird nämlich vom Gegenüber bestimmt.

10.2.5 Der Abschluss

Wenn Sie Ihre Gesprächsplanung erfolgreich umsetzen konnten, bereiten Sie sich auf den Abschluss des Gespräches vor. Dieser ist ebenso wichtig wie ein guter Anfang!

- Leiten Sie das Ende des Gesprächs deutlich ein. Es sorgt für Entspannung. Der entstandene kommunikative Spannungsbogen muss sich schließen. (»Dann sind wir für heute ja nun fast am Ende angelangt.«)
- Geben Sie einen Ausblick auf das nächste Gespräch. (»Beim nächsten Mal sprechen wir dann über ... Ist das in Ordnung für Sie?«)
- Klären Sie die Hausaufgaben: (»Ich möchte Sie bitten, bis zum nächsten Gespräch unsere Ergebnisse mit Ihrem Bevollmächtigten oder mit Ihrer Familie zu besprechen. Wenn sich dies zeitlich nicht einrichten lässt, dann geben Sie mir kurz Bescheid, dann verschieben wir den nächsten Termin einfach nach hinten.« »Bitte nehmen Sie, falls es Ihnen möglich ist, Kontakt zu ihrem Hausarzt auf. Er sollte Ihnen Ihre Einwilligungsfähigkeit attestieren. Ich kann Ihnen gerne bei der Kontaktaufnahme helfen.«)
- Fragen Sie erneut nach dem Befinden. (»Wie geht es Ihnen jetzt? Wie fühlen Sie sich?«)
- Versuchen Sie unbedingt ein Feedback zu erreichen. (»Wie haben Sie unser Gespräch erlebt?« »War es anstrengend? Gab es unangenehme Situationen für Sie?« »Kann ich (Können wir) beim nächsten Gespräch etwas besser machen?«)
- Geben Sie selbst ein Feedback. (»Ich fand das Gespräch wirklich sehr spannend. Ich danke Ihnen für ihre Offenheit, dass Sie Ihre Gedanken mit mir geteilt haben.«)
- Bieten Sie unbedingt Ihre Unterstützung zwischen den Terminen an! Dies gilt insbesondere für Alleinstehende, die sich nicht mit ihrem Partner austauschen können! Dies gibt zusätzliche Sicherheit und verstärkt den Endeffekt. (»Wir haben heute an tiefen und ernsten Gefühlen gearbeitet. Wenn Ihnen in den folgenden Tagen etwas nicht mehr aus dem Kopf geht oder Sie Klärungsbedarf bei bestimmten Fragen haben, bei denen Sie alleine nicht weiterkommen, rufen Sie mich bitte an. Ich stehe Ihnen dann auch kurzfristig gerne zur Verfügung!«)

Tipp

Achtung: Sie arbeiten mit unbewussten Inhalten! Dies kann unter Umständen zur Folge haben, dass Ihr Gesprächspartner eine Beeinträchtigung der kognitiven Verarbeitungsstrategien erfährt. Dies reicht von depressiver Verstimmung bis im Extremfall hin zu suizidalen Gedanken! (Das ist jetzt eine starke Aussage, aber man sollte nicht so naiv sein zu glauben, dass es den »worst case« nicht gibt). (Worst Case (engl.) = schlechtester oder ungünstigster anzunehmender Fall)

Mit dem Beginn des Gespräches haben Sie einen Teil persönlicher Verantwortung übernommen, dem Sie auch zwischen den Gesprächen gerecht werden müssen. Wenn Sie nicht anwesend oder verfügbar sind, geben Sie eine Telefonnummer eines BVP-Mitstreiters an.

- Fragen Sie, ob Sie die erstellten Unterlagen kopieren dürfen (zur Vorbereitung auf das nächste Gespräch) und überreichen Sie die Unterlagen zum Abschluss im **Original** ihrem Gesprächspartner.

Tipp
Scheuen Sie den Körperkontakt nicht! Ein wenig Körperkontakt zur Verabschiedung besiegelt das entstandene persönliche Band zwischen Ihnen und ihrem Gesprächspartner. Es muss ja nicht gleich eine Umarmung sein. Eine Berührung am Oberarm während des Händeschüttelns tut es auch!

- Schlagen Sie bei der Verabschiedung eine Brücke zum nächsten Gesprächstermin. (»Dann sehen wir uns am ... Ich danke Ihnen nochmals für das Gespräch und freue mich schon auf unser nächstes Treffen. Ich wünsche Ihnen noch einen wunderschönen Tag!«)

Info – Ein Hinweis an die Leser im Rhein-Main-Gebiet
In Frankfurt gibt es eine lockere Gruppe, »Tod-Reden – Der lebendige Stammtisch«. Ein Stammtisch, der sich mit Sterben, Tod und Trauer beschäftigt und sich einmal im Monat unter der Leitung von Dorothée Becker und Leila Haas trifft. Der »Lebendige Stammtisch Tod-Reden« möchte, dass Menschen jeden Alters sich treffen, um offen über den Tod und das Sterben zu sprechen. Der Stammtisch findet jeden ersten Dienstag im Monat von 18:00–20:00 Uhr im »Club Voltaire«, Kleine Hochstraße 5 in 60313 Frankfurt am Main statt. Die Teilnahme ist kostenfrei.

Das Format lehnt sich an die 2004 in Belgien, Frankreich und der Schweiz entstandenen »Café Mortels« an. Diese wurden als »Death Café« nach England gebracht, von dort aus nach Amerika. Das erste deutsche Death Café fand und findet in Berlin statt. »Let's talk about death« gibt es auch in Wiesbaden.[35]

---

[36] https://trauer-ist-leben.blogspot.de/2016/11/wie-genau-funktioniert-ein.html
Becker D (2016): Tod-Reden. Eine Plattform zum Austausch über Leben, Sterben, Tod und Trauer. Palliative Geriatrie.1/2016: 36–38.
Becker D (2017): Death Café - ein Gesprächsangebot. In: Praxis:palliativ. 33/2017: 43.

10.3 Aufteilung und Strukturierung des Gesprächsprozesses

Widmen wir uns nun der Aufteilung und der Strukturierung des Gesprächsprozesses. Was bringen Sie in welchem Teil unter? Wie planen Sie die Zeit? Welchen Abstand sollten die Gespräche haben?

Eine BVP-Dokumentation besteht, unter Bezugnahme auf das Modell »beizeiten begleiten®«, aus zwei Teilen:

1. Teil 1 ist der »administrative Teil«, hier geht es um die
   - Aufnahme der Bewohnerdaten,
   - die Erstellung der Vertreter-Vollmacht (Legitimation eines Vertreters in Gesundheitsfragen) sowie um
   - eine Betreuungsverfügung für jene Fälle, in denen eine Vertreter-Vollmacht nicht mehr ausreicht.
2. Teil 2 ist die eigentliche »Patientenverfügung« und beinhaltet
   - den »Wertebogen«, der die Einstellung zu Leben, schwerer Krankheit und Sterben festhält,
   - die ÄNo die ärztliche Anordnung für den Notfall,
   - den Bogen zur Festlegung der stationären Behandlung im Krankenhaus bei Einwilligungsunfähigkeit unklarer Dauer,
   - den Bogen zur Festlegung der Behandlung bei dauerhafter Einwilligungsunfähigkeit oder Urteilsfähigkeit,
   - den Bogen zur Festlegung von besonderen Wünschen bei der Palliativtherapie,
   - persönliche Hinweise für die letzte Lebensphase sowie
   - den Dokumentationsbogen über das Zustandekommen und die Verbindlichkeit der Patientenverfügung.

   In der »Rahmenvereinbarung über die Inhalte und Anforderungen der gesundheitlichen Versorgungsplanung für die letzte Lebensphase« wird festgelegt:
   - § 8, Abs. 1: Die Organisationsverantwortung für den Beratungsprozess (…) obliegt dem Berater (…) und
   - § 8, Abs. 9: Im Falle einer Patientenverfügung ist darauf zu achten, dass Beratung und Unterschrift nicht an einem Termin erfolgen, um dem Leistungsberechtigten nochmals die Möglichkeit der persönlichen und inhaltlichen Auseinandersetzung zu geben.

Fazit

Der Beratungs- bzw. Begleitungsprozess muss also mindestens in zwei Gesprächstermine aufgeteilt werden.

Nach den Erfahrungen unseres Teams sind grundsätzlich zwei Termine vonnöten, mitunter (z. B. wenn die Notwendigkeit einer Fallbesprechung oder einer Beratung durch den Facharzt besteht) sogar drei Termine. Ursprünglich gingen wir von ca. 60 Minuten für einen Termin aus, dies erwies sich jedoch in der Praxis als unrealistisch. Wir treffen in den Gesprächen auf Menschen, die einen großen Mitteilungsdrang haben, die die Gründe für ihre Entscheidungen darlegen und sich verstanden wissen wollen, auf Menschen, die ihre Lebensgeschichte erzählen wollen, die das Gespräch nutzen, um sich aussprechen zu können, um dringend notwendige Aufmerksamkeit zu erhalten. Viele Menschen sprechen über ihre altersbedingten Defizite und wünschen sich Anteilnahme, wollen ihre Ängste und Sorgen thematisieren und wünschen sich einen geduldigen Zuhörer.

Wir versuchen diese Bedürfnisse in den Gesprächen zu erfüllen, aber das gelingt nicht immer. Zudem erschweren altersbedingte Einschränkungen mitunter trotz einer guten kognitiven Auffassungsgabe die Kommunikation. Es gibt immer einen Grund, warum ein Mensch in einer stationären Einrichtung lebt. Diese Menschen hören schwer, sehen schlecht, reden nicht sonderlich flüssig, können sich nur schwer artikulieren und haben mitunter eine geringe Aufmerksamkeitsspanne. Dies alles verzögert den Gesprächsprozess.

Ich habe es in meiner Praxis als Gesprächsbegleiter nur zweimal erlebt, dass eine einzige Sitzung ausreichte. Beide Male ging es um Vertreterdokumentationen, bei denen zuvor bereits eine (nach altem Muster) erstellte detaillierte Patientenverfügung vorlag und es keinen Bedarf an weitergehenden Erläuterungen gab. (Dennoch sind auch in einem solchen Fall immer zwei Gespräche vorgeschrieben!)

Fazit

Nach unserer Erfahrung mit vielen Dutzend Gesprächen planen wir nun mit 90–120 Minuten für das erste Gespräch und mit rund 60–90 Minuten für das zweite Gespräch. Bitte nicht vergessen: Alle Termine mit Open End planen!

10.3.1 Ein kurzer Blick auf günstige Gesprächszeiten

Die Uhrzeit gegen 10:00 Uhr morgens ist recht gut geeignet. Zum einen sind wir selbst (in der Regel) körperlich und geistig in einer Leistungsphase und können uns sehr gut konzentrieren. Auch für die Bewohner eignet sich diese Zeit recht gut, da hier das Gleiche gilt. Aber auch Termine am Nachmittag ab 15:00 oder 16:00 Uhr sind geeignet. Allerdings ist hier auf die Leistungsfähigkeit der Bewohner einzugehen. Die meisten

Bewohner halten eine Mittagsruhe, manche sind nach einem Schläfchen erfrischt, andere können sich dann nicht mehr gut konzentrieren. Auch Sie könnten einen anstrengenden Tag hinter sich haben und wären dann nicht so gut für ein empathisches Gespräch vorbereitet.

10.3.2 Abstand zwischen den Terminen

In der »Feuer und Flamme-Phase« zu Beginn der Ausbildung wollte ich rasch die Gesprächsprozesse abschließen und vorankommen. Ich wählte zwei Gesprächstermine im Abstand von einer Woche. Folge war, dass ein großer Teil der zweiten Gespräche abgesagt wurde.

Die Gründe hierfür waren zweifacher Natur: Zum einen belastet ein Gespräch über den eigenen Tod sehr stark, es gibt vieles, was im Nachgang des Gespräches verarbeitet werden muss. Das erfordert Zeit. Die Gesprächsteilnehmer berichteten sehr oft von einem »Verarbeitungsschema«: Nach dem erschöpfenden ersten Gespräch wurden die Unterlagen erst einmal weit beiseitegelegt. Drei bis fünf Tage benötigten die meisten, um das Gespräch zu verarbeiten und sich dem weiteren Vorgehen zu widmen (In einem Falle dauerte die »Verweigerung« über vier Wochen). Erst dann waren die Gesprächsteilnehmer in der Lage, sich erneut mit dem Thema zu befassen, die Unterlagen hervorzuholen und ein Gespräch mit den Bevollmächtigten und/oder Angehörigen zu führen.

Ein solches Gespräch fordert aber auch in der familiären Umgebung ein gewisses »sich durchringen«. Denn auch das Gespräch mit dem Partner oder den Kindern ist anstrengend. Auch hier gilt es, eine innere Hürde zu überwinden. Man kann die Gespräche nicht erzwingen. Die Tochter kommt zwar zu Besuch, aber nur kurz und mit Enkeln und Hund: Ein Gespräch über das eigene Ableben ist unmöglich. Oder man verbringt das Wochenende zwar mit dem Partner, aber die vielen Aktivitäten lassen ein ernstes Gespräch einfach nicht zu. Man muss zwischen den Gesprächsterminen viel Spielraum für die individuelle Ausgestaltung der »Hausaufgaben« lassen.

Wenn wir die fast zwangsläufig auftretende Verweigerungshaltung berücksichtigen, sind Termine an einem Freitag ineffektiv. Es bliebe nur ein Wochenende für den familiären Kontakt. Also ist es günstig, das erste Gespräch auf den Wochenanfang zu legen, Montag oder Dienstag, damit das erste Wochenende genutzt werden kann, um sich weiter damit zu befassen. Zur Sicherheit planen Sie noch ein zweites freies Wochenende ein. Daher kommt die 2-Wochen-Empfehlung.

Tipp

So planen Sie Sitzungen

- Planen Sie zwei Sitzungen mit ca. 90 Minuten Dauer mit der Option »open end«.
- Legen Sie einen Abstand von zwei Wochenenden zwischen die Gesprächstermine.
- Gesprächstermine um 10:00 Uhr vormittags sind günstig.
- Gesprächstermine zu Wochenbeginn sind günstig.

10.3.3 So können die Inhalte der Patientenverfügung auf zwei Gesprächstermine verteilt werden

Ich habe für mich ein recht gut funktionierendes System gefunden, das ich hier gern erläutern werde. Aber es gibt auch durchaus noch andere Vorgehensweisen, die genauso gut funktionieren.

Nach einigen Gesprächsprozessen findet der Gesprächsbegleiter selbst heraus, wo es bei ihm hakt, wo er an zeitliche oder kognitive Grenzen stößt. Mitunter fühlt sich ein Begleiter auch bei einer suboptimalen Aufteilung wesentlich wohler. Dann soll das so sein. Wichtig sind hierbei nicht die minutiöse Planung oder ein fest vorgegebenes Schema, sondern der geschmeidige Gesprächsfluss und die authentische Gesprächsführung. Infolgedessen kann das Folgende nur als meine persönliche Empfehlung für den Anfang dienen, nicht aber als eine Vorgabe. Und nochmals zur Erinnerung: Kernpunkt ist nicht die schriftliche Patientenverfügung, sondern der Gesprächsprozess selbst!

Tipp

Finden Sie Ihr eigenes Schema! Beobachten Sie Ihr Gegenüber, reflektieren Sie, am besten gemeinsam mit dem Supervisor, den Gesprächsverlauf und finden Sie die Stellen, an denen das Gespräch stockte, die Zeit zu knapp wurde, Ihre Ziele nicht erreicht wurden. Probieren Sie ruhig auch eine andere Aufteilung aus. Nach einigem Experimentieren werden Sie Ihr persönliches Format finden.

Erster Gesprächstermin

Ihr Gesprächspartner kommt mit einem gewissen Erwartungsdruck zu Ihnen. Er weiß nicht, was ihn erwartet, wie er sich darauf vorbereiten soll, was für einen Verlauf das Gespräch nimmt. Er hat sich gedanklich zwar schon seit längerem mit dem Thema Versorgungsplanung und Patientenverfügung auseinandergesetzt, besitzt vielleicht schon eine Bevollmächtigung und eine Verfügung, möchte diese aufgrund neuer persönlicher Entwicklungen oder aus Rechtsunsicherheit aber aktualisieren lassen.

Er erwartet, dass es jetzt zur Sache geht, wundert sich vielleicht, warum zwei Gespräche und so viel Zeit dafür gebraucht wird, das kann doch alles ganz schnell gehen, er weiß doch, was er will, warum wird jetzt so viel »Brimborium« darum gemacht.

Da ich diesen Erwartungsdruck oft gespürt habe, auch bei mir selbst, empfehle ich, direkt mit dem Wertebogen zu beginnen. Der administrative Teil ist hinsichtlich der Bewohnerdaten bereits ausgefüllt, Bevollmächtigung und Betreuungsverfügung wird nur am Ende des Gesprächs gestreift, um die Hausaufgaben zu verdeutlichen. Um ihr Gegenüber nun zum Erzählen zu animieren, ist nichts besser geeignet als der »Wertebogen«.

Hier wird festgehalten, was das Leben für das Gegenüber lebenswert macht und wann das Leben nicht mehr lebenswert erscheint. Dies geschieht in offenen Fragen, bei denen Sie nur gelegentlich Rückfrage halten und positive Verstärkung geben müssen. Nach Ihrem Redeanteil im einleitenden und erläuternden Teil ist dies nun die Gelegenheit, Ihr Gegenüber ausführlich zu Wort kommen zu lassen. Überdies entspricht der Wertebogen im Groben den Erwartungen, die ins Gespräch mitgebracht wurden. Hier sind Sie als empathischer Zuhörer und geschickter Moderator gefragt. Der Gesprächsfluss entsteht und plätschert im Idealfalle munter vor sich hin (und frisst die Zeit!). Ihr Gegenüber ist sich wahrscheinlich gar nicht bewusst, dass mit dem Wertebogen bereits der Großteil der Patientenverfügung abgehandelt ist. (Auf den Umgang mit dem Wertebogen gehen wir nachher noch ausführlich ein (▸ Kap. 12.2)).

Wenn Ihr Gegenüber seine Geschichte erzählt hat und genügend Bestätigung und Anteilnahme erfahren hat, erwartet er in der Regel den Übergang ans »Eingemachte«. Das nun stellt die ÄNo, die ärztliche Anordnung für den Notfall, dar. Dieser Bogen ist auf Grundlage der Ergebnisse des Wertebogens meist recht schnell und unkompliziert auszufüllen, da es sich im Grunde nur um eine einzige Frage handelt: »Was sollte ich tun, wenn Sie jetzt, Hier und Heute, plötzlich vom Stuhl sinken und ein ernsthafter Notfall eintritt?« Bei Gesprächspartnern mit chronischen Leiden und Todeserwartung oder -sehnsucht, muss in diesen Punkt in der Regel bitte wesentlich mehr Zeit eingeplant werden!

Nach der ÄNo empfehle ich, die Desensibilisierungsstrategie, die wir ja bis jetzt bereits verfolgt haben, weiterzuführen. Daher springe ich nun gerne von einem Extrem, dem plötzlich auftretenden Notfall, zum anderen Ende der Skala, dem Bogen für Behandlungswünsche im Falle einer dauerhaften Einwilligungsunfähigkeit, dem Zustand »Wenn alles vorbei zu sein scheint«. Auch hier lassen sich auf der Grundlage der im Wertebogen erarbeiteten Ergebnisse mitunter relativ schnell konkrete Aussagen treffen. Bitte bedenken Sie, dass Sie sich zu diesem Zeitpunkt bereits im Klaren darüber sein sollten, ob eine weiterführende (interdisziplinäre) Fallbesprechung notwendig ist, um valide Ergebnisse zu erreichen!

Reflektieren Sie den Gesprächsprozess

Wie schnell ist doch die Zeit vergangen! Wie weit sind Sie mit Ihrem Gesprächsplan vorangekommen? Gibt es Punkte, die vertieft werden müssen und keinen Aufschub dulden, also nicht im nächsten Gespräch noch einmal angesprochen werden können? Wie viel Zeit brauchen Sie noch für die restlichen Planinhalte? Sie werden feststellen, dass das Gespräch bisher recht anstrengend für beide Seiten war und die veranschlagten 90 Minuten sich dem Ende entgegen neigen. In diesem Falle sollten Sie den letzten Bogen über die »Unklare Dauer« als Einstieg für das zweite Gespräch wählen. Dies wird in der überwiegenden Anzahl der Gespräche so sein.

Aber es kann auch vorkommen, dass beide Seiten ein entspanntes, produktives und angenehmes Gespräch geführt haben, die Konzentration noch erhalten ist und beide Seiten emotional noch nicht fertig miteinander sind, der Gesprächsbogen noch nicht geschlossen ist. In diesem Falle könnten Sie überlegen, ob Sie die Beschäftigung mit dem »Eingemachten« nicht bereits im ersten Gesprächstermin abschließen wollen und den Bogen mit der »Unklaren Prognose« noch besprechen wollen. Dann kommen Sie aber mit den auf 90 Minuten geschätzten ersten Teil definitiv nicht zurecht. Oder Sie haben gehudelt.

Bedenken Sie, dass Sie noch ungefähr 25 Minuten für den abschließenden Teil brauchen, dem Ansprechen der »Hausaufgaben«, also jenen Aufgaben, die zu Hause erledigt werden sollten. In diesem Teil bitten Sie Ihren Gesprächspartner, sich Gedanken über den Bevollmächtigten zu machen, der ja schließlich den verfügten Willen in seinem Sinne umsetzen muss, die Patientenverfügung mit der Familie oder dem Partner zu besprechen, sich Gedanken über die letzten Hinweise in der finalen Phase zu machen und, wenn zum jetzigen Zeitpunkt bereits möglich und sinnvoll, mit dem Hausarzt über die Patientenverfügung zu sprechen.

Ich halte es für sinnvoll, den Hausarzt erst mit der vollständig erstellten Versorgungsplanung bekannt zu machen, sofern die medizinischen Indikationen und die eventuell notwenige Fallbesprechung dies nicht bereits jetzt unabdingbar machen. Dies ist im ersten Gespräch unbedingt abzuklären! Machen Sie den Gesprächspartner darauf aufmerksam, dass er gern den Bevollmächtigten oder Angehörige zum zweiten Gespräch mitbringen kann, dass dies sogar erwünscht ist.

Sodann nehmen Sie sich bitte Zeit für den Endeffekt. Ein mögliches Vorgehen bei Feedback und Verabschiedung wurde bereits besprochen.

Tipp

Vorschlag für das Vorgehen im ersten Gespräch

- Vorstellung und Einleitung, Überblick über das Vorgehen im ersten Teil (ca. 10–15 Minuten)
- Administrativer Teil, Bewohnerdaten (ca. 5–10 Minuten), ist bereits vorbereitet
- Der »Wertebogen« zum Aufwärmen und als Einstieg in die Narrationen (ca. 20–30 Minuten)
- Abklären der Notwendigkeit einer möglichen Fallbesprechung
- Die ÄNo als erster und relativ einfacher Schritt in die Festlegungen (ca. 10 Minuten)
- Die »dauerhafte Einwilligungsfähigkeit« zur Vertiefung der Festlegungen (ca. 10 Minuten)
- Optional: Die »unklare Prognose« (hängt von der Gesprächsentwicklung, dem Zeitfaktor und dem Konzentrationsvermögen ab) (ca. 20–30 Minuten)
- Ansprechen der Hausaufgaben: Letzte Wünsche und Hinweise/Vollmacht/Betreuungsverfügung/Hausarzt (ca. 15 Minuten)
- Feedback und Verabschiedung (ca. 10 Minuten)

Sehen wir uns die aus unserer Erfahrung geschätzten Zeiten an, so benötigen Sie bei dieser Art der Aufteilung ca. 80 Minuten bei einem unproblematischen und flüssigen Gespräch. Sollten die Erzählungen umfangreicher und die Gesprächsführung ausufernder werden, so sollten Sie für den ersten Teil ca. 100 Minuten kalkulieren. Hierbei ist der optionale Punkt »Unklare Prognose« nicht mit eingerechnet.

Alles andere halte ich aufgrund der Erfahrungen unseres Teams für unrealistisch. Es ist unsinnig, mit dem Blick auf die Uhr durch das Gespräch zu hetzen. Dazu ist das Thema zu ernst und die Wertschätzung für Ihr Gegenüber zu hoch. Wir sind im Team zu der Einschätzung gelangt, dass 100 Minuten die obere Grenze unserer empathischen Konzentration darstellt. Alles, was darüber hinausgeht, wird später seltsamerweise nicht mehr erinnert, verschwindet im Dunst des Vergessens, auf beiden Seiten. Ein guter Abschluss mit positivem Endeffekt benötigt ebenfalls noch etwas Kraft. Der

Abschluss soll die Brücke zum nächsten Gespräch schlagen und Anknüpfungspunkte erzeugen.

Mitunter habe ich Einschätzungen gehört, wonach ein Gespräch nur 60 Minuten dauern sollte. Das kann man machen, dann würde meiner Meinung nach aber ein drittes Gespräch obligatorisch.

Bitte nehmen Sie unser Konzept für die Aufteilung der Inhalte und die Struktur des ersten Gesprächs als Vorlage, um dies einfach einmal auszuprobieren. Es stellt nicht der Weisheit letzten Schluss dar. Wenn die Übernahme unseres Vorschlages gelingt, gut. Wenn Ihnen dies nicht sympathisch ist, werden Sie Ihr eigenes Konzept erarbeiten. Das Konzept ist recht wichtig, es sollte wie ein Maßanzug sitzen. Und bitte immer mit Blick auf die Uhr und den Gesprächsverlauf einen Plan B zurechtlegen. Kein Gespräch gleicht dem anderen, jeder Mensch ist trotz aller Gemeinsamkeiten verschieden.

Fazit

Ein durchdachtes und erprobtes Konzept ist unabdingbar! Es vermittelt Halt in unabwägbaren Gesprächsverläufen. Es hilft Ihnen, wenn man Sie (ebenfalls unabwägbar) ins Schlingern gerätgeraten. (Und das passiert am Anfang öfter, als sie Sie glauben mögen!) Ein Konzept strukturiert den Ablauf der beiden Gespräche, ist die Grundlage der Selbstreflexion und vermittelt beim Gegenüber eine gewisse professionelle Kompetenz.

Zweiter Gesprächstermin

Der zweite Gesprächstermin gestaltet sich etwas anders als das erste Zusammentreffen. Nun ist man bereits bekannt, hat ernste und intime Momente miteinander geteilt, Kontakt zueinander aufgenommen. Ein zwischenmenschliches Band ist entstanden, das die Brücke vom ersten zum zweiten Gespräch schlägt.

Begrüßen Sie Ihr Gegenüber ebenso offen und freundlich wie beim ersten Mal (»Wie geht es Ihnen heute?«). Bevor Sie mit der Einleitung zum zweiten Teil beginnen ist es unabdingbar, dass Sie ein Feedback über die vergangene Zeit einholen. Ihr Gegenüber hat sich, nach der ersten »Verdrängungsphase«, weiterhin intensiv mit der Thematik auseinandergesetzt. Er hat Gespräche mit den Familienangehörigen und dem vorhandenen oder künftigen Bevollmächtigten geführt. Dabei hat er anhand der mitgegebenen Unterlagen versucht, die Patientenverfügung und seine bisherigen Festlegungen zu erklären und zu begründen. Dies ist ihm nicht in jedem Falle gelungen. Es gab Missverständnisse, Unklarheiten bei Dingen, die im ersten Gesprächsverlauf noch so logisch und klar erschienen und jede Menge Nachfragen seitens der Familie, die er nicht beantworten konnte. Dies hat Zweifel erzeugt. Ihr Gegenüber kommt sicherlich mit einer Liste von Nachfragen zu Ihnen. (Wundern Sie sich, wenn das nicht so sein sollte und fragen behutsam, aber aufmerksam nach. Versuchen Sie herauszufinden, **warum** keinerlei Nachfragen existieren.)

Infolgedessen ist es gleich zu Beginn des Gespräches ihre Pflicht, auf diese Fragen einzugehen, die Sachlage zu klären und die Atmosphäre zu bereinigen. (»Wie ist es Ihnen in der Zwischenzeit ergangen?« »Wie haben Sie sich nach unserem ersten Gespräch gefühlt?« »Wie lange hat es gedauert, bis Sie sich wieder mit dem Thema befassen konnten?« »Hatten Sie denn Gelegenheit mit ihrer Familie/Ihrem Partner/ Ihrem Bevollmächtigten zu reden?« »Sind dabei noch Fragen aufgetaucht?« »Kann ich etwas zur Klärung der offenen Fragen beitragen?«) Erst wenn alle Fragen erschöpfend beantwortet sind und jegliche Unsicherheiten beseitigt sind, darf das Gespräch weitergehen. Keinesfalls darf es geschehen, dass die verbliebenen Zweifel an der Vorgehensweise oder den getroffenen Festlegungen den weiteren Gesprächsverlauf beeinflussen. Denken Sie an den Anfangseffekt!

Als Überleitung richten Sie den Blick zurück auf die Ergebnisse im ersten Gespräch. (»Im ersten Gespräch haben wir gemeinsam den Wertebogen erstellt und uns darüber unterhalten, was für Sie das Leben lebenswert macht und wo Sie ihre Grenzen ziehen würden. Danach haben wir über die Festlegungen bei einer plötzlichen Notfallsituation gesprochen. Zum Schluss haben wir darüber gesprochen, was zu tun wäre, wenn Sie in einem Zustand dauerhafter Einwilligungsunfähigkeit wären und eine zusätzliche, lebensbedrohliche gesundheitliche Krise einträte. Haben Sie dazu noch Fragen?« »Sollen wir hier noch etwas ergänzen oder ändern?« »Gut. Heute wollen wir uns der Frage widmen, was zu tun wäre, wenn Sie während einer gesundheitlichen Krise bestimmte medizinische Behandlungen benötigen, der Arzt sie aber nicht nach ihrer Einwilligung fragen kann …«)

Erfahrungsgemäß ist der Bogen »Unklare Dauer« neben dem »Wertebogen« der zeitaufwändigste Bogen, mit Sicherheit aber der schwierigste und der mit der größten emotionalen Intensität. Mit dem Bogen und den sich daraus ergebenden Fragen werden wir uns später noch genauer befassen. Wichtig an diese Stelle ist nur, dass Sie mit diesem Bogen ins eigentliche Herz der Patientenverfügung vorstoßen. Hier hat unser Team die größten Hemmnisse und Blockaden erfahren, manche Gespräche gerieten hier ins Stocken, viele Gesprächspartner konnten sich zu diesem Bogen gar nicht äußern. Diese Blockaden gilt es zu akzeptieren, ein Stocken des Gesprächsflusses zu vermeiden und die Verbindung zwischen den Gesprächspartnern aufrecht zu erhalten. Aus diesem Grunde wähle ich gerne die Option, dies zu Anfang des zweiten Termins zu behandeln, wo beide Gesprächspartner noch frisch und konzentrationsfähig sind.

Danach wird es einfacher, das Schwierigste liegt nun hinter Ihnen. Nun widmen Sie sich dem »administrativen Teil«, der Bevollmächtigung. Hier geht es um die Frage, wer den in den Gesprächen verfügten und dokumentierten Willen später einmal durchsetzen soll, wenn der Betreffende sich selbst nicht dazu äußern kann. Die meisten Menschen haben hierzu klare Vorstellungen. Allerdings müssen diese mitunter behutsam in Frage gestellt oder hinterfragt werden. Die Behandlung der Betreuungsverfügung stellt dann nur eine Behandlung von weiterführenden Fragen der Bevollmächtigung dar und ist in den meisten Fällen relativ schnell besprochen. Meist (aber nicht immer!) wird hier der Bevollmächtigte eingesetzt.

Gegen Ende des zweiten Gesprächs kommt die Sprache nochmals auf die persönlichen Hinweise und Festlegungen für die letzte Lebensphase. Dieser Bogen kann, muss aber nicht ausgefüllt werden, zumindest nicht mit Ihrer Unterstützung. Im Idealfalle haben Ihre Erläuterungen im ersten Gespräch genügt und Ihr Gegenüber hat den Bogen bereits zu Hause ausgefüllt.

Abschließend bleibt nur der Dokumentationsbogen über das Zustandekommen und die Verbindlichkeit der Patientenverfügung. Dies ist schnell erledigt.

Die Patientenverfügung ist nun erstellt, rechtssicher und wirksam, alle Unterschriften sind geleistet, meist fehlen noch die beiden Unterschriften des Hausarztes (diese sind erwünscht, aber gesetzlich nicht vorgeschrieben). Nun geht es nur noch darum, wie und wo die Patientenverfügung aufbewahrt werden sollte, wer eine Kopie bekommt, wie bei Änderungen im verfügten Willen vorgegangen wird, wie man Ergänzungen vornimmt, wann man Blätter austauschen muss und wer einem dabei hilft. Ich habe mir noch die Anforderungen an die Schriftformerfordernisse von Dokumenten zum Thema gemacht, d. h. wie man den einzelnen Seiten durch Paraphieren Gültigkeit verleiht. Paraphierung bezeichnet die vornehmlich unter Kaufleuten übliche billigende Zustimmung zu einem Vertragstext durch Anbringen der Initialen (Paraphen).

Holen Sie nun zum Abschluss erneut ein Feedback ein. (»Wie fühlen Sie sich jetzt nach unseren beiden Gesprächen?« »Entspricht das Ergebnis Ihren Erwartungen?« »Sind Sie zufrieden mit dem Ergebnis?« »Hätte ich etwas besser machen können?« »Würden Sie dieses Vorgehen weiterempfehlen?«)

Bei der Verabschiedung vergessen Sie bitte nicht darauf hinzuweisen, dass Sie auch nach Abschluss der Patientenverfügung zur Verfügung stehen z. B. bei weiteren Fragen oder Änderungswünschen. Sprechen Sie darüber, wann, wie und wie oft die vorliegende Dokumentation des Patientenwillens aktualisiert werden sollte.

Tipp

Vorschlag für das Vorgehen im zweiten Gespräch:

- Offene Begrüßung und Feedback über die Zwischenzeit (ca. 5 Minuten)
- Erörterung von Fragen, die in der Zwischenzeit aufgetaucht sind (ca. 5–10 Minuten)
- Resümee und Überblick über das Vorgehen im zweiten Gespräch (ca. 5–10 Minuten)
- Die »unklare Prognose« als zentraler Punkt der PV (ca. 20–30 Minuten)
- Die Bevollmächtigung: Wer soll ihren Willen durchsetzen? (ca. 10 Minuten)
- Die Betreuungsverfügung im Falle dauerhafter Einwilligungsunfähigkeit (ca. 5 Minuten)
- Persönliche Hinweise für die letzte Lebensphase (ca. 5 Minuten)
- Dokumentationsbogen über das Zustandekommen der Verfügung (ca. 5 Minuten)
- Abschließende Hinweise auf Aufbewahrung und Änderung der Verfügung (ca. 5 Minuten)
- Paraphierung des Dokumentes (ca. 5 Minuten)
- Feedback über beide Gespräche
- Verabschiedung und Hilfsangebot bei nachträglichen Änderungswünschen

Sollten Sie meinem unverbindlichen Vorschlag zur Strukturierung der zwei Gesprächstermine folgen, so sehen Sie, dass im zweiten Gespräch weniger Zeit benötigt wird als im ersten Gespräch. Ein schnelles und unproblematisches Gespräch dauert hier rund 70 Minuten, kann sich aber durchaus auch auf 90 Minuten und mehr ausdehnen.

Teil 2

Das Werkzeug

11 Bevollmächtigung und Betreuungsverfügung

Dr. Dieter Mank & Günther Schlott

11.1 Die Vorsorgevollmacht: Rechtlicher Rahmen und Alltagstauglichkeit

Mich hat bei dieser Überschrift eine Sorge geplagt – ist das nicht schon wieder eine Formulierung, bei der Sie vielleicht sagen werden: »Ach, das ist was Juristisches, das kann ich auch nachher noch lesen!« Können Sie auch. Sie können es aber auch gleich lesen, dann haben Sie es hinter sich.

Ich kann Ihnen allerdings nicht einmal versprechen, dass in diesem Kapitel gewaltig viel Spannung erzeugt wird. Freilich geht es in diesem Abschnitt dennoch um juristische Belange. Über eines müssen Sie sich im Klaren sein – wenn in Fragen des rechtlichen Rahmens und der Alltagstauglichkeit (Anwendbarkeit in konkreten Situationen) keine absolute Klarheit herrscht, sind sämtliche Vorausverfügungen, die Sie erstellt haben, das Papier nicht wert, auf dem sie stehen!

11.1.1 Die vollumfängliche Vorsorgevollmacht/Generalvollmacht

Nähern wir uns also dem Begriff »Vorsorgevollmacht« mit aller gebotenen Vorsicht – sie bevollmächtigt nach deutschem Recht eine Person, für eine andere Person im Falle einer Notsituation alle oder auch nur ganz bestimmte Aufgaben für den Vollmachtgeber zu erledigen.

Wichtig **Die Vorsorgevollmacht**

Mit der Vorsorgevollmacht ist der Bevollmächtigte in der Lage, an Stelle des nicht mehr entscheidungsfähigen Vollmachtgebers Entscheidungen auch von erheblicher Tragweite zu treffen. Das setzt voraus, dass unbedingtes und uneingeschränktes persönliches Vertrauen zum Bevollmächtigten besteht!

In Deutschland ist die Rechtsgrundlage für das Handeln des Bevollmächtigten im § 164 ff. BGB zu finden; für das Verhältnis zwischen Vollmachtgeber und Bevollmächtigten in § 662 ff. BGB. Die Vorsorgevollmacht muss also einerseits juristisch korrekt formuliert sein, andererseits sollte sie aber so eindeutig abgefasst sein, dass juristisch unbewanderte Zeitgenossen – ob Notfallarzt oder Krankenwagenpersonal – durch einen kurzen Blick darauf feststellen können, was Sache ist. Eben das ist unter anderen mit »Alltagstauglichkeit« gemeint! Dazu später mehr.

Sehr wichtig in diesem Zusammenhang ist die Tatsache, dass durch die Erstellung einer Vorsorgevollmacht letztlich eine vom Gericht bestellte Betreuung vermieden werden kann. Das ist ganz einfach eine Erklärung, in der die vollmachterteilende Person – für den Fall einer später eintretenden Geschäfts- und/oder Einwilligungsunfähigkeit (z. B. einem allmählichen Schwinden von geistigen Fähigkeiten) – einer anderen Person die Einwilligung erteilt, dann in ihrem Namen zu handeln. Wichtig ist hier nur eines: Die Vorsorgevollmacht hat einen anderen Regelungsgehalt als die Patientenverfügung.

In der Patientenverfügung wird nicht verfügt, wer handeln soll, sondern was der Bevollmächtigte z. B. im Fall einer unheilbaren Krankheit mit Einwilligungsunfähigkeit des Betroffenen unternehmen soll. Allerdings ist es durchaus möglich, dass einzelne Teile beider Erklärungen in einem Dokument zusammen gefügt werden. Wichtig – die Vollmachten benötigen keine notarielle Beurkundung (§ 167 Abs. 2 BGB). Eine öffentliche Beglaubigung der Unterschrift ist – beispielsweise – nach § 29 Grundbuchordnung – für eine Immobilienübertragung erforderlich. In Hessen ist es möglich, dass auch die Ortsgerichte Beglaubigungen vornehmen. 11

Die rechtliche Beratung bei Vorsorgevollmachten und die Anfertigung von individuell zugeschnittenen Entwürfen für Vorsorgevollmachten zählten über Jahrzehnte hinweg zum Tätigkeitsfeld der Rechtsanwälte und Notare. Es heißt, dass in der Praxis die Beratung häufig über Rechtsnachfolge und Verfügungen von Todes wegen gehen würde. D. h., dass in den entsprechenden Verlautbarungen dann bestimmt wird, wer, wann, wie und wo das Sagen hat! Und dass nur Rechtsanwälte und Notare rechtssichere individuelle Vollmachtsurkunden erstellen könnten und über die Tragweite und Risiken einer Vollmachtserteilung beraten könnten.

Das mag alles gut und richtig sein. In der Praxis aber sieht es oft so aus, dass die entsprechende Verfügung friedlich im Tresor (womöglich des Notars) ruht und die Ersthelfer und Ärzte keinerlei Kenntnis davon haben! Dass eine entsprechende Verfügung auch vor Ort – dort, wo sie gebraucht wird – vorliegt, dafür kann man sorgen!

Nun können anerkannte Betreuungsvereine seit dem 1. Juli 2005 Personen beraten, die eine Vorsorgevollmacht erstellen wollen (§ 1908 f Abs. 4 BGB). Beratungen, die diese Institutionen durchführen, sind in der Regel sichtbar von der Praxis bestimmt. Die Betreuungsbehörden sind wiederum vom Staat eingerichtete Institutionen, die einzelnen Personen in allgemeinen Fragen über vorsorgende Verfügungen (Vollmachten und Betreuungsverfügungen) zur Seite stehen (§ 4 Abs. 1 BtBG). Diese Behörde kann darüber hinaus die Beglaubigung von Unterschriften und Handzeichen unter Vorsorgevollmachten und Betreuungsverfügungen vollziehen (§ 6 Abs. 2 bis 6 BtBG).

Ganz wichtig – bei Gefahr des Missbrauchs der Vollmacht ist es dem Betreuungsgericht möglich, einen Kontrollbetreuer zu bestellen. Dies kann der Fall sein, etwa bei unklaren Gegebenheiten, wenn es etwa um folgende Bereiche geht:

- Ärztliche und pflegerische Maßnahmen
- Bestimmung des Aufenthaltsorts (Übersiedlung in ein Alten- oder Pflegeheim, Krankenhausaufenthalt)
- Vermögensangelegenheiten (Haushaltsauflösung, Bankgeschäfte)
- Behörden-, Renten-, Sozialhilfeangelegenheiten
- Entscheidung über unterbringungsähnliche Maßnahmen, wie Bettgitter, Stecktische, Fixierungen
- Entscheidung über Unterbringung (wie bei geschlossener Psychiatrie)

Fazit

Eine Vorsorgevollmacht ist eine Willenserklärung, die einem anderen Menschen die rechtsgeschäftliche Vertretung erlaubt. Man sollte hier auch indessen bedenken, dass das Gesetz immerhin voraussetzt, dass die Anwendung einer Vorsorgevollmacht (wie auch die einer Patientenverfügung) bzw. die Ermittlung des mutmaßlichen Willens in den steten Fluss der Kommunikation zwischen Ärzten, Betreuern respektive Bevollmächtigten sowie nahen Angehörigen und anderen Vertrauenspersonen eingebunden ist.[36]

Nach § 1896 Abs. 2 Satz 2 BGB ist die Bestellung eines rechtlichen Betreuers auch dann durchaus entbehrlich, wenn die Angelegenheiten des Betroffenen durch eine Vorsorgevollmacht geregelt werden können. Freilich muss der Vorsorgebevollmächtigte etliche der Vorschriften des Betreuungsrechts beachten! Beispielsweise muss er eine freiheitsentziehende Unterbringung sowie weitere Maßnahmen (die der Freiheitsentziehung dienen wie etwa stark ruhig stellende Medikamente) durch das Gericht anordnen lassen. Das gilt auch für unter Umständen die Gesundheit gefährdende, ärztliche Behandlungen.

[37] Vgl. Neitzke G (2015): Recht als Ermöglichungsordnung – ACP als rechtlich zulässige Gestaltung. Rechtsnormen als gestaltungsoffene Deutungsschemata. Coors M, Jox R. & in der Schmitten, J (2015): Advanced Care Planning. Von der Patientenverfügung bis zur gesundheitlichen Vorausplanung. Kohlhammer, Stuttgart, S. 171

Der Inhaber einer Vorsorgevollmacht wird hingegen nicht durch das Betreuungsgericht kontrolliert, wenn es sich um finanzielle Angelegenheiten handelt. Allerdings – es existiert zwar eine Rechtsprechung, nach der Vorsorgevollmachten von Banken zumindest bei notarieller Beurkundung grundsätzlich akzeptiert werden müssen. In der gängigen Praxis beharren Banken jedoch aus Haftungsgründen häufig darauf, dass zuvor über ein bankeigenes Verfahren eine Kontovollmacht hinterlegt wurde.

Jetzt kommen wir zu einem weiteren Punkt – zur Form der Vorsorgevollmacht, die ja, wenn sie im Bedarfsfall in Kraft treten soll, »rechtswirksam« sein muss. Das setzt voraus, dass der Vollmachtgeber bei der Erteilung der Vollmacht über einen freien Willen verfügen konnte, er – oder sie – also »geschäftsfähig« war (§ 104 BGB). Übrigens kann eine Patientenverfügung in gleicher Weise nur bei Einwilligungsfähigkeit und Volljährigkeit erstellt werden (§ 1901a BGB).

Info – Formfrei ist okay!
In unserem schönen Juristendeutsch heißt es, dass eine Vollmacht grundsätzlich formfrei zulässig sei. Rein theoretisch könnte sie demnach auch mündlich erteilt werden! Der gute deutsche Rechtsverkehr allerdings besteht weiterhin auf der schriftlichen Form.

An dieser Stelle muss man sich nochmals vergegenwärtigen, dass eine Notfallsituation im Grunde jederzeit eintreten kann – und dass auch für den Fall der Fälle die Vorsorgevollmacht hieb- und stichfest abgesichert sein muss. Wenn die Vorsorgevollmacht zugleich zur Einwilligung in medizinische Maßnahmen dienen soll, bei deren Durchführung der Vollmachtgeber aufgrund der durchzuführenden Maßnahme sterben kann oder schweren gesundheitlichen Schaden auf Dauer nehmen könnte, muss die Vollmacht in jedem Fall schriftlich formuliert sein und die betreffenden Maßnahmen unmissverständlich benennen (§ 1904 Abs. 5 BGB). Auch wenn der Bevollmächtigte über das Recht verfügen soll, eine freiheitsentziehende Unterbringung des Vollmachtgebers zu veranlassen oder ihn vor Gericht zu vertreten (§ 1906 Abs. 5 BGB und § 51 Abs. 3 ZPO).

Was braucht es noch, um den rechtlichen Rahmen einer Vorsorgevollmacht fit für den Alltag zu machen? Klarheit muss darüber bestehen, dass sie sich auf alle rechtlich relevanten Handlungen beziehen kann, bei denen eine Stellvertretung juristisch zulässig ist. Unzulässig beispielsweise ist eine Stellvertretung bei Heirat, dem Testament oder der Ausübung des Wahlrechts. Und, wie gesagt – Fragen der medizinischen Behandlung, der freiheitsentziehenden Unterbringung oder der Vertretung in Gerichtsverfahren müssen unzweideutig in der Vollmacht benannt sein. Die Entscheidung über die letzten beiden Punkte kann ohnehin nur mit vorheriger richterlicher Genehmigung getroffen werden.

Kann ich, diese Frage wird manchen von Ihnen sicherlich bewegen, eine Vorsorgevollmacht widerrufen bzw. kündigen? Ja, das kann in der Bundesrepublik Deutschland jederzeit geschehen. Ohne Einhaltung irgendeiner Form (§ 168, § 671 BGB). Jedoch – nach Eintritt der Geschäftsunfähigkeit des Vollmachtgebers kann der Bevollmächtigte nicht mehr so ohne weiteres kündigen (§ 671 Abs. 2 BGB), sondern muss sich stattdessen an das Betreuungsgericht wenden. Dieses muss dann einen Betreuer bestellen, dem gegenüber dann die Kündigung der Vollmacht erklärt wird. In Österreich übrigens kann die Kündigung einer Vorsorgevollmacht durch den Bevollmächtigten problemlos erfolgen – nach Eintritt der Geschäftsunfähigkeit des Vollmachtgebers – jedoch ohne entsprechende Bestimmung, in welcher Form das zu geschehen hat.

Wir haben zu Beginn dieses Kapitels den Unterschied zur Patientenverfügung kurz gestreift, müssen aber noch mal kurz darauf eingehen: In der Patientenverfügung gibt der Verfasser im Voraus Anleitungen, wie er nach seinem erklärten Willen als Patient ärztlich behandelt werden möchte, wenn er nicht mehr in der Lage ist, darüber noch selbst und bewusst zu entscheiden. Arzt und Betreuer müssen nach diesen Vorgaben handeln. Punktum. Die Bindung des Bevollmächtigten oder Betreuers an die Patientenverfügung ergibt sich seit dem 1. September 2009 aus dem Gesetz § 1901a BGB, die des behandelnden Arztes seit dem Jahr 2013 aus § 630d BGB.

Und eine Unterscheidung von Vorsorgevollmacht und Betreuungsverfügung besteht vor allem darin, dass die Vorsorgevollmacht auf ein praktisch uferloses Vertrauen spekuliert, die Betreuungsverfügung immerhin so etwas wie gerichtliche Kontrolle ermöglicht. Das Betreuungsgericht wacht über die Einhaltung der Verfügung in jeglicher Beziehung. Allerdings sind diese Kontrollmaßnahmen immer auch mit einem erheblichen Zeitaufwand verbunden. Aber für diese Fragen haben wir ein eigenes Kapitel (▶ Kap. 14) reserviert.

Info – Sofortiges Handeln ist möglich

Ein Vorteil einer Vorsorgevollmacht liegt zweifellos darin, dass der Bevollmächtigte sofort nach Kenntnis, beispielsweise einer Notfallsituation, handeln kann. Er unterliegt auch keineswegs der Kontrolle des Betreuungsgerichtes bei der Vermögensverwaltung wie ein gerichtlich bestellter Betreuer.

Er, der Bevollmächtigte, kann je nach dem wie die Formulierungen der Vorsorgevollmacht lauten, über das Vermögen des Vollmachtgebers verfügen. Außenstehenden ist er keine Rechenschaft schuldig. Im Gegensatz zu einem rechtlichen Betreuer kann der durch Rechtsgeschäft Bevollmächtigte durchaus Vermögen im Rahmen der vorweg genommenen Erbfolge an zukünftige Erben übertragen und auf diese Weise optimal Steuerfreibeträge innerhalb der Zehnjahresfrist bei Schenkungen oder Erbe auszunutzen. Gegenüber dem Vollmachtgeber besteht eine Auskunftspflicht nach § 666 BGB. Nach dem Ende einer solchen Betätigung besteht eine Herausgabepflicht nach § 667 BGB.

Überdies ist noch ein weiterer Vorteil gegenüber der Betreuung wahrzunehmen – das Grundrecht auf Selbstbestimmung wird durch die Erteilung der Vorsorgevollmacht noch einmal deutlich gemacht. Und ein zusätzlicher Vorteil der Vorsorgevollmacht liegt darin, dass sie zu jeder Zeit wieder zurück gezogen werden kann ...

11.2 Kaffeesatzlesen im Alter: Fallstrick Vorsorgevollmacht und Betreuungsverfügung

Dr. Dieter Mank

Sie haben sich durch das Schlimmste schon durchgekämpft. Hier geht es »nur« noch um mögliche Irrtümer bei der Abfassung einer Vorsorgevollmacht oder einer Betreuungsverfügung. Denn Irrtümer, die aufgrund von für selbstverständlich gehaltenen Meinungen entstehen können, sind immer noch denkbar – trotz der vielen Mühe, die wir uns gegeben haben.

Sie haben im letzten Kapitel festgestellt, was im Ernstfall zu tun ist, wenn Sie nicht mehr in der Lage sind, über Ihre ärztliche Behandlung mit allen Konsequenzen zu entscheiden. Sie möchten verfügen, dass andere dann darüber entscheiden sollen – Ihr Partner, Ihre Eltern oder Ihre Kinder. Dazu benötigen Sie eine Vorsorgevollmacht.

Mit dieser Vollmacht erklären Sie unmissverständlich, wer ihre Angelegenheiten für Sie regeln soll – für den Fall, dass Sie selbst dazu keine Aussagen mehr machen können. Das sind in vielen Fällen Familienangehörige, müssen es aber keineswegs sein. Auch Bekannte, Freunde oder andere vertraute Menschen können Sie heranziehen.

In der Vorsorgevollmacht bestimmen Sie allein, in welchen Angelegenheiten die von Ihnen bevollmächtigte Person Sie im Ernstfall vertreten soll. Seien Sie ohne Sorge – ein Bevollmächtigter kann nicht so mir nichts, dir nichts verfahren, sondern muss sich an die Vorgaben halten. Er ist gegenüber dem Vollmachtgeber zur Rechenschaft verpflichtet. Hat er etwas getan, wozu er nicht berechtigt ist, muss er mit einer Klage wegen Kompetenzüberschreitung rechnen!

Wichtig

Wer nur über eine Vollmacht für den Bereich Gesundheit und Pflege verfügt, kann somit nicht das Vermögen des Vollmachtgebers verwalten. Kein Recht ohne Vollmacht!

Übrigens – auch bei einer Generalvollmacht hat der Bevollmächtigte keineswegs das Recht alles nach eigenem Gutdünken zu entscheiden – die geltenden gesetzlichen Bestimmungen müssen in jedem Fall eingehalten werden. Zudem muss unter Umständen die Genehmigung des Vormundschaftsgerichtes vor einer möglicherweise gefährlichen medizinischen Behandlung eingeholt werden. Auch darf kein Bevollmächtigter die Entscheidung über eine schwere Operation mit nicht näher zu bestimmendem Ausgang fällen. Wesentlich ist, dass in einer Vorsorgevollmacht – die auch eine Generalvollmacht sein kann – darüber verfügt wird, wer in welchen Angelegenheiten was tun soll.

Was geschieht, wenn Sie niemandem eine Vorsorgevollmacht erteilt haben? In diesem Fall wird das Amtsgericht – im Notfall – einen gesetzlichen Betreuer für Sie bestellen; Familienmitglieder oder auch ganz fremde Personen. Mit einer Betreuungsverfügung können Sie bestimmen, wer vom Vormundschaftsgericht bestellt werden soll (und wer nicht!). Zudem können Sie angeben, welche Wünsche und Gewohnheiten der Betreuer berücksichtigen soll, wenn Sie schwer pflegebedürftig werden sollten.

Sie müssen nicht befürchten, dass Sie als alter Mensch noch zum Kaffeesatzlesen gezwungen werden und im Alter darüber entscheiden müssten, was Sie unter diesen und jenen Umständen tun oder lassen sollten. Alles, was Sie jetzt oder in naher Zukunft niederschreiben, geschieht bei klarem Verstand. Nicht, dass Sie den in zehn oder 20 Jahren nicht mehr haben sollten, aber Sie wollen schließlich Vorsorge treffen für den Fall der der Fälle, und da ist es notwendig, so gut wie alle denkbaren Möglichkeiten abzudecken. Da ist es gut, zu wissen, dass ein Bevollmächtigter die Unterbringung in geschlossenen Heimen, das Einsperren in geschlossenen Räumen, die Verabreichung stark beruhigender Medikamente oder auch die Anbringung von Bettgittern nur mit ausdrücklicher Genehmigung des Gerichtes veranlassen kann!

Nicht ganz ohne Grund steht in einem Kapitel des u. a. von Jürgen in der Schmitten herausgegebenen Buchs ein Satz, der zum Nachdenken Anlass gibt: »Das Patientenverfügungsgesetz sieht solche Vorausverfügungen von der Hand des Vertreters, also des Betreuers oder Bevollmächtigten, für den Betroffenen nicht ausdrücklich vor, obwohl dieses Gesetz doch gerade im Betreuungsrecht verankert und man einen entsprechenden Hinweis dort durchaus erwarten könnte«.[38]

Es ist also nicht ganz verkehrt, wenn man auf solche besonderen Erklärungen im Text der entsprechenden Betreuungsverfügung noch einmal mit Nachdruck hinweist!

Patientenverfügung, Vorsorgevollmacht und Betreuungsverfügung – das sind drei Begriffe, mit denen viele Menschen negative Vorstellungen verbinden. Dennoch ist es außerordentlich bedeutsam, dass wesentliche Entscheidungen jetzt und hier getroffen werden, um später eine umfassende und selbstbestimmte Versorgung zu gewährleisten. Halten wir nochmals fest: Zu jeder Lebenszeit kann ein Mensch darüber bestimmen, in welcher Weise er medizinisch versorgt werden möchte. Das hat die Gesetzgebung so bestimmt. Eine Patientenverfügung kann hierbei hilfreich sein. Sie muss aber klar von der Vorsorgevollmacht und der Betreuungsverfügung unterschieden werden können.

Ehepartner vertrauen einander gewöhnlich. Das bedeutet aber keineswegs, dass sie allein der Umstand, dass die beiden miteinander verheiratet sind, zwangsläufig zur rechtlichen Vertretung des jeweiligen Ehepartners bestimmt sind. Dazu wird eine Vollmacht oder ein Urteil des Betreuungsgerichts benötigt (Ein Gesetzentwurf, nach dem Ehepartner die autorisierte rechtliche Vertretung für den Partner sind, wird derzeit diskutiert, ist aber noch nicht verabschiedet). Auch dazu ist kein Lesen im Kaffeesatz nötig und keine besondere Vorsicht vor Fallstricken! Es reicht völlig aus, dass diese Dinge in einer handschriftlichen Notiz verbindlich geregelt werden – etwa Banken- oder allgemeine finanzielle Angelegenheiten.

Eine Betreuungsverfügung ist in jedem Fall sinnvoll und überdies von Vorteil, da sie nur dann wirksam wird, wenn es tatsächlich notwendig wird (§ 1896 BGB). Sie stellt eine Möglichkeit dar, selbstbestimmte und persönliche Vorsorge zu treffen – für jenen Fall, dass jemand nicht in der Lage ist, seine eigenen Angelegenheiten wahrzunehmen.

Die Abgrenzung der Betreuungsverfügung gegenüber der Vorsorgevollmacht liegt vor allem darin, dass man auf das Vertrauen Dritter (also Ärzte, Pflegepersonal) angewiesen ist. Denn Sie als Betroffener sind nicht mehr fähig, in einem Notfall Ihren eigenen Willen klar zu artikulieren und damit die von Ihnen gemachten Vorgaben zu kontrollieren. Die Betreuungsverfügung entfaltet erst dann ihre konkrete Wirkung, wenn das Gericht es für erforderlich hält, die Befugnis zum Handeln an die vom Ver-

[38] Vgl. Coors, Jox und in der Schmitten 2015, S. 119

fasser der Betreuungsverfügung vorgesehene Person zu übertragen. Diese Handlungsbefugnis steht somit unter gerichtlicher Kontrolle. Der Vorgeschlagene wird dann zum Betreuer ernannt.

Info – Mit der Betreuungsverfügung lässt sich vieles bestimmen ...

- wer zum Betreuer bestimmt werden soll und wer nicht (§ 1897 Abs. 4 BGB),
- wo der Wohnsitz des Betreuten sein soll (§ 3 BGB),
- was noch inhaltlich Bestandteil einer Patientenverfügung sein könnte und
- in eingeschränktem Maße auch der Umgang mit Finanzen, Geschenke an Kinder usw. In diesem Fall ist der Betreuer auch gesetzlich eingeschränkt.

Sie können also ohne Bedenken zwischen Patientenverfügung, Vorsorgevollmacht und Betreuungsverfügung wählen, ohne über die entsprechenden Fallstricke zu stolpern. Sie können sich gezielt informieren und Ihre Angelegenheiten regeln, bevor Sie es nicht mehr können. Das ist das eigentlich entscheidende Element.

Fazit

Es ist sicherlich nicht einfach, im Alter die »richtige« Entscheidung hinsichtlich einer Vorsorgevollmacht und einer Betreuungsverfügung zu treffen. Man trifft seine Entscheidungen im »subjektiven Jetzt« und projiziert diese Entscheidung in die Zukunft, in das »antizipierte Morgen«. Damit hat man hoffentlich im Heute die richtige Entscheidung getroffen. Doch was hält das Morgen bereit? Werde ich meine Meinung ändern? Wird der Bevollmächtigte seine Einstellung ändern? Wie wird sich unsere Beziehung zueinander entwickeln? Wird der Bevollmächtigte auch wirklich meine Entscheidungen umsetzen? Oder wird er seine eigene Haltung einfließen lassen? Werden wir in der Zukunft über wichtige Dinge ganz unterschiedlicher Meinung sein? Wie kann ich heute voraussehen, was morgen wichtig sein wird?

Ich denke, das kann man nicht. Eine letztendliche Sicherheit gibt es nicht, das Leben vergibt keine Garantien. Als Gesprächsbegleiter oder Betroffener werden Sie jedoch mit diesen Fragen konfrontiert werden. Nehmen Sie den Ihnen Anvertrauten die Ängste, hier eine »unwiderrufliche« Entscheidung zu treffen. Weisen Sie auf die Möglichkeit hin, die Entscheidung jederzeit ändern zu können! Betonen Sie, dass der Bevollmächtigte nicht aus eigenem Ermessen heraus entscheiden darf, sondern nur den schriftlich festgelegten oder den mutmaßlichen Willen umsetzen darf.

11.3 Die Vorsorgevollmacht im BVP-Konzept »beizeiten begleiten®«

Günther Schlott

Die eben beschriebenen Regelungen und Vorschriften hinsichtlich einer vollumfänglichen Vorsorgevollmacht, bzw. einer Generalvollmacht, treffen im BVP-Konzept »beizeiten begleiten®« nur bedingt zu. Eine vollumfängliche Vorsorgevollmacht sollte meines Erachtens zwingend unter Beistand eines Rechtsanwaltes oder Notars verfasst werden. Speziell bei den finanziellen Verfügungen lauern für den Laien oft ungeahnte Fallstricke.

Wichtig **Keine komplette Vorsorgevollmacht**

Eine Vorsorgevollmacht im Konzept »beizeiten begleiten®« verzichtet ganz bewusst auf eine Vollumfänglichkeit. Hier wird lediglich jener Teil einer Vorsorgevollmacht hervorgehoben, der für die Bevollmächtigung für die Umsetzung des verfügten Willens des Betroffenen in der Patientenverfügung unabdingbar ist, nämlich die Gesundheitsvorsorge.

Die Vorsorgevollmacht ist daher ein untrennbarer Teil der Patientenverfügung. Sie dient alleine zur Festlegung, wer im Falle der Einwilligungsunfähigkeit den schriftlich verfügten Willen der Patientenverfügung umzusetzen befugt ist.

Nach meiner Erfahrung wird von den Menschen, die eine Patientenverfügung verfassen, der Vorsorgevollmacht eine eher untergeordnete Rolle zugewiesen. Genau das möchten wir aber so nicht stehen lassen.

Um es noch einmal klar zu sagen: Eine Vorsorgevollmacht greift nur dann, wenn ein Mensch durch eine Erkrankung vorübergehend oder dauerhaft nicht für sich selbst entscheiden kann. Angehörige, Partner, Kinder oder Freunde sind nicht automatisch berechtigt, füreinander zu sprechen. Dafür benötigen sie die Legitimation als rechtliche Vertreter. Dies kann über die Vorsorgevollmacht geschehen, oder, im Falle der dauerhaften Entscheidungsunfähigkeit, durch die Betreuungsverfügung.

In einem Muster zur Vorsorgevollmacht[39] heißt es u. a.: »Die Vollmacht ist nur wirksam, solange die bevollmächtigte Person die Vollmachtsurkunde besitzt und bei Vornahme eines Rechtsgeschäfts die Urkunde im Original vorlegen kann.«

[39] Bayerisches Staatsministerium der Justiz (Hrsg.) (2017). Vorsorge für Unfall, Krankheit und Alter. 18. Auflage Verlag C.H.Beck,

Im Folgenden könne zum Thema »Gesundheitssorge/Pflegebedürftigkeit« bestimmte Aussagen mit »Ja« oder »Nein« angekreuzt werden:

- Sie darf in allen Angelegenheiten der Gesundheitssorge entscheiden, ebenso über alle Einzelheiten einer ambulanten oder (teil-)stationären Pflege. Sie ist befugt, meinen in einer Patientenverfügung festgelegten Willen durchzusetzen.
- Sie darf insbesondere in sämtliche Maßnahmen zur Untersuchung des Gesundheitszustandes, in Heilbehandlungen oder ärztliche Eingriffe einwilligen, auch wenn diese mit Lebensgefahr verbunden sein könnten oder ich einen schweren und länger dauernden gesundheitlichen Schaden erleiden könnte (§ 1904 Abs. 1 BGB).
- Sie darf insbesondere ihre Einwilligung in jegliche Maßnahmen zur Untersuchung des Gesundheitszustands, in Heilbehandlungen oder ärztliche Eingriffe verweigern oder widerrufen, auch wenn die Nichtvornahme der Maßnahme für mich mit Lebensgefahr verbunden sein könnte oder ich dadurch einen schweren und länger dauernden gesundheitlichen Schaden erleiden könnte (§1904 Abs. 2 BGB).
- Sie darf somit auch die Einwilligung zum Unterlassen oder Beenden lebensverlängernder Maßnahmen erteilen.
- Sie darf Krankenunterlagen einsehen und deren Herausgabe an Dritte bewilligen. Ich entbinde alle mich behandelnden Ärzte und nichtärztliches Personal gegenüber meiner bevollmächtigten Vertrauensperson von der Schweigepflicht.
- Sie darf über meine Unterbringung mit freiheitsentziehender Wirkung (§ 1906 Abs. 3 BGB), über ärztliche Zwangsmaßnahmen, den Rahmen der Unterbringung (§ 1906 Abs. 3 BGB) und über freiheitsentziehende Maßnahmen (z. B. Bettgitter, Medikamente u. ä.) in einem Heim oder in einer sonstigen Einrichtung (§ 1906 Abs. 4 BGB) entscheiden, solange dergleichen zu meinem Wohle erforderlich ist.

Wie Sie erkennen können, bezieht sich die Vollmacht nur auf die gesundheitliche Vorsorge und all jene Entscheidungen, die im Zusammenhang mit dem in der Patientenverfügung festgelegten Willen stehen. Dies ist, kurz gesagt, die Befugnis,

- den in der PV festgelegten Willen durchzusetzen,
- in Maßnahmen einzuwilligen, auch wenn diese mit Lebensgefahr verbunden sind,
- Maßnahmen zu verweigern, auch wenn dies eine Gefahr für das Leben bedeutet,
- Ärzte und Pflegende von der Schweigepflicht zu entbinden sowie
- soweit zulässig, über freiheitsentziehende Maßnahmen zu entscheiden.

Besteht zwischen dem Bevollmächtigten und dem behandelnden Arzt keine Einigung darüber, ob eine Entscheidung für oder gegen eine Behandlung dem Willen des Patienten entspricht, so ist nach § 1904 Abs. 4 und 5 BGB die Genehmigung des Betreuungsgerichtes einzuholen. Auch bei freiheitsentziehenden Maßnahmen hat der Bevollmächtigte eine Genehmigung des Betreuungsgerichtes einzuholen.

In der Regel wird als Bevollmächtigter sehr schnell, falls noch lebend und gesund, der Partner eingesetzt. Bei Alleinstehenden werden fast schon automatisch die Kinder benannt. Aber ist dies tatsächlich so unproblematisch? Es ist eine Sache, wem wir nach reiflicher Überlegung unser Vertrauen schenken. Es ist aber eine ganz andere Sache, wen wir damit belasten. Natürlich vertrauen wir unserem Partner, unseren Kindern. Ergo werden diese sehr schnell als Bevollmächtigte bestimmt. Interessanterweise auch oft, ohne diese vorher zu fragen, ob sie diese Verantwortung überhaupt machen wollen.

Tipp

Generell gilt: Als Bevollmächtigten sollte man eine Person wählen, die im Falle der eigenen kurzzeitigen oder andauernden Einwilligungsunfähigkeit, geistig und emotional in der Lage ist, einen verfassten Behandlungswillen zu vertreten und umzusetzen, auch wenn dieser nicht den Vorstellungen des Bevollmächtigten entspricht.
Zudem kann es sein, dass der Bevollmächtigte auf erbitterten Widerstand bei den an der medizinischen Behandlung beteiligten Personen trifft. In diesem Falle muss er sich auch gegen die Widerstände von Autoritätspersonen, wie z. B. Ärzte behaupten können.

Der Bevollmächtigte braucht also nicht nur den guten Willen, sondern auch die nötige Entschlusskraft und emotionale Stabilität, um sich gegen Widerstände behaupten zu können. Er muss die eigenen Ansichten hintanstellen und sich auf den verfügten Willen des Betroffenen konzentrieren. Um dies leisten zu können, muss er sich im Vorfeld intensiv mit den Wünschen des Betroffenen auseinandergesetzt haben. Er muss mit dem Verfasser der Patientenverfügung in einen engen Austausch gehen und die verfügten Behandlungswünsche mit diesem detailliert besprochen haben. Nur so kann er später zwischen den Zeilen lesen und sich auf neue, evtl. nicht explizit beschriebene Situationen einstellen. Der Abstand von zwei bis drei Wochen zwischen den einzelnen Sitzungen beim Abfassen einer Verfügung ist zum großen Teil auch diesem Umstand geschuldet.

Es braucht seine Zeit, damit der Verfasser mit dem Bevollmächtigten in einen intensiven Austausch treten kann. Da in der Regel nach dem ersten Termin erst einmal eine »geistige Verschnaufpause« von drei bis fünf Tagen eintritt, wird die erste Woche nur wenig zum Austausch mit den Bevollmächtigten genutzt. Vielleicht ist das folgende Wochenende schon verplant und es gibt keine Zeit, miteinander zu reden. Also sind zwei Wochen Abstand (zwei Wochenenden!) zwischen den Gesprächen schon recht sportlich geplant. Denn zum zweiten, oft abschließenden Gespräch, sollte der Bevollmächtigte im Bilde sein, den verfügten Willen kennen und diskutiert haben, sich einverstanden mit der Umsetzung erklärt und den Bogen »Bevollmächtigung« bereits unterschrieben haben.

Ich habe ebenfalls den Eindruck, dass der Bevollmächtigte mitunter allzu schnell benannt wird, damit der Verfasser der Patientenverfügung sich nicht so intensiv mit der Thematik der Bevollmächtigung auseinandersetzen muss. Doch genau das sollte er tun.

Wichtig **Der Bevollmächtigte ist mehr als ein Ausführender**

Der Bevollmächtigte ist nicht nur ausführendes Organ in der Patientenverfügung. Er gerät zwangsläufig in einen inneren Konflikt, da die festgelegten Behandlungswünsche immer sehr individuell ausgelegt sind und selten mit den Einstellungen des Bevollmächtigten selbst übereinstimmen.

Diesen Punkt sollte man beim Abfassen einer Bevollmächtigung bedenken: Wir bürden dem Bevollmächtigten die Durchsetzung unserer Behandlungswünsche in der letzten Lebensphase auf, obwohl der Bevollmächtigte unter Umständen gegen seine ureigensten Überzeugungen handeln muss.

Diese Überlegungen kann man sehr gut auch auf einer moralisch-ethischen Ebene betrachten: Können, oder besser **dürfen** wir von unserem Partner, unserem Kind verlangen, dass dieser/dieses unser Sterben unterstützt? Dürfen wir verlangen, dass er/es gegen seine Überzeugung eine mögliche medizinische Behandlung untersagt, was dann unweigerlich zu unserem Tod führt? Dürfen wir ihm diese letzten Endes lebensbegrenzende Entscheidung aufbürden? Zugesagt und unterschrieben ist die Bevollmächtigung schnell. Der Ernstfall liegt ja in der Regel in der Zukunft und es ist gut möglich, dass die Bevollmächtigung niemals gebraucht wird. Trotzdem sollten wir uns diesem Konflikt widmen, bevor wir vorschnell einen anderen Menschen bitten, unsere Behandlungsentscheidungen umzusetzen.

Emotionale Stabilität wurde bereits als Grundvoraussetzung für die Wahrnehmung einer Bevollmächtigung genannt. Durchsetzungsfähigkeit ebenfalls. Doch ebenso wichtig ist meiner Meinung nach eine geistige und spirituelle Nähe der Überzeugungen, der Lebensentwürfe, der Einstellungen zur Entscheidung darüber, wann das Leben für den Vorausplanenden nicht mehr lebenswert ist. Je näher sich Verfasser der Verfügung und der Bevollmächtigte in diesen Lebenseinstellungen stehen, desto eher und konfliktfreier kann das Amt des Bevollmächtigten im Ernstfall ausgeübt werden.

Der Bevollmächtigte selbst muss sich fragen, ob er die Verantwortung für diese Umsetzung im Ernstfall auch tragen kann. Es wäre fatal, wenn der Bevollmächtigte zustimmt, den verfügten Willen umzusetzen und dann im Ernstfall nicht handeln kann, weil die seelischen Konflikte ihn handlungsunfähig machen. Oder wenn er den verfügten Willen trotz abweichender Lebenseinstellung umsetzt, und hinterher mit der getroffenen Entscheidung nicht leben kann.

Diese Überlegungen sollen jedoch kein Plädoyer **gegen** die Einsetzung eines Bevollmächtigten sein. Sondern nur gegen die »vorschnelle« oder unüberlegte Einsetzung. Ich plädiere eindeutig **für** die Einsetzung eines befähigten Bevollmächtigten. Denn wenn man keinen Bevollmächtigten explizit benennt, bürdet man die Last der Entscheidung ohne vorherige Absprache der Familie oder den pflegenden Personen auf. Diese sind dann häufig überfordert und entsprechend schlecht auf die Wahrnehmung und Umsetzung des mutmaßlichen Willens vorbereitet.

Tipp

Als BVP-Gesprächsbegleiter sollten Sie sich folgende hilfreiche Fragen zur Auswahl eines geeigneten Vertreters stellen:

1. Mit wem unterhält der Betroffene eine tiefe und verlässliche Vertrauensbeziehung?
2. Wer wäre bereit und fähig, gemäß dem Willen des Betroffenen zu entscheiden, ungeachtet eigener, evtl. abweichender Gefühle und Anschauungen?
3. Wem ist am ehesten zuzutrauen, den Willen des Betroffenen gegenüber Ärzten durchzusetzen, auch gegen Widerstand?
4. Wer wohnt in der Nähe, würde sich die Zeit nehmen und ist bereit, diese Aufgabe zu übernehmen?

Auch wenn die Verfasser einer Patientenverfügung dazu neigen, den Ehepartner als alleinigen Bevollmächtigten einzusetzen, so sollte man den Betroffenen zu bedenken geben: »Sie könnten bei einem Unfall im Ernstfall im selben Auto sitzen.« Dies bedeutet, dass ein Bevollmächtigter nur dann den verfügten Willen kurzfristig umsetzen kann, wenn er selbst kurzfristig verfügbar und dazu in der Lage ist. Ein »Ersatzbevollmächtigter« kann dieses Problem lösen.

Auch ist es kontraproduktiv, wenn man sich aus dem Dilemma »Bevollmächtigung« zu schleichen versucht, indem man alle seine Kinder gleichberechtigt zu Bevollmächtigten ernennt. Dies könnte zur Folge haben, dass bei einer schwierigen Entscheidung **alle** Kinder übereinstimmend zustimmen müssten. In einer idealen Welt ist dies natürlich selbstverständlich, in einer realen Welt eher unwahrscheinlich (▶ Kap. 3). Auch ist es eher unwahrscheinlich, dass alle Kinder im Ernstfall gleichzeitig kurzfristig verfügbar sind (und alle Kinder gleichermaßen die Befähigung zum Bevollmächtigten besitzen).

Fazit

- Empfehlen Sie dem Verfasser einer Patientenverfügung, sich nicht von Sympathie oder dem Druck sozialer Übereinstimmung leiten zu lassen. Nicht immer ist der naheliegendste Bevollmächtigte auch der Beste.
- Empfehlen Sie bei der Auswahl des Bevollmächtigten in jedem Falle die Festlegung eines »Ersatzbevollmächtigten«, der dann zum Zuge kommt, wenn der eigentliche Bevollmächtigte sein Mandat nicht ausüben kann.
- Raten Sie von der Einsetzung von mehreren, gleichberechtigten Bevollmächtigten ab (z. B. alle Kinder). Ohne klare Festlegung in der Entscheidungshierarchie wäre im Ernstfall eine einstimmige Entscheidung aller Bevollmächtigten zwingend und unter Umständen nur schwer zu erreichen.
- Notieren Sie unbedingt alle verfügbaren Kontaktdaten der Bevollmächtigten wie Festnetz, Mobilnummer oder E-Mail-Adressen. Ein Bevollmächtigter muss im Ernstfall sehr kurzfristig erreichbar sein.

Um diese Überlegungen an konkreten Beispielen darzustellen, möchte ich auf drei Fälle eingehen, die ich in meiner Zeit als Gesprächsbegleiter erlebt habe und die exemplarisch für das Konfliktpotenzial bei Festlegung der Bevollmächtigung waren.

Beispiel 1: **»Ich kann doch niemandem diese Last aufbürden«**

Frau R. hat beim Verfassen der Patientenverfügung kein Problem mit der Festlegung der Behandlungswünsche im Falle der Entscheidungsunfähigkeit. Das Abfassen der Verfügung scheitert aber fast an einem ungewöhnlichen Punkt: Sie tut sich außerordentlich schwer, einen Bevollmächtigten zu bestimmen. Frau R. hat drei Kinder, aber keinem der Kinder möchte sie die Entscheidung aufbürden, im Ernstfall über ihr Leben oder Sterben entscheiden zu müssen. Frau R. meint, dass keinem andern Menschen diese Bürde auferlegt werden sollte. Auch ihrem Ehepartner möchte sie dies nicht zumuten. Andererseits hat sie sehr klare Vorstellungen von den Einschränkungen künftiger medizinischer Behandlungen. Diese klaren und restriktiven Festlegungen bedürfen im Grunde aber dringend der Benennung eines Bevollmächtigten.

Frau R. ringt wochenlang um eine Entscheidung in diesem Punkt. Letztlich betraut sie nach sehr intensiven Gesprächen mit der Familie doch ihren Ehepartner und eines der Kinder mit der Wahrnehmung ihrer Interessen. Doch auch nach der getroffenen Entscheidung fühlt sich Frau R. nicht sehr wohl mit der Festlegung. Ihre generelle Schwierigkeit mit der Beauftragung eines Interessenvertreters zeigt die ganze Problematik, die in ethisch-moralischer Hinsicht in der Benennung eines Bevollmächtigten liegt.

Beispiel 2: **»Ich möchte keine Bevollmächtigte sein«**

Herr S. hat keine sonderlichen Schwierigkeiten, die Festlegungen in der Patientenverfügung zu treffen. Auch hinsichtlich der Benennung eines Bevollmächtigten gibt es für ihn keine Zweifel. Er möchte dies seiner Ehepartnerin anvertrauen, als Ersatzbevollmächtigte soll seine Tochter dienen. Zu seinem Erstaunen lehnt seine Frau die Ernennung zur Bevollmächtigten jedoch ab. Sie fühlt sich nicht in der Lage, trotz klarer Festlegungen im Ernstfall eine lebensrelevante stellvertretende Entscheidung für ihn treffen zu können. Auch seine Tochter steht seiner Bitte zunächst ablehnend gegenüber. Sie möchte sich nicht mit dem Thema befassen und kann sich nicht vorstellen, im Ernstfall als Bevollmächtigte zu agieren.

Auch in diesem Falle bedurfte es langwieriger und schwieriger Gesprächen mit der Familie. Der zweite Gesprächstermin musste mehrmals verschoben werden. Letztlich wurde die Verfügung durch Herrn S. in einigen Punkten geändert, damit seine Frau und die Tochter sich mit den Festlegungen einverstanden erklären konnten. Auch hier war die Auseinandersetzung um die Bevollmächtigung das schwierigste und zeitraubendste Element der ganzen Patientenverfügung. Zum Schluss erwies sich die intensive Diskussion über die Aufgaben und Inhalte einer Bevollmächtigung jedoch als fruchtbringend.

Beispiel 3: **»Ich habe niemanden, dem ich genügend vertraue«**

Herr H., 85 Jahre, lebt mit seiner an einer demenziellen Erkrankung leidenden Frau in einem Altenpflegeheim. Er ist der Bevollmächtigte seiner Frau. Herr H. hat kaum altersbedingte Einschränkungen und ist im Grunde nur ins Pflegeheim gezogen, damit er seiner pflegebedürftigen Frau nahe ist. Herr H. verfasst eine Vertreterverfügung für seine Frau und möchte für sich ebenfalls eine Patientenverfügung erstellen. Herr H. hat eine Tochter, das Verhältnis ist jedoch schwierig und in einigen Punkten zerrüttet. Er hat aufgrund seines hohen Alters auch keine guten Freunde oder Bekannte mehr, die ihn hinsichtlich einer Bevollmächtigung unterstützen könnten. Herr H. macht sich große Sorgen, was mit ihm und seiner Frau passiert, wenn er einmal nicht mehr entscheidungsfähig ist. Seine Tochter möchte er ganz klar nicht mit seiner Interessenvertretung bevollmächtigen, ein alternativer Bevollmächtigter steht ihm nicht zur Verfügung.

Auch dieser Fall zeigt sehr deutlich, dass dem Punkt der Bevollmächtigung große Bedeutung in einer Patientenverfügung zukommt. Aufgrund des hohen Alters, Herr H. ist ausgesprochen rüstig, doch über 80 Jahre alt, hat sich das familiäre Umfeld so verändert, dass er keinen Bevollmächtigten benennen kann. Doch genau dieser Punkt ist Herrn H. besonders wichtig, um die Sicherheit seiner Patientenverfügung zu gewährleisten. Aufgrund seiner seelischen Nöte nimmt die Einrichtung mit seiner Erlaubnis Kontakt zur Betreuungsbehörde auf. Nun wird in Zusammenarbeit mit dem Hausarzt des Herrn H. und dem Betreuungsgericht eine gesetzliche Betreuung angeregt, obwohl Herr H. kognitiv keinerlei Einschränkungen aufweist.

Herr H. ist mit diesem Arrangement letztlich zufrieden. Zentraler Punkt der (teilweisen) Betreuung ist die gesundheitliche Vorsorge und die Vertretung gegenüber Behörden und Ämtern. Herr H. erlangt hierdurch die Sicherheit, dass seine Festlegungen im Ernstfall durch den gesetzlichen Betreuer umgesetzt werden.

Wichtig **Eine Patientenverfügung ist bindend**

An eine Patientenverfügung müssen sich nach aktueller Rechtsprechung alle an der Planung und Durchführung von medizinischen Behandlungen Beteiligte halten. Es gibt jedoch eine Person, die durch die Patientenverfügung unter Umständen in einen sehr intensiven ethisch-moralischen Konflikt gerät: der Bevollmächtigte.

Im Zweifelsfalle kann er dazu tendieren, in seiner Entscheidung von den in der Verfügung festgelegten Willensäußerungen abzuweichen. Aus ethischer Sicht kann der Bevollmächtigte nicht dazu gezwungen werden, lebensrettende Maßnahmen zu verweigern oder zu widerrufen, wenn ihn dies in einen unlösbaren seelischen Konflikt stürzt. Daher ist es dem Bevollmächtigten nicht zuzumuten, entgegen seiner Überzeugung durch sein Handeln einen schweren gesundheitlichen Schaden oder gar den Tod bei einem anderen Menschen zu verursachen.

Sollte der Bevollmächtigte (obwohl er seiner Aufgabe als Bevollmächtigter durch seine Unterschrift in der Patientenverfügung zugestimmt hat) im akuten Fall in einen schweren Gewissenskonflikt kommen, so hat er eher sein Amt niederzulegen, als eine Entscheidung zu treffen, die er persönlich gemäß seinem Bezugsrahmen für richtig hält. In diesem Falle sollte eine gesetzliche Betreuung angeregt werden.

Dies soll als Hinweis dafür dienen, bei der Wahl des Bevollmächtigten solche Gewissenskonflikte im Voraus anzusprechen und auszudiskutieren, zum Wohle für den Verfasser wie auch für den Bevollmächtigten selbst.

11.4 Die Betreuungsverfügung im BVP-Konzept »beizeiten begleiten®«

Günther Schlott

Es ist wichtig, an dieser Stelle auf einen wesentlichen Unterschied zwischen der Vorsorgevollmacht und der Betreuungsverfügung hinzuweisen.

Wichtig

Die Vorsorgevollmacht ist der **»verlängerte Wille«** des Verfügenden. Die Vollmacht kann jederzeit vom Verfasser widerrufen werden.

Die gesetzliche Betreuung ist der **»ersetzende Wille«** auf dem Boden des früher geäußerten oder schriftlich verfügten mutmaßlichen Willens. Die Betreuung kann nicht widerrufen und nur über das Betreuungsgericht angefochten werden. Nach erfolgreich begründeter Anfechtung stellt das Betreuungsgericht in der Regel einen neuen gesetzlichen Betreuer.

Dieser Unterschied ist wichtig und spielt eine große Rolle bei der Erstellung einer Patientenverfügung. Die Vorsorgevollmacht als **»verlängerter Arm«** des Verfassers stellt sicher, dass zuvor festgelegte Angelegenheiten auch ohne Anwesenheit des Verfassers umgesetzt werden können. Viele Angehörige sind der Meinung, eine Vorsorgevollmacht würde ihnen alle darin festgelegten Rechte dauerhaft einräumen. Doch dem ist nicht so. Eine Vollmacht kann jederzeit mit einem Wort widerrufen werden. Ich möchte dies gerne an einem Paradebeispiel aus dem Bereich Altenpflege verdeutlichen.

Beispiel **»Ich traue dir nicht mehr!«**

Frau D. ist pflegebedürftig und zieht auf dringendes Anraten ihrer Tochter, welche die häusliche Pflege nicht mehr leisten kann, in ein Altenpflegeheim um. Bei Aufnahme ist Frau D. geistig noch recht rüstig, lediglich die körperlichen altersbedingten Einschränkungen machen ihr zu schaffen.

Frau D. verfasst zusammen mit ihrer Tochter für alle Fälle eine Vorsorgevollmacht, die ihrer Tochter die Übernahme der Angelegenheiten erlaubt. Frau D. fällt die Aufgabe ihrer Wohnung sehr schwer, sie fühlt sich zum Umzug in das Altersheim genötigt, sieht jedoch auch ein, dass ihre Tochter die Pflege nicht mehr leisten kann. Schweren Herzens stimmt sie dem Umzug zu.

Im Laufe der Monate machen sich bei Frau D. erste demenzielle Symptome bemerkbar. Sie verliert allmählich die räumliche und zeitliche Orientierung. Die Tochter von Frau D. ist besorgt, sieht jedoch keinerlei Anlass zur Beantragung einer

gesetzlichen Betreuung. Eine demenzielle Erkrankung wurde nie vom Hausarzt attestiert, offiziell ist Frau D. eine Bewohnerin, die alle Rechtsgeschäfte selbstständig und eigenverantwortlich abwickeln kann.
Aufgrund ihrer demenziellen Erkrankung verschlechtert sich das Verhältnis zur Tochter. Frau D. wirft ihrer Tochter vor, sie ins Pflegeheim abgeschoben zu haben. Die wahren Gründe hierfür hat sie bereits vergessen. Zudem ist Frau D. der Meinung, dass ihre Tochter nur aus finanziellen Motiven heraus gehandelt hat, sie will sie um ihr Geld bringen, gesteht ihr nur sehr wenig Taschengeld zu, um alles andere für sich zu behalten. Es kommt des Öfteren zum Streit.
Eines Tages eskaliert der Streit mit der Tochter. Frau D. kommt zur Verwaltung und verlangt die Herausgabe ihres gesamten, nicht unbeträchtlichen Taschengeldes. Sie will sofort ein Taxi und beabsichtigt, nach W. zu fahren, um ihre Schwester zu besuchen und dort unterzukommen. Ihre Schwester ist aber schon vor Jahren verstorben. Die Einrichtungsleitung erkennt die Gefahr und benachrichtigt die bevollmächtigte Tochter. Doch deren Bemühungen, Frau D. zum Bleiben zu bewegen, schlagen fehl. Unter Zeugen entzieht Frau D. in aller Deutlichkeit ihrer Tochter alle Rechte, über sie zu bestimmen. Sie könne allein entschieden und sie wird dieses Pflegeheim unter allen Umständen nun verlassen, ob man ihr nun ein Taxi ruft oder nicht.

Diese Situation stellt Tochter und Einrichtungsleitung vor ein Dilemma. Alle Beteiligten wissen, dass Frau D. an einer beginnenden, aber noch nicht sehr stark ausgeprägten Demenz leidet. Diese ist allerdings nie ärztlich bestätigt worden und Frau D. gilt als uneingeschränkt geschäftsfähig. Sie kann daher das Haus jederzeit verlassen und ihre eigenen Entscheidungen umsetzen.

Die Einrichtungsleitung kann Frau D. nicht aufhalten, eine Gewaltanwendung mit Freiheitsberaubung, etwa die Türe verschließen, ist undenkbar. Die Tochter ist kurzfristig nicht abkömmlich, um ihre Mutter im Gespräch zu überzeugen. Auch die Polizei könnte Frau D. nicht aufhalten, da keine akute Selbstgefährdung zu erkennen ist, ein Attest über eine geistige Einschränkung fehlt. Das Psychisch-Kranken-Gesetz (PsychKG) bietet hier zwar Möglichkeiten, doch sind die Anforderungen sehr hoch. Frau D. widerruft die Bevollmächtigung, die Tochter ist nun nahezu handlungsunfähig. Die Unterbringung durch einen Bevollmächtigten ist nur möglich, wenn diesem in einer Vorsorgevollmacht die Befugnis zur freiheitsentziehenden Unterbringung ausdrücklich eingeräumt wurde (§ 1906 Abs. 5 BGB).

An diesem Beispiel ist klar zu erkennen, wo eine Bevollmächtigung ihre Grenzen hat. Die Freiheit der Person ist ein so hohes Rechtsgut, dass sie nur aus besonders gewichtigem Grund angetastet werden darf (vgl. BVerfGE 45, 187 (223)). Die Einschränkung dieser Freiheit ist daher stets der strengen Prüfung am Grundsatz der Verhältnismäßigkeit zu unterziehen.

Frau D. konnte nur durch sehr intensive Gespräche mit den vertrauten Pflegepersonen und Telefonate mit der Tochter überzeugt werden, die geplante Fahrt nicht anzutreten. Nur weil die Tochter versprach, sofort in die Pflegeeinrichtung zu kommen und sich der Problematik persönlich anzunehmen, konnte Frau D. dazu bewegt werden, auf die Ankunft der Tochter zu warten. Solche Situationen sind im Alltag der Pflegeeinrichtungen keine Seltenheit.

Der Ausweg aus diesem Dilemma wäre die Beantragung einer gesetzlichen Betreuung und Übernahme derselben durch die Tochter. Ein Arzt müsste die demenzielle Erkrankung, die eine Geschäftsunfähigkeit von Frau D. nach sich zieht, attestieren. Damit wäre der Weg zur Beantragung einer gesetzlichen Betreuung frei. Die gesetzliche Betreuung ist nun nicht mehr der verlängerte, sondern der »ersetzende Wille«. Die Tochter hätte das Aufenthaltsbestimmungsrecht und könnte entsprechende Schritte einleiten, wenn sich Frau D. aus dem Heim entfernen möchte, um ihre verstorbene Schwester zu besuchen. Eine akute Selbstgefährdung wäre klar ersichtlich.

Infolgedessen kann der Rat an den Verfasser einer Patientenverfügung im Gesprächsbegleitungsprozess nur lauten, sich über die Bevollmächtigung hinaus auch Gedanken über eine Betreuungsverfügung zu machen. Eine Bevollmächtigung läuft dann Gefahr unwirksam zu werden, wenn sie vom Betreuten, der sich der Grenze der Entscheidungsfähigkeit nähert, noch im Zustand der offiziellen Geschäftsfähigkeit widerrufen wird. Kognitive oder psychische Erkrankungen verlaufen oft langsam und schleichend, und es ist für den Bevollmächtigten meist nicht zu erkennen, ab welchem Zeitpunkt die betreute Person durch eine Erkrankung dauerhaft geschäfts- und entscheidungsunfähig wird. Diese Feststellung muss immer durch einen fachlich dafür ausgebildeten Arzt erfolgen. Nähert sich der Verlauf der Erkrankung diesem Scheidepunkt, sollte auf Grundlage des ärztlichen Attests die Vorsorgevollmacht durch eine gesetzliche Betreuung ersetzt und ergänzt werden. Natürlich gilt die Bevollmächtigung auch im Zustand der Geschäftsunfähigkeit des Betreuten fort, doch zeigen diese Überlegungen, dass eine Bevollmächtigung durch einen spontanen Widerruf des Vollmachtgebers relativ einfach unwirksam werden kann.

Definition **Betreuungsverfügung**

Die Betreuungsverfügung ist eine Bitte und eine Aufforderung an das Betreuungsgericht, im Falle der notwendigen Einsetzung eines gesetzlichen Betreuers eine (oder mehrere) ganz bestimmte Person(en) bei der Ernennung zu berücksichtigen. An diesen Vorschlag ist das Betreuungsgericht grundsätzlich gebunden, sofern keine schwerwiegenden Gründe gegen die Einsetzung einer vorgeschlagenen Person vorliegen.

Oft lehnen Angehörige die Beantragung einer gesetzlichen Betreuung für den Bewohner einer Pflegeeinrichtung ab. Vorgeblich sind sie der Meinung, die erteilte Vollmacht wäre ausreichend. Dahinter verbirgt sich aber oft eine gewisse Hilflosigkeit: »Ich kann meine(n) Mutter/Vater doch nicht einfach so entmündigen?«

Das Wort »Entmündigung« wird auch heute noch von vielen Angehörigen verwendet, obwohl es im Grunde keine Relevanz mehr hat. Was früher die Entmündigung war, wird heute durch den Begriff der Betreuung beschrieben. Niemand wird also mehr entmündigt – der Mensch wird allenfalls »betreut«.

Der Gesetzgeber trägt mit der Neuregelung des Entmündigungsrechts dem Grundrecht Rechnung, dass die Würde des Menschen in jedem Stadium seines Lebens gewahrt bleiben muss. Wer früher entmündigt wurde, konnte selbst nichts mehr regeln. Er stand unter der Aufsicht eines vom Vormundschaftsgericht bestellten Vormunds bzw. Betreuers. Sämtliche Entscheidungen, auch solche des täglichen Lebens, traf der Vormund. Das Mündel war weitgehend rechtlos.

Eine Betreuung hingegen wird nur angeordnet, wenn und soweit sie erforderlich ist. Daraus ergibt sich, dass die Aufgabenkreise des Betreuers auf die tatsächlich betreuungsbedürftigen Bereiche beschränkt sind. § 1896 Abs. 3 BGB bestimmt, dass ein Betreuer nur für Aufgabenkreise bestellt werden darf, in denen die Betreuung erforderlich ist. Während früher umfassend entmündigt wurde, beschränkt sich der Aufgabenkreis des Betreuers auf die notwendigen Bereiche, in denen der Betreute seine Angelegenheiten selbst nicht mehr regeln kann. Das Betreuungsgericht muss in seinem Beschluss also möglichst konkret formulieren, für welche Bereiche eine Betreuung angeordnet wird.

Der Schritt hin zu einer gesetzlichen Betreuung geht oft mit den seelischen Nöten der Angehörigen einher. Hier sollte der Gesprächsbegleiter versuchen, das Konfliktpotenzial zu entschärfen. Nehmen Sie den Angehörigen die Angst, **gegen** den Betroffenen zu handeln. Betonen Sie, dass die Angehörigen mit diesem Schritt **für** den Betroffenen handeln und damit für mehr Rechtssicherheit im Ernstfall sorgen.

Wichtig

Wird ein Betreuer bestellt, bleibt die Geschäftsfähigkeit des Betreuten zunächst unberührt. Er bleibt voll geschäftsfähig. Er kann Geschäfte tätigen und Verträge abschließen.

Unabhängig von der Betreuung kann eine betreute Person aber aufgrund einer Erkrankung zeitweise oder dauerhaft geschäftsunfähig werden (§ 104 Nr. 2 BGB). Die Geschäftsunfähigkeit ist im Einzelfall mit Hilfe eines ärztlichen Gutachtens nachzuweisen.

Grundsätzlich gilt: Allein aus dem Vorliegen einer kognitiven Beeinträchtigung (z. B. einer demenziellen Erkrankung) oder einer psychischen Erkrankung (z. B. Depression oder Schizophrenie) folgt nicht automatisch, dass der Betroffene nicht selbstbestimmt entscheiden kann! Die Fähigkeit zur Selbstbestimmung kann nicht allein deshalb verneint werden, weil der Patient sich trotz vorliegender Diagnose nicht für krank hält; auch nicht allein deshalb, weil er eine empfohlene Behandlung ablehnt.

Der frühere fürsorgliche Paternalismus der Ärzte ist heutzutage vom Ideal der partizipativen Entscheidungsfindung, englisch auch »shared decision making« abgelöst worden. Die selbstbestimmte Entscheidung eines Menschen in gesundheitlichen Fragen wird durch die Aufklärung durch den Arzt möglich (»informed consent«). Die freie und informierte Einwilligung in eine medizinische Behandlung ist daher die notwendige Voraussetzung für jede therapeutische Maßnahme. Voraussetzung hierfür sind neben der umfassenden Informationsvermittlung die freie Entscheidung ohne Druck und das Vorliegen der Selbstbestimmungsfähigkeit.

Wichtig ist hier, auf den Unterschied zwischen den Begriffen »Selbstbestimmungsfähigkeit«, »Einwilligungsfähigkeit«, »Geschäftsfähigkeit« und »natürlicher Wille« hinzuweisen.

Die **Selbstbestimmungsfähigkeit** lässt sich aus rechtlicher Sicht mit dem Terminus **Einwilligungsfähigkeit** gleichsetzen. Mir persönlich ist der Begriff der Selbstbestimmungsfähigkeit sympathischer, da er nicht nur die Fähigkeit zur Einwilligung in medizinische Maßnahmen (»consent«) beinhaltet, sondern auch die Möglichkeit zur Ablehnung dieser Maßnahmen (»dissent«). In der Praxis hat dies große Bedeutung, wenn der Vorausplanende in eine indizierte Behandlung nicht einwilligt, sondern diese Maßnahme entgegen seinem vermeintlich gesundheitlichen Wohl selbstbestimmt ablehnt.

Aber auch bei Menschen, bei denen die Kriterien der Selbstbestimmungsfähigkeit nicht vorliegen, können valide Willensäußerungen beobachtet werden. Diese können verbal oder auch nonverbal erfolgen, etwa durch das Ausspucken von Tabletten, durch abwehrende Handbewegungen oder stimmliche Äußerungen. Solche Willensäußerungen werden aus rechtlicher Sicht oft als **natürlicher Wille** bezeichnet. Zu einem ethischen Konflikt kommt es immer dann, wenn der natürliche Wille zum ärztlichen Behandlungsvorschlag im Widerspruch steht. Diese Konstellation wird nicht nur in der stationären Altenhilfe, sondern häufig auch in den Einrichtungen der Eingliederungshilfe angetroffen.

Die Selbstbestimmungsfähigkeit ist ein normatives Konzept und findet ihre Entsprechung im rechtlichen Begriff der **Einwilligungsfähigkeit**. Davon zu unterscheiden ist der Begriff der **Geschäftsfähigkeit**. Hier werden höhere Anforderungen gestellt. Das bedeutet, auch wenn ein Betroffener geschäftsunfähig ist, also eine gesetzliche Betreuung vorliegt, kann er je nach Umständen doch einwilligungsfähig sein und sein Selbstbestimmungsrecht ausüben.

Info – Selbstbestimmungsfähig

Eine Person ist hinsichtlich einer medizinischen Behandlung dann selbstbestimmungsfähig, wenn folgende Kriterien in der Entscheidungssituation erfüllt sind:

- Informationsverständnis: Die Person kann durch entsprechende Aufklärung ein Verständnis davon entwickeln, worin die Risiken und die Chancen einer medizinischen Behandlung bestehen.
- Urteilsvermögen: Die Person kann die Risiken und Chancen der medizinischen Behandlung mit ihren eigenen Wertvorstellungen abgleichen und diese gewichten und bewerten.
- Einsichtsfähigkeit: Die Person kann erkennen, dass sie gesundheitlich eingeschränkt ist und dass die medizinische Maßnahme eine Möglichkeit zur Linderung ihrer Problematik darstellt, sie besitzt also Krankheits- und Behandlungseinsicht.
- Ausdrucksfähigkeit: Die Person kann aufgrund der Informationen eine Entscheidung treffen und diese verbal oder non-verbal zum Ausdruck bringen.

Dabei sollten wir immer im Hinterkopf behalten:

- Eine demenzielle Erkrankung oder andere kognitive Defizite können das Informationsverständnis oder die Urteilsfähigkeit beeinträchtigen.
- Eine psychische Erkrankung (z. B. eine Depression) kann die Einsichtsfähigkeit und damit die Entscheidungsfähigkeit beeinträchtigen.
- Beide Erkrankungen können im zeitlichen Verlauf stark variieren.

Im Falle der Notwendigkeit einer Zustimmung oder Ablehnung muss die Selbstbestimmungsfähigkeit eingestuft werden. Dies kann aber nur mit einem Ja oder einem Nein geschehen. Ein »bisschen eingeschränkt« in der Selbstbestimmung gibt es nicht. Die obigen Kriterien zur Selbstbestimmungsfähigkeit sind daher immer in jedem konkreten Fall und immer in Bezug auf eine konkrete medizinische Entscheidungssituation zu prüfen und zu bewerten. Bei einer einfachen Maßnahme kann die Frage evtl. mit Ja beantworten werden, bei einem hochkomplexen Sachverhalt in der medizinischen Behandlung evtl. mit Nein. Der natürliche Wille sollte hier immer mit berücksichtigt werden, insbesondere bei Menschen mit behinderungsbedingten Einschränkungen **(Prinzip der fähigkeitsbasierten Selbstbestimmung)**. Selbstbestimmungsfähigkeit und das Recht, auch etwas Unvernünftiges zu wollen, schließen sich gegenseitig nicht aus! Jeder Mensch hat ein Recht auf Krankheit!

Info – Geschäftsunfähigkeit

Geschäftsunfähig ist derjenige, der in einem Zustand, der die freie Willensäußerung ausschließt, rechtsgeschäftlich handelt. Die Geschäftsunfähigkeit führt dann dazu, dass ein Kaufvertrag nichtig ist und der Verkäufer keinen Anspruch auf den Kaufpreis geltend machen kann.

Hat das Betreuungsgericht im Bereich der Vermögenssorge die Betreuung angeordnet, benötigt der Betreute für rechtsgeschäftliche Aktivitäten die Einwilligung seines Betreuers. Er ist insoweit in seiner Geschäftsfähigkeit eingeschränkt.

Wenn es absehbar wird, das die altersbedingten kognitiven oder körperlichen Einschränkungen des Angehörigen eine dauerhafte Urteilsunfähigkeit nach sich ziehen, sollte über die Beantragung einer gesetzlichen Betreuung nachgedacht werden. Dieser Schritt wird im Gesprächsprozess nur theoretisch behandelt, es erfolgt keine Aufforderung zu handeln. Dennoch muss der Gesprächsbegleiter auf diese Situation vorbereitet sein.

Info – Die Schritte bei Einsetzung eines gesetzlichen Betreuers

1. Stellen Sie einen Antrag (bzw. eine »Anregung«) auf Einsetzung eines gesetzlichen Betreuers beim zuständigen Betreuungsgericht.
2. Begründen Sie den (formlosen) Antrag. Am dienlichsten ist hier eine Bestätigung des Hausarztes über eine dauerhafte Entscheidungsunfähigkeit (Attest).
3. Legen Sie, wenn möglich, eine früher vom Betroffenen verfasste Betreuungsverfügung bei. Alternativ erklären Sie ihr Einverständnis, die Betreuung selbst übernehmen zu wollen.
4. Das Betreuungsgericht entsendet einen Amtsarzt, der sich persönlich vor Ort von der geschilderten gesundheitlichen Situation überzeugt. Oft kommt der Richter oder die Richterin des Betreuungsgerichts selbst zu diesem Termin.
5. Das Betreuungsgericht entscheidet über den Antrag und setzt einen Gesetzlichen Betreuer ein. Es entscheidet ebenso über den Umfang der gesetzlichen Betreuung.
6. Das Betreuungsgericht bevorzugt in der Mehrheit der Fälle eine gesetzliche Betreuung durch einen nahen Angehörigen anstelle der Einsetzung eines Berufsbetreuers.
7. Beachten Sie, dass ein solcher Vorgang mehrere Wochen oder gar Monate dauern kann. Wenn die Zeit drängt, betonen Sie die Dringlichkeit des Ersuchens.

Der Verfasser einer Patientenverfügung mit Betreuungsverfügung sollte sich neben den rechtlichen Aspekten auch mit den ethisch-moralischen Aspekten befassen. Die gleiche Problematik stellt sich natürlich auch bei der Betreuungsverfügung. Allerdings kommt hier noch ein besonderer Aspekt zum Tragen: In der Bevollmächtigung wählt der Verfasser jene Menschen, die ihm geeignet erscheinen, seine Behandlungswünsche im Falle der (evtl. nur vorübergehenden) Entscheidungsunfähigkeit umsetzen zu können. In der Regel werden die als Bevollmächtigen eingesetzten Personen unreflektiert auch in der Betreuungsverfügung benannt.

Jedoch muss dies nicht so sein. Eine Bevollmächtigung kann auch durch Personen wahrgenommen werden, die nur im (kurzfristigen) Ernstfall einer vorübergehenden Entscheidungsunfähigkeit zur Verfügung stehen, etwa nach einem Unfall oder bei einer akuten Erkrankung. Dann sind diese Personen durchaus bereit, große Mühen auf sich zu nehmen, um den Betroffenen zu vertreten und seine Interessen wahrzunehmen.

Eine gesetzliche Betreuung, sofern sie nicht auf Zeit ausgesprochen wird, bezieht sich in der Regel auf die dauerhafte Urteilsunfähigkeit. Und dies bedeutet, dass die gesetzliche Betreuung mit mehr Zeitaufwand einhergeht. Es könnte sein, dass das in einer anderen Stadt lebende Kind zwar einer Bevollmächtigung zustimmt, die gesetzliche Betreuung aufgrund der eigenen knappen zeitlichen Ressourcen und dem räumlichen Abstand aber nicht übernehmen möchte. Der Verfasser einer Patientenverfügung sollte sich auch hierüber Gedanken machen.

Zudem kommt noch ein weiterer wichtiger Punkt in der Betreuungsverfügung zum Tragen. Bei der Bevollmächtigung wählt man für geeignet gehaltene Personen als Vertreter. Diejenigen, die man für nicht geeignet hält, werden nicht erwähnt. In der Betreuungsverfügung sollte man aber darüber hinausgehen. Hier sollten jene Personen namentlich benannt werden, die man für nicht geeignet hält, die eigene Betreuung zu übernehmen.

In der Regel hat derjenige, der eine Patientenverfügung erstellen möchte, mehrere Familienangehörige. Aber vielleicht stehen dem Verfasser nicht alle Angehörige gleich nahe. Oft gibt es familiäre Differenzen oder andere Gründe, warum eine Person nicht zum Bevollmächtigten eingesetzt wurde. Diese Entscheidung wird in der Bevollmächtigung nicht thematisiert. In der Betreuungsverfügung dagegen sollte eine klare Grenze gezogen werden. Machen Sie den Verfasser einer Patientenverfügung im Gesprächsprozess unbedingt darauf aufmerksam.

Der klare Ausschluss eines Familienangehörigen von der gesetzlichen Betreuung hat seine Gründe nicht unbedingt in einer Ablehnung der Person. Es können auch andere Gründe dafür sprechen, diesen Menschen auszuschließen.

Beispiel **»Folgende Personen sollen nicht mit der Betreuung beauftragt werden …«**

Herr G. möchte eine Patientenverfügung erstellen. Die Auswahl der Bevollmächtigten bereitet ihm keine Schwierigkeiten. Er hat einen Ehepartner, zwei Geschwister und vier Kinder. Zu den Geschwistern besteht seit dem Tode der Eltern jedoch kein sonderlich herzliches Verhältnis. Eines seiner Kinder leidet an einer psychischen Erkrankung. Herr G. möchte ausschließen, das im Falle seiner eigenen, vorübergehend oder dauerhaften Entscheidungsunfähigkeit, eines seiner Geschwister zum gesetzlichen Betreuer berufen wird. Ebenso möchte er sicher gehen, dass seine psychisch kranke Tochter nicht die Last seiner Betreuung tragen muss, da er um ihre seelische Stabilität fürchtet.

Herrn G. ist es sehr wichtig, dass seine Wünsche hinsichtlich einer möglichen Berufung eines gesetzlichen Betreuers in die Patientenverfügung Eingang finden. Er will sich eindeutig versichern, dass das Betreuungsgericht im Zweifelsfalle nicht die genannten Personen einsetzt. Aus diesem Grund wird die Vorlage der Betreuungsverfügung durch ein separates Blatt erweitert, welches in der Betreuungsverfügung genannt und als Anlage beigefügt wird.

Fazit

1. Denken Sie darüber nach, wie zuvor schon in der Vorsorgevollmacht, ob die vorgesehene Person für die Übernahme einer gesetzlichen Betreuung geeignet ist.
2. Die Aufgaben sollten mit der benannten Person abgestimmt sein.
3. Ein Ersatzbetreuer sollte benannt werden, falls die erstgenannte Person nicht verfügbar oder Willens ist, die Betreuung zu übernehmen.
4. Alle angegebenen Personen sollten mit vollem Namen, dem Verwandtschaftsverhältnis und allen Kontaktdaten zu benannt werden.
5. Benannt werden sollten ganz klar jene Personen, von denen keine Übernahme der gesetzlichen Betreuung gewünscht wird.
6. Besondere Wünsche hinsichtlich der Übernahme einer gesetzlichen Betreuung sollten zu Papier gebracht werden, etwa über die gewünschte Dauer oder der Beschränkung auf bestimmte Bereiche der Betreuung.

Im folgenden Kapitel widmen wir uns dem zweiten Teil der Patientenverfügung nach dem BVP-Konzept »beizeiten begleiten®«, jenem Teil, der von den Betroffenen oft als die »eigentliche« Patientenverfügung wahrgenommen wird, so wie sie früher verstanden wurde.

12 Die »eigentliche« Patientenverfügung

Günther Schlott

12.1 Ausflug in die Welt der Narrationen

Willkommen in der Welt der Narration! Geschichten über Geschichten. Faszinierend, spannend, herausfordernd, belehrend oder weise, von Wahrheit durchtränkt, mal langatmig, mal kurzweilig, aber immer fesselnd. Welche Relevanz haben die Narrationen beim Thema Vorsorgeplanung?

Definition **Narration**

Eine Narration ist im Grunde nichts weiter als eine Erzählung. Vom lateinischen Wort »narratio« herkommend, ist es eine Form der Darstellung. Man versteht darunter die mündliche oder schriftliche Wiedergabe eines bestimmten Geschehens.

Eine Narration ist sowohl der Vorgang des Erzählens wie auch das Ergebnis des Erzählens, die Erzählung selbst. Und hier trifft sich die Narration mit der Interpretation, für die gleiches gilt: Der Akt des Deutens wie auch die Deutung selbst.

Der Sinn einer Narration besteht darin, die Geschehnisse in einen bewertenden Bezug zu Zeit und Raum zu setzen. Im Grunde lässt die Narration diesen Rahmen überhaupt erst entstehen. Eine Narration liefert den Sinn, in dem sie Geschehnisse in einem Bezugsrahmen einordnet und gleichzeitig die Interpretation der Geschehnisse liefert.

Eine Narration ist keine »Wahrheit«. Niemand sollte einen solchen Anspruch stellen, denn dann geht man der Narration auf den Leim. Eine gute und taugliche Narration sollte aber ausschließlich aus wahren Einzelheiten bestehen. Diese wahren Einzelheiten werden in der sinnstiftenden Narration zusammengefügt und erzählen nun keine »wahre«, aber auf wahren Elementen beruhende Geschichte. Und weil es so viele »wahre« Einzelheiten in einem Leben gibt, kann man daraus ganz verschiedenen Narrationen basteln. Keine ist »wahr«, aber alle wahrhaftig.

Ich denke, die »Tauglichkeit« einer Narration muss sich am Nutzen für den Erzähler messen lassen: Beeinflusst die Narration unser Denken und Fühlen positiv im Sinne einer ganzheitlichen psychischen Gesundheit? Oder: Destabilisiert eine Narration unser inneres Bezugssystem? Im ersten Falle ist dies eine »gute«, weil nützliche und stabilisierende Narration, im zweiten Falle sollte unter Umständen an der Narration gearbeitet werden, eine andere Auswahl von »wahren« Elementen in unserer Lebensgeschichte getroffen werden und die Geschichte mit einer anderen Konnotation erzählt werden.

Hier ist auch die Grenzlinie zur Fiktion: Eine Fiktion ist eine Erzählung, die, auch wenn der Erzähler dies anders beteuern sollte, zumindest in Teilen, frei erfunden ist. Geschichten sind also ein Gewebe aus Geschehnissen. Eine Fiktion mag Wahrheitswert beanspruchen, ist aber frei erfunden. Eine Narration mag ebenfalls Wahrheitswert beanspruchen, ist aber im Grunde keine Wahrheit, sondern besteht aus sorgfältig arrangierten und interpretierten wahren Begebenheiten unseres Lebens.

Es kommt darauf an, was und wie es erzählt wird. Eine Narration transportiert sowohl Inhalt als auch den Subtext, auf den es beim Sinnstiften in erster Linie ankommt. Um diesen sinnstiftenden Subtext optimal zu gestalten, kommt es auf den interaktiven Zusammenhang an zwischen der Zeit, in der das Erzählte spielt, im Verhältnis zu derjenigen Zeit, in der das Geschehen erzählt wird. Das Erzählte soll ja schließlich in uns bekannte Kategorien eingeordnet werden. Dies gibt Halt, formt unseren Blick auf unsere Persönlichkeit und daraus resultiert unsere Ansicht auf den Sinn und den Erfolg unseres Lebens.

Wichtigstes Unterscheidungskriterium zwischen einer gelungenen Narration und einer Fiktion ist wohl das »Bauchgefühl«. Dieser herrlich schwammige Begriff wird oft bemüht, in diesem Zusammenhang, aber zu Recht. Den Menschen ist eine Art unbewusster Qualitätskompass zu eigen, mit dem sie zwischen glaubwürdig und unglaubwürdig unterscheiden können, und dies nicht unbedingt anhand überprüfbarer Fakten.[40]

Hören wir eine gelungene Narration, erkennen wir instinktiv den »Wahrheitsgehalt« des Erzählten anhand des Subtextes und glauben diese Geschichte. Und noch mehr: Wenn wir unsere Narrationen oft genug erzählen, glauben wir sie sogar selbst. Kein Wunder, bestehen sie doch aus wahren Elementen. Wir überzeugen anhand von

[40] Literaturempfehlung: Kahnemann D (2012): Schnelles Denken, langsames Denken. Siedler Verlag, München

Narrationen nicht nur die Umwelt, sondern auch uns selbst. Und dies ist ein durch und durch akzeptables Vorgehen. Es ist eine der stärksten Waffen, die wir haben, um unserem Leben Sinn zu verleihen, das Positive hervorzuheben und die dunklen Seiten auf den ihnen zustehenden Platz im Unterbewusstsein zu verweisen. Hier haben wir die Deutungshoheit, hier können wir interpretieren, wer wir sind, was wir machen und wie das zu bewerten ist. Wir ändern mit einer Narration die Wertigkeit der Geschehnisse, interpretieren sie etwas anders und setzen andere Prioritäten. Dadurch entsteht ein anderer Blick auf unsere Persönlichkeit. Im Idealfalle sind wir deutlich stolzer auf unsere Lebensleistung, sehen uns in einem positiveren Licht und fühlen uns besser in der Welt.

Denn es kommt oft genug vor, dass die Narrationen nicht sonderlich gut, das heißt nicht sonderlich wohltuend für die eigene Psyche, gelungen sind. Dann kann es vorkommen, dass bestimmte »wahre« Einzelheiten in unserem Leben, unserer Vergangenheit, zwar sinnstiftend, aber sehr destruktiv erzählt werden. Dass die dunklen Seiten der Seele betont werden, das eigene Scheitern im Angesicht der allzu unkooperativen und ungerechten Umwelt hervorgehoben wird und wir uns als Opfer der widrigen Umstände sehen. Das Schicksal hat nur das Schlechteste für uns bereitgehalten, unsere Narrationen sind eine Anklage gegenüber Gott, der Welt, den Umständen und dem ungerechten Schicksal, gegen das man sich nicht wehren kann. Wir versinken in der Düsternis des Lebens, beklagen unser Schicksal und benutzen diese Narrationen, um unsere Ohnmacht und Hilflosigkeit hervorzuheben. Sinn und Zweck des Ganzen: Wenn ich mich gegenüber der Welt sowieso nicht behaupten kann, weil ich zu klein und zu schwach bin, dann brauche ich mich auch künftig gar nicht mehr anzustrengen. »Fordert nicht so große Sachen von mir, ich kann das nicht leisten.« Oder: »Ich könnte das ja leisten, weil ich im Grunde groß und stark bin, nur verkannt, nur will mir das keiner glauben, alle blockieren meine Versuche, gönnen mir meinen Erfolg nicht, wollen mich nicht ins Licht lassen. So, dann strenge ich mich auch in Zukunft nicht mehr an, das hat ja bei mir alles keinen Sinn. Lasst mich endlich in Ruhe! Sagt mir nicht dauernd, was ich zu tun habe, tun soll, es klappt ja eh nicht. Ich bin so geboren, verdammt in dieser ungerechten Welt, es gibt keinen Weg hinaus ins Licht, also bleibt mir vom Hals mit diesen unsinnigen Forderungen, ihr quält mich nur damit, und das wahrscheinlich mit Absicht, oder etwa nicht?«

Sie sehen, auch düstere Narrationen voller Verbitterung und depressiver Stimmungen erfüllen letztendlich einen Zweck. Es gibt keine sinnfreie Narration, denn in diesem Falle wäre es eine Fiktion. Jede Geschichte, die wir über uns erzählen, hat einen Sinn, einen Zweck, nichts wird grundlos erzählt, auch wenn dieser Sinn nicht gleich offen zutage tritt. Da wir mit der Zeit unsere Narrationen glauben und uns selbst überzeugt haben, stecken wir nun einem Dilemma fest: Geben wir unsere Narrationen, die in der Folge auch unser Denken und Fühlen beeinflussen, auf, müssen wir Schwerstarbeit leisten. Eine neue Konstruktion erfordert bewusstes Herangehen und eine positive Anstrengung, wenn man gewöhnt ist, alles in negative Zusammenhänge zu stellen. Aber wir haben auch die Wahl, zurückliegenden Begegnungen mit anderen Menschen Positives abzugewinnen, auch wenn es nicht immer auf den ersten Blick erkennbar ist. Im Erzählen und Interpretieren sind wir frei, freier jedenfalls als im Handeln.

Genau hier setzt die Narrative Psychologie an, entwickelt »Narrative Therapien«, um den Umdenkungsprozess einzuleiten, zu begleiten und nachhaltig zu fördern. Denn in jedem Leben gibt es unzählige »wahre« gute Begebenheiten, die bedauerlicherweise in der bisherigen Narration gar nicht vorkommen. Diese wurden, warum auch immer, unter den Teppich gekehrt, hätten die Kongruenz und Kohärenz der sorgfältig konstruierten Geschichte nur gestört.

Also versucht man in der narrativen Therapie, den Menschen eine ganz andere Geschichte erzählen zu lassen. Die positiven Elemente in der Lebensgeschichte werden identifiziert, zu einer neuen Erzählung zusammengefügt, eine neue, positive Narration geschaffen. Auf der Grundlage der als gut erlebten Geschehnisse wird neu erzählt, immer wieder. Allmählich glaubt der Mensch diese Narration, überzeugt sich selbst und glaubt plötzlich, dass er sehr wohl kann und auch will, da er das in der Vergangenheit ja schon unzählige Male bewiesen hat. Allmählich gesundet die Seele, die Psychohygiene ist wieder hergestellt, die Auswirkungen auf die emotionale Stabilität sind enorm. Und wie gesagt: In eine taugliche Narration gehören nur »wahre« Elemente, keine Fiktionen.

Man kann dies auch ganz profan als »Lebenseinstellung« bezeichnen. Man sollte aber wenigstens wissen, wie diese prägenden Lebenseinstellungen entstehen: Zum großen Teil durch Narrationen. Welche Antwort kann man auf die bekannte Frage »Wie geht es dir?« geben.

Es gibt vor dem Hintergrund der Narration im Grunde nur eine Antwort: »Gut. Sehr gut. Wie immer!« Nun gut, es zwickt hier und da, alles läuft ein wenig langsamer und beschwerlicher, einverstanden, aber das ist nicht die Definition meiner selbst. Ich selbst bin zeitlos, alterslos, war schon immer so. Ich habe mich nicht verändert, nicht seit ich denken kann. Mir geht es fast immer gut. Ok, ok, es gibt da auch die dunklen Seiten, aber darüber möchte ich keine Geschichte erzählen. Das macht ja keinen Spaß. Es ist besser, nach einem großen Kaffee den nächtlichen Brummschädel abzuschütteln, vorsichtig aus dem Fenster zu schielen auf das Draußen, voll erwachendem Interesse den neuen, noch frischen Tag zu begutachten und es angehen zu lassen. Auch wenn ich das Gesicht im Spiegel nicht so ganz erkenne: Das kann nicht ich sein, so verquollen und verknittert bin ich nämlich gar nicht, vor allem nicht so alt. Ich bin viel jünger und gutaussehender und kräftiger und … Aber ich begrüße das Knittergesicht dennoch, schön, Ihre Bekanntschaft zu machen, kann leider nicht bleiben, muss mich aufmachen in diesen Tag, ich bin schon ganz neugierig, was dieser trübe Tag bringt, ob und wie viel Sonnenschein er bereit hält. Und wenn nicht, dann wird es morgen sicherlich besser. Es wird immer besser. Sagt die Wahrscheinlichkeit. Wie bitte? Ich meinte **meine** Wahrscheinlichkeit. Punkt! Also dann ...

Es ginge auch anders, klar. Aber das macht, wie bereits erwähnt, keinen Spaß. Und warum sollte man sich eine Geschichte erzählen, die keinen Spaß macht? So ein Unsinn. Wenn ich mir glaube, dann glauben die Anderen mir vielleicht auch. Also, erzählen Sie Ihre Geschichte, deuten Sie um, was Ihnen nicht gefällt. Bleiben Sie bei »wahren« Begebenheiten, aber schmücken Sie die Geschichte aus, fügen Sie etwas Drama hinzu und lassen Sie das eine oder andere Schandfleckchen weg. Biegen Sie die Fakten ein klein wenig zurecht, damit diese mit der Auffassung, die Sie von sich selbst haben und einem wünschenswerten Zukunftsentwurf von Ihnen zusammen passen. Viel Spaß dabei! Und vergessen Sie nicht: Auch dieses Buch ist eine Narration!

Ein ganzer Zweig der Psychologie beschäftigt sich diesen Erzählungen. Man nennt dies die Narrative Psychologie. Jedem Interessierten sei ein weiteres Schmökern in diesem überaus interessanten Bereich angeraten. Die Narrative Psychologie hat sich in den frühen achtziger Jahren aus der Kritik an der klassischen Psychologie entwickelt. Man warf den klassischen, meist naturwissenschaftlich geprägten Ansätzen vor, sich zwar mit der kognitiven Leistungsfähigkeit des Menschen zu befassen, nicht aber mit der viel wichtigeren Konstruktion von Sinn und Bedeutung.

Die Narrative Psychologie geht davon aus, dass Menschen ihrem Leben Sinn und Bedeutung verleihen, indem sie Erlebnisse in Form von Geschichten und Erzählungen wiedergeben. Einzelne Lebensereignisse sind nicht a priori miteinander verbunden. Verbindungen und Plausibilität werden vielmehr erst im Prozess der Narrativierung vom Subjekt geschaffen.

Ausgangspunkt für eine Erzählung sind weder die Fakten, noch der Glaube daran, dass es wirklich so war, sondern die aktuelle Präsenz des erzählenden Subjekts in Raum und Zeit. Erzählungen sind sodann nicht das zwangsläufige Ergebnis einer wie auch immer gearteten Vergangenheit, sondern der Versuch des Erzählers, aus der Perspektive des hier und jetzt eine – für den Zuhörer und sich selbst – kohärente Geschichte zu formulieren. Das besondere Interesse der Narrativen Psychologie gilt dabei den Erzählungen einer Person über sich selbst, also ihrer Konstruktion des Selbst und somit der eigenen Identität. Personen, die in ihrem Lebenslauf ein kritisches Lebensereignis oder ein Trauma erlitten haben, sind dadurch oft in ihrem Identitätserleben beeinträchtigt, ebenso aber auch Personen mit altersbedingten Einbußen. Mit einem angeleiteten Lebensrückblick oder einer Lebensrückblickstherapie kann die

Person ein kohärentes Narrativ ihrer Lebensgeschichte erreichen und ihre Identität festigen.[41]

> ***Hinweis***
>
> Im Zusammenhang mit der Patientenverfügung geht es nun um ganz spezielle Narrationen: Sinnstiftende Geschichten über uns, unser Leben, was uns widerfahren ist und welche Schlüsse (Interpretationen) wir daraus gewonnen haben.

Im Prozess der Gesprächsbegleitung stoßen wir auf unzählige, höchst interessante Narrationen.

12.2 Geschichten über Geschichten: Der »Wertebogen«

Lernen wir die Narrationen, diese Konstruktionen von Sinn und Bedeutung nun ganz real kennen. Der Bogen, der in der Patientenverfügung im Konzept »beizeiten begleiten®« mit der Überschrift »Einstellungen zu Leben, schwerer Krankheit und Sterben« bezeichnet wird, ist das zentrale Element der Patientenverfügung. Wir nennen ihn im Folgenden nur kurz den »Wertebogen« (▸ Abb. 15), da hier die persönlichen und individuellen ethischen und moralischen Werte des Betroffenen erfasst werden.

Während in den herkömmlichen Patientenverfügungen, meist über ein Ankreuz-Verfahren, eine Auswahl von bereits vorgegebenen Antwortmöglichkeiten getroffen wird, wird im Konzept »beizeiten begleiten®« sehr viel Wert auf die Erfassung der allgemeinen Einstellungen zu Leben und Sterben gelegt. Da bei der Idee von BVP der Gesprächsprozess im Vordergrund steht, findet BVP hier seinen originären Niederschlag.

Der Wertebogen stellt eine Möglichkeit zum Freitext dar. Er soll dem Verfasser einer Patientenverfügung den nötigen Raum geben, seine Gedanken und Einstellungen bezüglich seiner letzten Lebensphase frei und ohne textliche Einschränkungen äußern zu können. Im freien Gespräch sollen die allgemeinen Einstellungen zum Leben und zum Einsatz medizinischer Maßnahmen bei schwerer Erkrankung ermittelt werden. Dies dient der Klärung des Lebenswillens sowie bedingter Behandlungsziele. Adressaten sind die Bevollmächtigten in einer Entscheidungssituation, oder auch Ärzte und Gesetzliche Betreuer, die den Vorausplanenden nicht so genau kennen.

---

[41] Vgl. Maercker A & Forstmeier S (Hrsg.) (2013): Der Lebensrückblick in Therapie und Beratung. Springer Verlag, Berlin

Einstellung zu Leben, schwerer Krankheit und Sterben

Wie gerne leben Sie?

Welche Bedeutung hat es für Sie, (noch lange weiter) zu leben?

____

____

____

Wenn Sie ans Sterben denken – was kommt Ihnen dann in den Sinn?

Wenn ich Ihnen sagen könnte, dass Sie heute Nacht friedlich einschlafen und morgen nicht mehr aufwachen werden – was würde das jetzt in Ihnen auslösen?

____

____

____

Darf eine medizinische Behandlung dazu beitragen, Ihr Leben in einer Krise zu verlängern? Welche Belastungen und Risiken wären Sie dazu bereit, in Kauf zu nehmen?

Sind in diesem Zusammenhang Erfahrungen bei Ihnen oder anderen Personen mit konkreten Erkrankungen oder Behandlungen von Bedeutung?
Gibt es Umstände, unter denen die Verlängerung des Lebens für Sie kein Behandlungsziel mehr wäre?

____

____

____

12

Beispiele für Situationen, in denen Sie nicht mehr lebensverlängernd behandelt werden wollen

Welche Sorgen oder Ängste bewegen Sie, wenn Sie an künftige medizinische Behandlungen denken? Was darf auf keinen Fall geschehen?

____

____

____

Gibt es religiöse, spirituelle oder persönliche Überzeugungen oder kulturelle Hintergründe, über die zu sprechen Ihnen in diesem Zusammenhang wichtig ist?

____

____

____

Datum, Name, Vorname, Handzeichen ______________________________ © 3/2017

Abb. 15: Wertebogen (in Anlehnung an das Projekt »beizeiten begleiten®«)

Der Wertebogen hat drei grundsätzliche Ziele

- Zum einen dienen die Ausführungen als Grundlage für die dann folgende Planung konkreter medizinischer Entscheidungssituationen (Kongruenzprüfung der Entscheidungen).
- Zum zweiten dienen die Ausführungen im späteren Anwendungsfall als Orientierung bei medizinischen Situationen, die nicht explizit von der Vorausverfügung abgedeckt sind (Ermittlung des mutmaßlichen Willens).
- Zum dritten gibt ein gut ausgefüllter Wertebogen dem Bevollmächtigten wie auch dem behandelnden Arzt eine nicht zu unterschätzende emotionale Sicherheit, welche Werte der Vorausplanende für sich selbst als wichtig erachtet. Dies hilft, auch schwer nachvollziehbare Entscheidungen mittragen zu können.

In einem BVP-Konzept liegt der Fokus immer auf dem Gesprächsprozess, nicht auf dem schriftlichen Dokument, das nur Ausdruck eines solchen Prozesses sein soll. Natürlich kommt der schriftlichen Dokumentation erhebliche Bedeutung zu, das Erleben von Autonomie und Würde aber manifestiert sich nur im persönlichen freien Gespräch. Es kann gar nicht genug betont werden, dass der Gesprächsabschnitt mit dem »Wertebogen« der zentrale und wichtigste Teil der Patientenverfügung ist. Ein korrekt und umfangreich ausgefüllter Wertebogen dient zur späteren Validierung der Patientenverfügung, der Kongruenzprüfung, ob die späteren Entscheidungen mit den zuvor geäußerten Wertvorstellungen in Übereinstimmung stehen. Er stellt hohe Anforderungen an die kommunikative Kompetenz des Gesprächsbegleiters.

Der Wertebogen ist der intensive Einstieg in die Ermittlung von Behandlungswünschen und benötigt am meisten Zeit für die Diskussion. Nachdem im einführenden Teil des Gespräches (▶ Kap. 10.2) der Gesprächsbegleiter einen relativ großen Redeanteil hatte, ist nun die Zeit gekommen, zuzuhören. Dieser Gesprächsabschnitt gehört ganz dem Verfasser der Verfügung. Dieser wird durch die Fragen aufgefordert, seine Narrationen zu erzählen. Wenn im ersten Gesprächsabschnitt das erste Eis aufgetaut und es dem Gesprächsbegleiter gelungen ist, eine emotionale Bindung zu seinem Gegenüber aufzubauen, werden nach anfänglichem Zögern die Betroffenen zu erzählen beginnen. Sinnvoll ist es, diesen Abschnitt nur ganz kurz zu umschreiben: »Wir wollen nun versuchen, an ganz konkreten Beispielen herauszufinden, was für Sie das Leben lebenswert macht und wo die Grenzen sind, ab denen es für Sie nicht mehr lebenswert erscheint. Dazu möchte ich Ihnen ein paar Fragen stellen. Die erste Frage lautet: Wie gerne leben Sie?«

Die meisten Menschen, die eine Patientenverfügung verfassen wollen, sind ergebnisorientiert. Sie kommen mit einer bestimmten Absicht, nämlich eine Verfügung zu erstellen und zu unterschreiben, die ihre Behandlungswünsche beinhaltet. Am häufigsten ist die Vorstellung anzutreffen, durch ein Ankreuzverfahren geführt zu werden und Erläuterungen zu den einzelnen Punkten zu erhalten. Daher sind die meisten Menschen etwas überrascht, dass jemand ihre Lebensgeschichte hören möchte. Ermuntern Sie Ihr Gegenüber, genau dies zu tun. Wenn jemand ein echtes Interesse an seiner Lebensgeschichte und den zentralen Punkten seiner Überzeugungen hat, so ehrt dies den Menschen und schafft Vertrauen. Zeigen Sie dieses echte Interesse und adeln Sie so Ihr Gegenüber. Sie werden nun ganz erstaunliche und spannende Narrationen hören. Danken Sie Ihrem Gegenüber, dass Sie das hören dürfen. In der Tat werden Sie Dinge zu hören bekommen, die dieser Mensch bislang vielleicht niemandem erzählt hat. Ganz einfach, weil er nie danach gefragt wurde. Wenn Ihr Gegenüber sich Ihnen öffnet, haben Sie den wichtigsten Schritt zur Erstellung einer validen (gültig, zuverlässig) Patientenverfügung schon gemacht.

Wichtig **Beim Wertebogen verwenden Sie hauptsächlich zwei Gesprächstechniken**

- Die Förderung der narrativen Erzählung (»Erzählen Sie bitte einmal …«)
- Die vertiefende Exploration (»Das ist ja interessant! Was meinen Sie damit genau?«)

Hier sind die kommunikativen Fähigkeiten des Gesprächsbegleiters ganz besonders gefragt. Als Gesprächsbegleiter müssen Sie sich nun in einen schwierigen Zustand versetzen: Zum einen hören Sie aufmerksam und mit echten Interesse einfach nur zu. Zum anderen müssen Sie das Gehörte gleichzeitig auf einer abstrakten Ebene verarbeiten und einordnen können.

Zunächst ist es dienlich, Ihr Gegenüber zum Erzählen zu ermutigen. Im weiteren Verlauf des Gesprächs müssen Sie aber die Narrationen lenken, auf jene Themen nämlich, die zur Erstellung der Patientenverfügung unabdingbar sind. Sie müssen jene Elemente herausgreifen und isolieren, die auf die später zu entscheidenden Situationen hinweisen.

Wichtig **Sie müssen lenkend eingreifen**

Wenn Sie die Narrationen nicht lenken können, verlieren Sie schnell den Faden und die Kontrolle über den Gesprächsverlauf. Halten Sie sich dazu streng an die vorformulierten Fragen. Sie sind äußerst hilfreich, um dem Gespräch eine Struktur zu geben.

Wenn die Narrationen ihres Gegenübers ausufern, nutzen Sie eine kleine Pause, um wieder zum Fragenkatalog zurückzukehren. Die vorformulierten Fragen sind deshalb so wichtig, weil Sie nun nicht auf einer dritten Ebene denken müssen (»Was wäre eine geschickte Formulierung, um die von mir beabsichtigten Inhalte zu fördern?«). Blicken Sie auf den Wertebogen und nehmen Sie die nächste Frage in Angriff. Ihr Gegenüber wird das Ablesen akzeptieren, denn so wird er daran erinnert, dass dieses Gespräch ein bestimmtes Ziel hat und der Gesprächsprozess voranschreitet. Sollten Sie Wichtiges im Schwarm der Narrationen erkennen, so unterbrechen Sie den Redefluss mit einer bestärkenden Frage: »Das ist ein interessanter Punkt. Können Sie das noch ein wenig vertiefen?« Hier geht es um die aktive Exploration der Antworten, wobei man sich vorsichtig in die Tiefe vortastet.

Tipp

Halten Sie sich an den Leitfaden! In dieser Phase sind Sie als Gesprächsbegleiter auf der Suche nach den für die Verfügung relevanten Aspekten. Halten Sie den Gesprächsfluss Ihres Gegenübers möglichst nahe an diesen Aspekten. Der Leitfaden geben Ihnen die vorformulierten Fragen vor.

Machen Sie sich deutlich, dass die fünf vorformulierten Frageblöcke alle einen einzigen Sinn verfolgen: Herauszufinden, wo der Betroffene steht im Hinblick auf seine Lebensqualität, seinen Lebenswillen und seine Bereitschaft sein Leben durch medizinische Behandlungen zu verlängern. Was hält ihr gegenüber am Leben? Was ist es, das das Leben für Ihr Gegenüber lebenswert macht? Bedenken Sie dabei: Nicht das WAS ist wichtig, sondern WIE wichtig ist es und WARUM? Sie brauchen die Gewichtung zum späteren Abwägen der Möglichkeiten.

Bei der schriftlichen Dokumentation achten Sie bitte darauf, dass Sie nur in der ersten Person Singular schreiben. »Ich lebe sehr gerne und habe noch viel vor.« Denken Sie daran, Sie zitieren den Vorausplanenden. Verwenden Sie ganze Sätze, keine Schlagworte wie »Schrecklich!« Besser wäre: »Für mich wäre es schrecklich, wenn ...«

Im ersten Frageblock (Wie gerne leben Sie? Welche Bedeutung hat es für Sie (noch lange weiter) zu leben?) wird die Grenze zum Lebenswerten auf positive Art erkundet. Sie fragen nach dem Lebenswillen, wollen herausfinden, welche Ziele Ihr Gegenüber in seinem verbleibenden Leben noch hat und welche Vorstellungen er noch umsetzen möchte. Es ist die positive Beschreibung dessen, was für Ihr Gegenüber das Leben lebenswert macht.

Lassen Sie ihn dabei ruhig recht konkret und beispielhaft werden. Es geht um jene kurzen und knappen Sätze, die eine einzige klare Aussage beschreiben und dabei doch stellvertretend für eine ganze Lebenseinstellung sind.

Beispiel **»Früher war ich Bergsteigerin ...«**

Auf meine Frage »Was beutet »Leben« ganz konkret für Sie?«, kam als Reaktion sehr spontan: »Leben bedeutet für mich Bewegung. Wissen Sie, ich war früher Bergsteigerin und nutze auch heute noch jede Möglichkeit, in die Natur zu gehen ...« Deutlicher kann man die Bedeutung des Aspektes Mobilität im Alter nicht herausarbeiten.

Eine weitere Antwort auf diese Frage ist mir ebenfalls im Gedächtnis geblieben. Ein Herr, der lange Jahre als Journalist gearbeitet hatte, sagte wie aus der Pistole geschossen: »Leben bedeutet für mich Schreiben. Wenn ich nicht mehr schreiben kann, ist das Leben für mich nicht mehr lebenswert. Ich habe keine Angst vor dem Rollstuhl, wenn ich dann noch schreiben kann.« Hier sehen Sie ebenfalls einen überaus deutlichen Hinweis darauf, welche Bedeutung der Aspekt der kognitiven Integrität für diesen Menschen bei seinen späteren Entscheidungen hat.

Eine Dame, die dauerhaft an den Rollstuhl gefesselt war, sagte: »Reisen. Leben bedeutet Reisen und Neues sehen. Zum Glück holen mich meine Kinder immer ab und fahren mit mir an den Bodensee. Wenn ich nur noch ans Bett gefesselt wäre und nicht mehr raus käme, wollte ich nicht mehr weiterleben.« Auch diese Aussage spielte bei den späteren Entscheidungen im Falle der dauerhaften Bettlägerigkeit eine große Rolle.

Menschen mit starken familiären Bindungen betonen vielleicht die sozialen Bezugssysteme. Hier könnten Sie auf Aussagen stoßen wie: »Leben, das sind meine Kinder und Enkel. Ich lebe für meine Familie. Solange sie mich besuchen kommen, möchte ich noch weiterleben.«

Fazit

Im ersten Frageblock geht es darum herauszubekommen, was für eine Art Mensch Sie vor sich haben. Introvertiert oder extrovertiert, Einzelgänger oder Familienmensch, im Alter vereinsamt und depressiv gestimmt oder mit unbändigem Lebenswillen erfüllt. Solche Aspekte sind es, die Sie aus den Narrationen herauszuschälen versuchen.

Im zweiten Frageblock (»Wenn Sie ans Sterben denken – was kommt Ihnen dann in den Sinn? Wenn ich Ihnen sagen könnte, dass Sie heute Nacht friedlich einschlafen und morgen nicht mehr aufwachen werden – was würde das jetzt in Ihnen auslösen?«) nähern Sie sich der Thematik nicht mehr auf die positive Art, sondern gehen das Thema von einer anderen Seite aus an. Sie springen von einen Extrem zum anderen, fragen nach dem Verhältnis des Vorausplanenden zu Sterben und Tod. Die Fragen zielen darauf ab, was dieser Mensch im Angesicht des sicheren Todes im Grunde seines Herzens bedauern würde. Was hätte er noch erleben wollen? Was würde er bedauern, nicht gesagt oder getan zu haben? Wie würde er auf die Nachricht reagieren, wenn der Tod unmittelbar bevorstünde?

Hier können Sie behutsam nachfragen: »Was würden Sie vermissen?« oder auch, je nach Situation: »Hätte ein plötzlicher Tod für Sie etwas verlockendes?«

Üblicherweise reagieren Menschen auf die Nachricht, dass der Tod unmittelbar bevorsteht, mit einem ganz bestimmten Schema: Schock, Widerstreben, Verleugnung, Verdrängung. Später dann mit Trauer und Tränen, aber mit allmählichem Akzeptieren der unvermeidlichen Tatsache. Auch dies ist ein sehr interessanter Punkt, der bei manchen Menschen erstaunliche Reaktionen hervorruft.

Beispiel **»Wenn ich morgen sterben würde, …«**

Ich erinnere mich an eine Dame, die in ihrer Narration lange und ausführlich erklärt hatte, was sie am Leben erhält und wie gern sie lebt, was sie in ihrem Leben noch alles vorhat.
Umso erstaunter war ich, als sie im zweiten Fragenblock ohne jeden inneren Zweifel erklärte: »Wenn ich morgen sterben würde, dann wäre das in Ordnung. Ich habe so viel erlebt, dass ich mit gutem Gefühl gehen kann. Wenn der Herrgott mich heute Nacht holen will, würde ich nichts bedauern.« Diese Dame scheute erwartungsgemäß in den späteren Festlegungen keine noch so riskante medizinische Behandlung und hatte auch keine Angst vor deren Folgen. Dagegen zog sie sehr strikte Grenzen im letzten Teil der Verfügung, der vom Zustand der dauerhaften Urteilsunfähigkeit und ohne das Empfinden von Lebensfreude handelt.

Im zweiten Frageblock stoßen Sie aber vielleicht auch auf Aussagen, die ein anderes Bild zeichnen. Manche Menschen können sich der Bedeutung des Lebens erst dann nähern, wenn sie es als verloren betrachten. Im ersten Frageblock taten sie sich vielleicht schwer zu definieren, was Leben für sie bedeuten könnte. Nun aber drücken sie das Bedauern darüber aus, was sie nicht mehr erleben dürfen. Hieraus lassen sich dann wieder Rückschlüsse ziehen, was eine medizinische Behandlung im Hinblick auf die Verlängerung des Lebens noch leisten sollte.

Im dritten Frageblock (»Darf eine medizinische Behandlung dazu beitragen, Ihr Leben in einer Krise zu verlängern? Welche Belastungen und Risiken wären Sie dazu bereit in Kauf zu nehmen? Gibt es Umstände, unter denen die Verlängerung des Lebens für Sie kein Behandlungsziel mehr wäre?«) sollten Sie mit den Fragen zum Lebenswillen und dem Verhältnis zu Sterben und Tod bereits herausgearbeitet haben, was das Leben für Ihr Gegenüber lebenswert macht.

Diese Fragen nun zielen eher auf die innere Kämpfernatur ab. Es sind die Fragen nach den Zielen und den möglichen Grenzen medizinischer Behandlung im Krisenfall. Medizinische Behandlungen können schmerzhaft sein und eine sehr lange Rekonvaleszenz nach sich ziehen. Ein Mensch mit einem erlahmenden Lebenswillen scheut sich eventuell davor, lang andauernde und schmerzhafte Maßnahmen anzugehen. Er hat nicht mehr die Kraft zu kämpfen und will vielleicht auch nicht mehr gegen die Krankheit ankämpfen. Bei diesen Fragen zeigt sich das »innere Alter« des Menschen.

Beispiel **»Ich möchte die Chemotherapie!«**

Wenn wir uns einen hochbetagten Menschen vorstellen, der an Krebs im fortgeschrittenen Stadium leidet, so ist es verständlich, wenn dieser Mensch sich der zweiten oder dritten Chemotherapie nicht mehr unterziehen will.
Auf der anderen Seite kann sich in diesem Frageblock aber auch die Kämpfernatur eines Menschen offenbaren. Es gibt Menschen, die können und wollen nicht aufgeben. Das liegt einfach nicht in ihrer Natur. Sie würden die Hoffnung niemals aufgeben, immer in Erwartung der Besserung.
Ein Beispiel einer ethischen Fallbesprechung möchte ich hier zur Verdeutlichung anführen: Ein Krebspatient, der an einem fortgeschritten Tumor litt, der bereits vielfach gestreut und Metastasen gebildet hatte, forderte von den behandelnden Ärzten eine aggressive Chemotherapie. Er erhoffte sich trotz deutlich negativer Prognose eine letzte Chance auf ein Weiterleben.

Im vierten Frageblock wird die Frage nach der Grenze zwischen »lebenswert« und »nicht lebenswert« ganz konkret erkundet. Diese Fragen (»Kennen Sie Beispiele für Situationen, in denen Sie nicht mehr lebensverlängernd behandelt werden wollen? Welche Ängste und Sorgen bewegen Sie, wenn Sie an künftige medizinische Behandlungen denken? Was darf auf keinen Fall geschehen?«) führen weg von allgemeinen Aussagen und Einstellungen. Sie zielen auf ganz konkrete Beispiele und Erfahrungen, die Ihr Gegenüber in seinem Leben gemacht hat, Situationen, die er miterlebt oder beobachtet hat.

Es sind die Fragen nach gefürchteten und inakzeptablen Behandlungsergebnissen. Hier sind Zusatzfragen hilfreich wie: »Haben Sie in der Familie oder im Bekanntenkreis bereits Situationen erlebt, die Sie zum Nachdenken über die eigene Situation am Lebensende gebracht haben? Das Sterben ihrer Eltern oder Freunde, lebensgefährliche Situationen, die sie durchlebt haben?«

Der Hintergrund dieser Exploration besteht in der Untermauerung der Glaubwürdigkeit Ihres Gegenübers. Menschen, die sich noch nie mit dem Tod auseinandergesetzt haben, neigen mitunter zu recht naiven, weil nicht mit persönlicher Erfahrung hinterlegten Einstellungen. Hier ist im weiteren Gesprächsverlauf Vorsicht angebracht. Es steht zu vermuten, dass sich die Einstellung zum eigenen Sterben im Angesicht einer konkreten Situation sehr leicht ändern kann. Dies würde bedeuten, dass den späteren Entscheidungen nicht die erforderliche Relevanz zukommt.

Andererseits kommt den Entscheidungen über medizinische Behandlungen umso mehr Gewicht zu, je mehr der Mensch über eigene Erfahrungen mit dem Sterben verfügt. Hierunter zählen insbesondere eigene schwere und lebensbedrohliche Erkrankungen in der Vergangenheit, das Miterleben von Leiden und Sterben bei den Eltern, Geschwistern oder guten Bekannten.

Todesfälle in der Familie, die Ihr Gegenüber intensiv miterlebt hat, zeugen in der Regel von einer intensiven Auseinandersetzung mit der Thematik. Umso größer ist die Relevanz der späteren Festlegungen. Auch hier gilt, dass die Antworten möglichst frei von Allgemeinplätzen wie »Wenn ich nichts mehr machen kann …« gehalten werden. Die Konkretisierung »Was heißt das für Sie?« ist sehr wichtig. In diesem Frageblock geht es auch um die Glaubwürdigkeit der gesamten Patientenverfügung.

Die Frage, die Sie sich im Gesprächsverlauf unausgesprochen stellen müssen, lautet: »Weiß mein Gegenüber denn überhaupt, wovon er redet? Kann er dies anhand eigener Erfahrungen belegen?« Es geht in erster Linie dabei nicht darum ob **Sie** ihm glauben. Es geht darum, dass die Patientenverfügung im streitbaren Zweifelsfalle durch eine dritte Person angefochten werden kann. Wenn später Zweifel daran bestehen, ob der Verfasser überhaupt wusste, über was er urteilte oder welche Konsequenzen seine Festlegungen haben werden, so wird die Wertigkeit einer Verfügung immer geringer.

Wichtig **Die Glaubwürdigkeit ist einer der zentralen Punkte in einer Patientenverfügung**

Die »aufklärende Verbindlichkeit«, das heißt die Glaubwürdigkeit der getroffenen Festlegungen. Dies ist das Ergebnis des »informed consent« aufgrund eines gemeinsamen Entscheidungsprozesses (Shared Decision Making).

Im fünften Frageblock (»Gibt es religiöse, spirituelle oder persönliche Überzeugungen oder kulturelle Hintergründe, über die zu sprechen Ihnen in diesem Zusammenhang wichtig ist?«) geht es darum abzuklären, ob äußere Einflussfaktoren für die später zu treffenden Festlegungen von Bedeutung sind. Menschen mit großer religiöser Überzeugung werden bestimmte spätere Entscheidungen von den Vorgaben der Bibel oder des Koran abhängig machen. Auch spirituelle Überzeugungen hinsichtlich Tod und Wiedergeburt können eine Rolle dabei spielen, wie sich ihr Gegenüber später entscheidet.

Beispiel 1 **»Gott würde keine PEG wollen!«**

Frau M. hatte bei ihrer Patientenverfügung nur unwesentliche Einschränkungen hinsichtlich möglicher medizinischer Behandlungen protokolliert. Sie zeigte eine recht fatalistische Einstellung. Die Frage zur Religiosität wurde im Wertebogen von mir recht oberflächlich übergangen. Ihre bejahende Antwort beinhaltete für mich keine wegweisenden Elemente.
Bei der Frage jedoch, ob sie sich mit der Maßnahme einer Magensonde einverstanden erklären könne, antwortete Frau M. sehr bestimmt: »Nein, auf keinen Fall. Gott hätte keine PEG gewollt. Eine Magensonde ist nicht erlaubt.«
Die Deutlichkeit dieser Aussage führte mir den Fehler in der Gesprächsführung deutlich vor Augen. Ein wichtiger Aspekt, dem später große Bedeutung zukam, wurde beim Wertebogen übergangen bzw. nicht erkannt. In der Folge waren eine Rückkehr zu diesem Punkt und eine Klärung der Bedeutung der Religiosität hinsichtlich der späteren Festlegungen notwendig.

Beispiel 2 **»Keine Bluttransfusion!«**

Ein andere Dame erklärte auf die Frage nach der Rolle der Religiosität sehr bestimmt: »Ich bin eine Zeugin Jehovas. Behandlungen, die mit einer Bluttransfusion verbunden sind, kommen für mich unter gar keinen Umständen in Betracht. Selbst wenn es mich das Leben kostet!«

Wir bekommen es bei den fünf Frageblöcken mit einer Flut von Narrationen unterschiedlichster Art zu tun. Leider haben wir als Gesprächsbegleiter keine Zeit, all diesen Erzählungen zu lauschen. Auch wenn in den Gesprächen immer wieder deutlich wird, dass es eben jene Situation ist, die für den Erzählenden das Gewicht des Gespräches ausmacht. Viele Menschen haben im Abschlussgespräch erzählt, dass es für sie sehr wichtig und vertrauensbildend war, ihre Geschichte erzählen und ihre Beweggründe darlegen zu können. Und es ist für mich als Gesprächsbegleiter immer noch der spannendste und interessanteste Teil der Gesprächsbegleitung. Näher und enger kann man sich keinem Menschen verbunden fühlen, den man nur oberflächlich kennt.

Wichtig **Emotionen haben Vorrang**

Im Gesprächsprozess können Sie auf Barrieren der Vorausplanenden stoßen, die einen Stopp des BVP-Gespräches notwendig machen. Ängste, schmerzhafte Erinnerungen oder andere heftige Emotionen haben immer Vorrang!

Ebenso ist eine im Gespräch eindeutig gewordene Einwilligungsunfähigkeit, z. B. eine kognitive Einschränkung oder eine Depression, immer ein Grund, das Gespräch zu stoppen, um es später in einem anderen Rahmen (mit dem Bevollmächtigten, der Familie, dem Arzt) wieder aufzunehmen.

Natürlich bekommen Sie es auch mit einer ganz anderen Art von Narration zu tun. Es gibt gnadenlose Selbstdarsteller. Solche Menschen geben sich sehr selbstreflektiert, vermeiden aber einen offenen Austausch. Sie erzählen gern und viel, kommen aber nicht zum Punkt. Ihre Geschichten dienen nur dazu, Ihnen als Gegenüber deutlich zu machen, mit welch überaus überlegenem und reflektiertem Charakter Sie es zu tun haben.

Sie als Gesprächsbegleiter kommen kaum zu Wort und haben Schwierigkeiten, den Redefluss zu stoppen. Oft ist das Schema zu beobachten, dass auf jede konkrete Frage Ihrerseits eine weitere Geschichte folgt, ohne dabei jedoch die Frage zu beantworten.

Sollten Sie nicht in der Lage sein, die Selbstdarstellung durch eine deutlich artikulierte Rückführung zum Thema stoppen zu können, so hinterfragen Sie sich, ob es angesichts der Umstände überhaupt sinnvoll ist, eine Patientenverfügung mit Ihrem Gegenüber zu verfassen. Sie könnten in eine Situation kommen, in der es augenscheinlich nur noch darum geht, zu beweisen, wer der bessere Rhetoriker ist, wer wen unter den Tisch redet. Lassen Sie sich nicht auf solch ein Spiel ein, die Idee der Gesprächsbegleitung im Rahmen des BVP-Konzeptes würde ad absurdum geführt. In der Regel geht es darum, die inneren Ängste und Widerstände angesichts eines sehr heiklen Themas zu verbergen.

Beispiel **»Eigentlich will ich gar keine ...«**

Ich erinnere mich an einen Gesprächsprozess, bei dem ich der Selbstdarstellungen meines Gegenübers, eines sehr honorigen Herren im fortgeschrittenen Rentenalter, einfach nicht Herr wurde.
Bei meinen vergeblichen Versuchen, die Erzählungen zu lenken, fühlte ich eine immer stärker werdende aggressive Stimmung in mir. Mir schien, als würde ich in meinen verzweifelten Versuchen, auf das Wesentliche zu kommen, bewusst blockiert werden. Ich überlegte bereits, das Gespräch abzubrechen und meine Niederlage einzugestehen, als ich auf einen letzten Gedanken kam.
Ich unterbrach das Gespräch ganz bewusst und deutlich und machte die verfahrene Situation zum Thema. Ich sagte, ich sei nicht in der Lage, das Gespräch so weiterzuführen, ich hätte den Eindruck, ich würde von den Erzählungen innerlich blockiert. Die reflektierenden Äußerungen gipfelten in der provokanten Frage. »Sagen Sie, wollen Sie denn überhaupt eine Patientenverfügung?«
Mein Gesprächspartner schaute mich etwas schuldbewusst an, ich hatte den einzigen wunden Punkt getroffen. Auf einmal war das Gespräch auf einer anderen Ebene. Es stellte sich heraus, dass er gar keine Patientenverfügung abschließen wollte. Er sei von seiner Frau dazu überredet worden und habe nicht den Mut gehabt, ihr den Wunsch abzuschlagen. Er entschuldigte sich, wenn er meine Zeit verschwendet hätte.
Wir einigten uns schließlich darauf, das Gespräch fortzusetzen. Ich überging den Wertebogen und ließ dessen Fragen zwischendurch nach und nach einfließen. Da keine sehr bedeutsamen Einschränkungen in der möglichen medizinischen Versorgung getroffen wurden, verabredeten wir uns zu einem zweiten Termin, der wesentlich offener war. Die Verfügung konnte abgeschlossen werden, die Verabschiedung war herzlich und fast freundschaftlich.

Ich würde jedoch keinem Gesprächsbegleiter einen Vorwurf machen, der keinen anderen Weg mehr sieht, als eine Gesprächsbegleitung abzubrechen und auf einen Kollegen zu verweisen.

Wichtig **Manchmal ist ein Abbruch okay**

Es gibt keine Doktrin, die Gesprächsbegleitung um jeden Preis zu Ende zu führen. Es kann besser sein, eine Verfügung nicht abzuschließen, als eine auf falschen Voraussetzungen basierende Verfügung in Umlauf zu bringen.

Ich denke, es ist wichtig, dass Sie als Gesprächsbegleiter sich diesen Punkt vergegenwärtigen. Ein Anwalt kann sein Mandat niederlegen, ein Arzt an einen Kollegen verweisen, wenn kein Vertrauensverhältnis zum Patienten mehr besteht. Ein Gesprächsbegleiter kann das Gleiche tun. Sie dürfen sich nicht unter Druck setzen lassen, dazu ist die Thematik zu wichtig und zu bedeutsam für die Versorgungsplanung in der letzten Lebensphase.

Mitunter kann das Gespräch gerettet werden, wenn der Wertebogen vorerst hintenan gestellt wird. In diesem Falle nehmen Sie sich zunächst die ÄNo die ärztliche Anordnung für den Notfall vor, um Ihr Gegenüber auf sehr konkrete Fragestellungen zurückzuführen. Im Verlauf des weiteren Gespräches können die Fragen des Wertebogens eingestreut und besprochen werden. Dies stellt zwar höhere Anforderungen an die Gesprächsführung, ist aber bei einigermaßen erfahrenen Begleitern problemlos möglich.

Tipp

Die vorgefertigten Formulare im Konzept »beizeiten begleiten®« sind keine Doktrin. Nach meiner Erfahrung lassen sie mitunter zu wenig Platz, um die relevanten Narrationen zur Gänze zu erfassen. Oft sprengt der Umfang der Antworten den Rahmen der vorgegebenen Zeilen.

Halten Sie sich an die Regel: Je umfangreicher und detaillierter der Wertebogen erarbeitet wurde, desto valider wird später die Verfügung.

Notieren Sie die Antworten auf der Rückseite oder auf einem separaten weiteren Blatt. Kennzeichnen Sie das Blatt als Anlage 1 zum Wertebogen und lauschen Sie weiter den aufschlussreichen Erzählungen.

Brechen Sie die Bearbeitung des Wertebogens erst ab, wenn Sie glauben, alle relevanten Informationen erhalten zu haben.

Es gibt Gesprächsprozesse, bei denen die Bearbeitung des Wertebogens den von Ihnen geplanten Zeitrahmen sprengt. Das ist in Ordnung so. Besser Sie planen gedanklich ein drittes Gespräch ein, als den Fluss der Narrationen aus organisatorischen Gründen zu stoppen. Interessanterweise zeigt sich in der Erfahrung, dass bei einer sehr ausgeprägten Erarbeitung des Wertebogens die späteren Entscheidungen wesentlich schneller und präziser fallen. Es scheint so, als würde die intensive Darlegung der eigenen Beweggründe und deren Geschichte dem Erzähler die eigenen Entscheidungen klarer machen, ja, sie auf gewisse Weise sogar vorwegnehmen. Es gibt kaum einen Gesprächsprozess, der nicht mit Überraschungen aufwarten würde. Das macht es ja für den Gesprächsbegleiter so interessant und spannend.

Fazit

Dem Wertebogen kommt in der Patientenverfügung die zentrale Rolle zu. Er ist das Mittel zur Kongruenzprüfung der später getroffenen Festlegungen. Der komplette Wertebogen widmet sich der Verortung der sehr individuellen Grenze zwischen »lebenswert« und »nicht lebenswert«. Der Weg zu dieser Verortung sind die Narrationen des Verfassers.

Der Leitfaden zur Ordnung der Narrationen und Festlegung der Bedeutung derselben sind die fünf vorformulierten Fragenblöcke. Die Haltung des Gesprächsbegleiters ist eine empathisch interessierte und gleichzeitig abstrakt analysierende. Der Wertebogen ist die Grundlage der Validation der Patientenverfügung.

Wenn Sie den Wertebogen intensiv und detailliert bearbeitet haben, so wage ich die Behauptung, dass sich daraus 80–90 Prozent der später erfolgenden Entscheidungen des Verfassers bereits vorwegnehmen lassen. Der Wertebogen stellt die Kongruenzprüfung[42] der Patientenverfügung dar. Alle späteren Festlegungen müssen mit den Angaben im Wertebogen übereinstimmen. Gibt es hier Diskrepanzen und Auffälligkeiten, so sollten Sie diese unbedingt thematisieren. Widersprüchlichkeiten dürfen keinesfalls übergangen werden. Dies liegt in Ihrer Verantwortung als Gesprächsbegleiter.

Im nächsten Kapitel werden wir auf die konkreten Festlegungen in den nachfolgenden Bögen des Konzeptes »beizeiten begleiten®« eingehen.

12.3 Am Anfang war ... die Notfallsituation (die ÄNo)

Die **»Ärztliche Anordnung für den Notfall«** (ÄNo) erfüllt hier eine Zwitterfunktion: Sie ist einerseits ein Teil der Patientenverfügung, andererseits aber auch eine besondere Form der Ärztlichen Anordnung, die für die Kollegen vom Rettungsdienst verbindlich ist. Es ist mehr als eine reine Willensbekundung des Vorausplanenden.

Sie sollte mit dem Hausarzt besprochen werden, und dieser bescheinigt mit seiner Unterschrift, dass die »Ärztliche Anordnung« und deren Folgen für den Vorausplanenden verstanden wurden und dieser sich über die Implikationen seiner Entscheidung im Klaren ist. Zudem bescheinigt der Arzt dem Vorausplanenden seine Einwilligungsfähigkeit. Dies ist für spätere eventuelle Anfechtungen von entscheidender

[42] Kongruenz bedeutet die formale Übereinstimmung zusammengehörender Teile, die inhaltlich sinnvolle Vereinbarkeit oder Deckungsgleichheit

Bedeutung, denn eine Vorausplanung, bei der bezweifelt wird, ob der Verfasser im Vollbesitz seiner geistigen Kräfte war, verliert ganz erheblich an Gewicht.

Die ÄNo gilt aber nicht nur im akuten Krisenfall in einer stationären Einrichtung, sondern sie wirkt auch im Krankenhaus, sofern dort nicht in Übereinstimmung mit dem Patientenwillen aus gegebenem Anlass (z. B. eine Operation, intensivmedizinische Behandlung oder dauerhafte Einwilligungsunfähigkeit) eine abweichende Regelung vereinbart wird.

Beispiel **»Und wenn wir dann angeklagt werden …?«**

Ein Bewohner in einer Pflegeeinrichtung wird bewusstlos. Eine Prognose kann zu diesem Zeitpunkt noch nicht gestellt werden. Weder der Vertreter des Betroffenen noch sein Hausarzt sind erreichbar. Es wird schnell die 112 gewählt, um professionelle Hilfe zu bekommen. Rettungsdienst und Notarzt machen sich sofort auf den Weg. Inzwischen herrscht ein großes Durcheinander, unter dem Personal herrscht die Angst vor dem Fall der »unterlassenen Hilfeleistung«.
Selbst wenn das Pflegepersonal einen Verdacht über die Gründe des Notfalls haben sollte, ist oft bislang keine Bedarfsmedikation angeordnet worden, da ja kein Bedarf bestand. Und einmal ganz menschlich gesehen: Das Pflegepersonal möchte das Sterben in der eigenen Schicht vermeiden.

Doch mit dem Anruf in der Leitstelle wird eine Reaktionskette in Gang gesetzt. Es gibt Notärzte, die auf dem Standpunkt stehen, allein das Wählen der 112 sei Auftrag genug, um alles Menschenmögliche zu unternehmen und das Leben des Betroffenen zu retten. Eine Patientenverfügung wird bei dieser Einstellung meist nicht beachtet.

Wenn Haus- und Fachärzte in die Beratung bei der Erstellung einer Patientenverfügung mit einbezogen werden (Zusammenarbeit mit einem qualifizierten Berater) können sie seit Januar 2019 die neue Gebührenordnungsposition (GOP) 37400 im »Einheitlichen Bewertungsmaßstab« (EBM) abrechnen! Diese Leistung ist mit derzeit 10,82 Euro bewertet und wird extrabudgetär vergütet. Sie kann einmal im Behandlungsfall abgerechnet werden, der Namen des qualifizierten Gesprächsbegleiters muss als Nachweis angegeben werden. Inhalt der GO 37400 ist die Teilnahme an einem Beratungsgespräch, die Teilnahme an einer Fallbesprechung oder die Abstimmung der schriftlichen Patientenverfügung für Notfallsituationen mit dem Gesprächsbegleiter. Die Patientenverfügung erstellt der Gesprächsbegleiter, der Arzt unterschreibt sie.

Oft haben die Notärzte in der Vergangenheit schlechte Erfahrungen mit Patientenverfügungen gemacht, z. B. da diese entweder nicht vorhanden oder nicht hilfreich waren, oder aber nicht valide schienen, nicht übereinstimmten mit den Aussagen der Angehörigen. Im akuten Krisenfall muss eine schnelle Therapieentscheidung getroffen werden, es bleibt nur wenig Zeit. Eine Abwägung zwischen Vertreter und Notarzt ist in einer solchen Situation nicht möglich. Ebenso kann in der Krisensituation nicht viel Text gelesen und interpretiert werden. Ältere Patientenverfügungen, oft in Einheit mit einer Bevollmächtigung, treffen nur selten Aussagen über eine akute Krisensituation.

Daher muss eine Notfallverfügung bestimmte Bedingungen erfüllen: Das Dokument muss sofort verfügbar sein, nicht viel Text enthalten und in seinen Aussagen klar definiert sein. Es sollte von einem ärztlichen Kollegen als »Anordnung für den Notfall« autorisiert worden sein. Auch der Rettungsdienst muss sich an die Patientenverfügung halten, sofern diese rettungsdiensttauglich ist.

Definition **Rettungsdiensttauglich**

Rettungsdiensttauglich heißt hier: Die ÄNo muss auffindbar, aussagekräftig, verlässlich, konkret, klar und eindeutig (unmissverständlich) formuliert, vollständig und korrekt ausgefüllt und von allen Beteiligten (Verfasser, Vertreter, Gesprächsbegleiter und Hausarzt) unterschrieben sein.

All dem wird versucht, in der »Ärztlichen Anordnung für den Notfall« Rechnung zu tragen (▸ Abb. 16).

Wie alle folgenden zentralen Dokumente der Patientenverfügung nach dem Modell »beizeiten begleiten®« ist auch auf der ÄNo bei allen vorgegebenen Antwortmöglichkeiten von A bis C nur eine Antwort möglich. In einer lebensbedrohlichen Notfallsituation gilt bei der betroffenen Person, **sofern** sie nicht selbst einwilligungsfähig ist:

- **Antwortblock A**
  A bedeutet hier Alles, was Akutmedizin leisten kann. Therapieziel ist die Lebensverlängerung – soweit medizinisch möglich und vertretbar. Dieser Antwortblock zeugt von großen Lebenswillen und Vertrauen in die ärztliche Kunst. Es ist die Aufforderung (die ärztliche Anordnung) zum Beginn uneingeschränkter Notfall- und Intensivtherapie einschließlich einer Herz-Lungen-Wiederbelebung.
- **Antwortblock B**
  B bedeutet hier den Fokus auf die Belastungen (und Risiken), die mit einer lebensverlängernden Behandlung einhergehen. Therapieziel ist hier ebenfalls die Lebensverlängerung, aber mit bestimmten Einschränkungen der Mittel. Der Voraus-

advance care planning

Ärztliche Anordnung für den Notfall (ÄNo)

Ärztliche Notfallanordnung (ÄNo)

beizeiten begleiten®

Name: ______________________

Vorname: ______________________

geboren am: ______________________

Ansprechpartner im Notfall Telefon ______________________

Adresse oder ggf. Stempel der Einrichtung:

In einer lebensbedrohlichen Notfallsituation gilt bei o.g. Person, sofern er/sie nicht selbst einwilligungsfähig ist: *Nur eine Antwort möglich (A, B0, B1, B2, B3 oder C) – sonst ungültig!*

THERAPIEZIEL = Lebensverlängerung – so weit medizinisch möglich und vertretbar:

○ **A** **Notfall- und Intensivtherapie einschließlich Herz-Lungen-Wiederbelebung**

THERAPIEZIEL = Lebensverlängerung, aber mit folgenden Einschränkungen der Mittel:

○ **B0** **Keine Herz-Lungen-Wiederbelebung**
ansonsten uneingeschränkte Notfall-und Intensivbehandlung

○ **B1** Keine Herz-Lungen-Wiederbelebung,
keine invasive (Tubus-) Beatmung
ansonsten uneingeschränkte Notfall-und Intensivbehandlung

○ **B2** Keine Herz-Lungen-Wiederbelebung,
keine invasive (Tubus-) Beatmung,
keine Behandlung auf Intensivstation
ansonsten uneingeschränkte Notfallbehandlung

○ **B3** Keine Herz-Lungen-Wiederbelebung,
keine invasive (Tubus-) Beatmung,
keine Behandlung auf Intensivstation,
keine Mitnahme ins Krankenhaus
ansonsten uneingeschränkte Notfallbehandlung

THERAPIEZIEL = Linderung (Palliation), nicht Lebensverlängerung:

○ **C** **Ausschließlich lindernde (palliative) Maßnahmen**
wenn möglich Verbleib im bisherigen/häuslichen Umfeld

_______________, den ___ . ___ . 20___

„Ich bestätige Einwilligungsfähigkeit und Verständnis der Implikationen dieser Entscheidung."

✗
Unterschrift und Stempel des zertifizierten (Haus-) Arztes

_______________, den ___ . ___ . 20___

„Diese ÄNo ist Ausdruck meines Behandlungswillens."

✗
Unterschrift der **o.g. Person** *(bei Einwilligungsfähigkeit)*

„Diese ÄNo gibt den geäußerten / mutmaßlichen Behandlungswillen der o.g. Person angemessen wieder."

✗
Unterschrift und NAME des **Bevollmächtigten / Betreuers**

„Ich habe den Entscheidungsprozess begleitet."

✗
Unterschrift und NAME des zertifizierten **Gesprächsbegleiters**

! Diese ÄNo gilt solange auch im KKH, wie dort nicht aus gegebenem Anlass (z.B. OP / intensivmedizinische Behandlung / dauerhafte Einwilligungsunfähigkeit) eine abweichende Regelung gemäß dem Patientenwillen vereinbart wird.

Diese ÄNo ist der **notfallmedizinisch relevante Teil** der zugehörigen Patientenverfügung / Vertreterverfügung, der ein qualifizierter Beratungsprozess gemäß *beizeiten begleiten*-Standard zugrundeliegt.
Die vorliegende ÄNo reflektiert den (mutmaßlichen) Willen der o.g. Person und ist – wenn vollständig und eindeutig ausgefüllt – für jedermann ethisch und rechtlich verbindlich, **sofern die o.g. Person nicht selbst einwilligungsfähig ist. Zur Klärung anderer Behandlungsfragen** ist die ausführliche Verfügung heranzuziehen und ggf. der Bevollmächtigte bzw. Betreuer zu konsultieren. *Weitere Hinweise zur HAnNo siehe Rückseite.*

Version 2017-3 © 2017

Abb. 16: Ärztliche Anordnung für den Notfall (in Anlehnung an das Projekt beizeiten begleiten®)

planende kann hier in (erwünschter) Absprache mit dem Hausarzt (die **ärztliche** Anordnung) bestimmte Behandlungsformen für sich ausschließen. Es gibt vier abgestufte Auswahlmöglichkeiten, von denen die eine die anderen ausschließt, beziehungsweise inkludiert. Es ist nur eine Antwort möglich, sonst verliert die ÄNo ihre Gültigkeit.

- **Antwortblock C**
  C bedeutet hier einen Richtungswechsel im Therapieziel. Nicht mehr die Lebensverlängerung (mit oder ohne Einschränkungen) ist hier das primäre Ziel, sondern ausschließlich die Linderung (Palliation) des Leidens. Palliative Maßnahmen umfassen hier primär die Linderung von
- Schmerzen
- Atemnot
- Angstzuständen
- Unruhe
- Übelkeit/Erbrechen
  Bei dieser Auswahl sollte der Betroffene möglichst in der bisherigen heimischen Umgebung verbleiben.

Gemäß den beim Wertebogen ermittelten Einstellungen zu Leben, Sterben und schwerer Erkrankung zeigt sich hier das gewählte Therapieziel in Abhängigkeit vom Lebenswillen des Vorausplanenden.

A symbolisiert einen großen Lebenswillen mit dem Therapieziel der Lebensverlängerung,

C symbolisiert einen geringen Lebenswillen mit dem Therapieziel der Linderung und rein palliativen Behandlung.

Idealerweise existiert ein individuell erarbeiteter vorab erstellter Krisenplan, der weitere, nicht in der ÄNo thematisierte Handlungsalternativen zu den Antworten B und C festlegt. Sollte ein individueller Krisenplan existieren, so ist dessen Vorhandensein auf der ÄNo zu vermerken.

Hinter einem vermeintlichen großen Lebenswillen kann sich auch die Angst vor dem eigenen Tod verbergen, hinter einem vermeintlich schwachen Lebenswillen kann auch eine gewisse Todessehnsucht stecken. Der Gesprächsbegleiter tut gut daran, die Motive im Wertebogen zu explorieren. Es sollte dem Vorausplanenden bewusst sein, dass eine große Angst vor dem Tod sein Leiden unter Umständen verlängert. Ebenso kann eine Todessehnsucht, die vielleicht religiös bedingt ist (z. B. der Glaube an die Wiedergeburt) oder auf einer vorübergehenden depressiven Verstimmung beruht, zur Folge haben, dass lebensrettende Behandlungen bereitwilliger ausgeschlossen werden, als dies ohne diese Einstellung der Fall wäre.

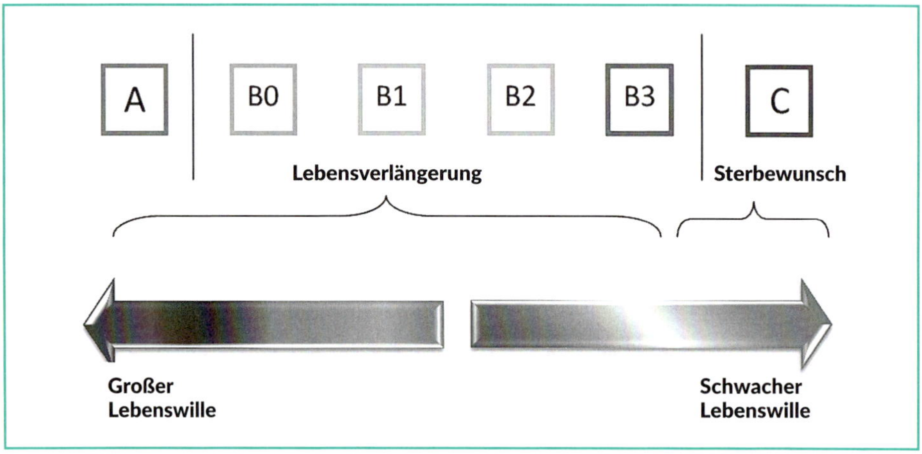

Abb. 17: Lebenswille und Therapieziel.

Bei der »Ärztlichen Anordnung für den Notfall« handelt es sich um einen Fall der akuten Einwilligungs- und Entscheidungsunfähigkeit. Die Prognose ist unklar, der Notfall unvorhersehbar (akute Bewusstlosigkeit oder ein plötzlicher Herz- oder Kreislaufstillstand unklarer Ursache). Diese Situation ist für jeden Vorausplanenden vorstellbar, steht in unmittelbarem Zusammenhang mit seinem jetzigen Erleben und kann daher leicht behandelt werden.

Die Antwort auf diese Frage sollten Sie bereits auf der Grundlage des Wertebogens vermuten können. Klären Sie Ihr Gegenüber über die verschiedenen Antwortmöglichkeiten auf, skizzieren Sie die Antwortspanne von A bis C. Im Gesprächsprozess kann man dies einfach mit einer einleitenden Frage angehen: »Was sollte ich (sollten wir) tun, wenn Sie jetzt plötzlich bewusstlos vom Stuhl sinken?«

Wenn Sie hier eine Antwort bekommen, die Sie erstaunt, weil sie nicht zu ihren impliziten Erwartungen passt, so müssen Sie unbedingt nachfragen, warum sich Ihr Gegenüber so und nicht anders entschieden hat. Je mehr sich die Antwort von A nach C bewegt, umso mehr müssen Sie sich versichern, ob sich der Vorausplanende über die Folgen seiner Entscheidung bewusst ist. Eine vorschnelle und nicht sorgsam reflektierte Entscheidung hätte hier fatale Folgen, da unter Umständen die lebensrettende Behandlung unterbleibt!

Je mehr sich die Entscheidung von A nach C bewegt, umso dringlicher werden Instrumente wie Fallbesprechung (mit den Pflegenden, dem Vertreter und dem Hausarzt) und die Erstellung eines Krisenplans. Als Gesprächsbegleiter können Sie hier sehr schnell an Ihre fachlichen und persönlichen Grenzen kommen. Tragen Sie die Bürde nicht allein, vor allem dann nicht, wenn Sie unsicher sind. Ihre Aufgabe ist die Begleitung im Gesprächsprozess und das Aufzeigen von Handlungsmöglichkeiten. Ihr Gegenüber wird Ihre beratende Vorsicht zu schätzen wissen.

Im Laufe der absolvierten Gesprächsprozesse werden Sie feststellen, dass der ÄNo je nach Gegenüber eine recht unterschiedliche Bedeutung zukommt. Sie gewinnt umso mehr an Bedeutung, je mehr der Vorausplanende an altersbedingten Einschränkungen leidet. Ebenso bekommt sie umso mehr Gewicht, wenn eine chronische und eventuell lebensgefährdende Erkrankung diagnostiziert ist.

Führen Sie einen Gesprächsprozess mit einem Angehörigen oder einem noch rüstigen älteren Menschen, ist die ÄNo in der Regel recht schnell behandelt. Jüngere und nicht an schweren Gebrechen leidende Menschen haben in der Regel einen stark ausgebildeten Lebenswillen. In einer Situation, in der keine Diagnose vorliegt, entscheiden sich diese Menschen aufgrund der prognostischen Unsicherheit nach meiner Erfahrung meist für eine uneingeschränkte Notfall- und Intensivtherapie (Antwort A). Denn hier besteht immer die Hoffnung, nach einer vollumfänglichen Behandlung wieder voll einwilligungs- und urteilsfähig zu werden und den weiteren Therapieverlauf mit dem Arzt persönlich besprechen zu können. Aber auch hier muss natürlich die Antwort A mit den im Wertebogen geäußerten Einstellungen übereinstimmen. Das tatsächliche Alter ist hier nicht der entscheidende Faktor, eher die individuelle Zukunftsprognose des Betroffenen für sich selbst in Abhängigkeit vom Lebenswillen. Sollte sich ein mitten im Leben stehender Mensch für etwas anderes als Antwort A entscheiden, so sollten Sie diese Antwort unbedingt explorieren. Eventuell wurde bei der Exploration im Wertebogen etwas übersehen und ist nicht zur Sprache gekommen. In diesem Falle sollten Sie dies unbedingt nachholen und die Inkongruenz für alle verständlich aufklären.

Sollte sich der Vorausplanende auf eine Entscheidung im Antwortblock B festlegen, so sind auch hier die Gründe, sofern nicht eindeutig im Wertebogen besprochen und eindeutig niedergeschrieben, zu explorieren. Im Antwortblock B wird der Ausschluss von medizinischen oder lebensrettenden Behandlungen sukzessive von B0 bis B3 Schritt für Schritt gesteigert. Zunächst wird eine Herz-Lungen-Wiederbelebung ausgeschlossen, ansonsten aber eine uneingeschränkte Notfall- und Intensivtherapie befürwortet. Dies steigert sich bis zur Antwort B3, bei der die uneingeschränkte Notfalltherapie nur ambulant, d. h. vor Ort erfolgen soll und selbst die Mitnahme ins Krankenhaus untersagt wird.

12.3.1 Die Herz-Lungen-Wiederbelebung

An dieser Stelle ist meist Ihr medizinisch-pflegerisches Fachwissen gefragt. Schon der erste Ausschluss einer Notfallmaßnahme, die Herz-Lungen-Wiederbelebung, stellt die meisten Menschen vor Probleme hinsichtlich der Konsequenzen. Hier ist oft Aufklärung nötig, wenn Antwort B0 gewählt wurde. Oft genug geistern Bilder durch die Vorstellungswelt der Vorausplanenden, die Berichten oder Fernsehsendungen entliehen sind. Mitunter trifft man auf die Meinung, nach einer erfolgreichen Reanimation würde der Betroffene wieder zu sich kommen, dem Arzt kurze Zeit später dankend die Hand reichen und seine Rückkehr ins Leben am Abend mit einem Gläschen Sekt feiern. Dies hat in der Regel sehr wenig mit der Realität zu tun.

Die einzige Situation, in der ein Wiederbelebungsversuch erfolgt, ist der Herzstillstand. Besser ist es vielleicht, hier von einem Kreislaufstillstand zu sprechen, da der Herzstillstand oft mit einem Herzinfarkt verwechselt wird. Ein Kreislaufstillstand bedingt eine mangelhafte Durchblutung des Gehirns, Folge ist immer eine tiefe Bewusstlosigkeit. Durch sofort eingeleitete Reanimationsmaßnahmen durch Ersthelfer kann die minimale Versorgung des Gehirns mit dem notwendigen Sauerstoff eventuell solange aufrechterhalten werden, bis der Notarzt eintrifft. Dies erhöht die Chance auf eine erfolgreiche Wiederbelebung deutlich. Ohne eine solche Maßnahme durch Ersthelfer ist der Betroffene in etwa acht Minuten verstorben.

Info – Fakten zur Reanimation[43]

Von 100 Personen, die einen Herzstillstand erlitten haben, ist der Versuch der Reanimation

- bei 60 Personen erfolgreich, 40 Personen versterben trotz Reanimation;
- nur 40 Personen überleben den Transport ins Krankenhaus, 20 versterben vor Ort;
- nur 30 Personen überleben die Verlegung von der Intensivstation auf die Normalstation, 10 Personen versterben vor der Verlegung;
- nur 20 Personen können wieder aus dem Krankenhaus entlassen werden, 10 Personen versterben auf der Normalstation;
- nur 15–19 Personen befinden sich nach der Entlassung in einem kognitiv guten Zustand, 1–5 Personen verbleiben im »Wachkoma«.

[43] Quelle: Schulungsunterlagen der DiV-BVP e. V.

Der einzig wesentliche patientenseitige prognostische Faktor für das Ergebnis nach einem Reanimationsversuch ist nicht das Alter der Betroffenen. Wesentlich ist die **vor** dem Herzstillstand bestehende chronische Morbidität der Person. Ohne zuvor bestehende Erkrankung ist das Ergebnis einer Reanimation zu 20 Prozent erfolgreich. Bei einem Altersheim-Syndrom, dies meint eine komplex-geriatrische Gangstörung mit chronischer Multimorbidität, halbieren sich die Erfolgsaussichten auf 10 Prozent. Bei einer schweren Nieren- oder Herzinsuffizienz, einer schweren COPD, metastierenden Krebsleiden, einem akuten Schlaganfall oder vollständiger Bettlägerigkeit reduzieren sich die Erfolgsaussichten auf unter 5 Prozent.

Angesichts dieser Zahlen scheint es verständlich, wenn sich manche Menschen, insbesondere jene mit chronischen Vorerkrankungen, nach einer Aufklärung gegen eine Herz-Lungen-Wiederbelebung entscheiden

12.3.2 Die invasive Tubus-Beatmung

Bei einer Entscheidung für die Option B1 müssen viele Vorausplanenden auch über die künstliche Beatmung aufgeklärt werden. Die »künstliche Beatmung«, ein Begriff, der oft in älteren Patientenverfügungen verwendet wird, ist sehr problematisch. Künstliche Beatmung kann verschiedene Behandlungsformen umfassen. Sie reicht von der nicht-invasiven Beatmung, d. h. einer unterstützenden Sauerstoffzufuhr mittels eines Plastikschlauchs vor der Nase, über ein aktives, atmungsunterstützendes »Einblasen« von sauerstoffreicher Luft in die Nase bis hin zur Intubierung der Lunge mittels eines Beatmungsschlauchs, wenn die Lunge nicht von allein zur ausreichenden Atmung fähig ist.

Eine »künstliche Beatmung« auszuschließen, ist daher sehr kritisch zu sehen. Aus diesem Grund ist in der ÄNo auch nur die invasive Tubus-Beatmung explizit erwähnt. Als Beispiele zur Verdeutlichung der Situation können hier ein Krankheitsschub bei einer COPD-Erkrankung oder eine akute Lungenentzündung dienen. Bei der Wahl von B1 (Ausschluss der Herz-Lungen-Wiederbelebung sowie Ausschluss der invasiven Tubus-Beatmung würden hier als uneingeschränkte Notfalltherapie die Mitnahme ins Krankenhaus durch den Notarzt greifen, ebenso wie nicht-invasive Beatmungsmethoden, Kreislaufstabilisierung und Monitoring und medikamentöse Behandlungen, auch auf der Intensivstation).

Beispiel **»Nie wieder!«**

Invasive Tubus-Beatmungen werden von den Menschen sehr unterschiedlich erlebt. Je nach Dauer der Tubus-Beatmung (kurzfristige Notfall-Beatmung) und Schwere der Erkrankung kann die Phase der Tubus-Beatmung als nicht sehr schwerwiegend erlebt werden, da andere Symptome das Erleben überlagern. Andererseits wurde ich auch mit einer Aussage konfrontiert, die mich sehr nachdenklich gemacht hat. Ein Betroffener, der nach einem Unfall über ein halbes Jahr lang intubiert beatmet wurde, schloss eine nochmalige Tubus-Beatmung für sich kategorisch aus. »Noch einmal möchte ich dies nicht mitmachen. Insbesondere in der Entwöhnungsphase litt ich an lange andauernden Erstickungsängsten. Ich hatte das Gefühl, ich bekäme einfach nicht genug Luft in die Lunge, ich hatte Todesangst.«

In jedem Falle empfehle ich hier das Hinzuziehen des Hausarztes oder eines Facharztes, sollte der Ausschluss der Tubus-Beatmung in Zusammenhang mit einer diagnostizierten Vorerkrankung stehen.

Bei der Option B2 wird eine weitere Einschränkung in den Behandlungsmöglichkeiten festgelegt, nämlich die Behandlung auf der Intensivstation. Die Gründe hierfür sind oft psychologischer Natur. Die Situation auf der Intensivstation wird mitunter als bedrohlich und beängstigend empfunden. Manche Menschen haben eine Abneigung gegen die Stimmung und den Anblick der medizinischen Gerätschaften auf der Intensivstation und schließen dieses aus verschiedenen Gründen für sich aus, auch wenn dies eine weniger intensive Überwachung des Gesundheitszustandes bedeutet. Im Falle des Beispiels der Lungenentzündung würde dies bedeuten, dass die uneingeschränkte Notfalltherapie auf der Normalstation stattfindet, z. B. die intravenöse Antibiose oder die Gabe von Flüssigkeit.

Bei der Option B3 wird zusätzlich auch noch die Mitnahme ins Krankenhaus ausgeschlossen. Hier haben sich die Vorausplanenden meist schon mit dem bevorstehenden Tod abgefunden und haben den Wunsch nach einer Vermeidung unnötiger Anstrengungen und Belastungen durch den Transport ins Krankenhaus. Der Lebenswille ist durchaus noch vorhanden, lebensverlängernde Behandlungen durchaus noch erwünscht, aber die Notfalltherapie soll ausschließlich ambulant in der gewohnten heimischen Umgebung erfolgen.

Während beim Antwortenblock B0 bis B3 der Wunsch nach lebensverlängernder Behandlung eindeutig vorliegt und, wenn auch abgestuft, ein Lebenswille durchaus erkennbar ist, so findet bei der Festlegung auf Antwort C ein erkennbarer Bruch zu den vorigen Antwortmöglichkeiten statt. Bei Antwort C findet ein klarer Richtungswechsel im Therapieziel statt. Nicht mehr die Lebensverlängerung wird angestrebt, sondern nur noch die Leidenslinderung im Angesicht des möglicherweise bevorstehenden Todes, die Palliation. Zu beachten ist hierbei, dass die palliative Versorgung durchaus auch im Krankenhaus erfolgen kann, wenn dies ambulant im heimischen Umfeld nicht vollständig möglich ist! Am Beispiel der Lungenentzündung könnte dies die Behandlung mit Morphin gegen die Schmerzen und die Luftnot, Husten oder die Behandlung von innerer Unruhe bedeuten.

Fazit

Die **ärztliche Anordnung für den Notfall** erlaubt es,

- den akutmedizinischen Standard, d. h. den Beginn der potentiell lebensrettenden Therapie mit allen vertretbaren Mitteln individuell zu bestätigen (Option A)
- den Beginn lebensrettender Maßnahmen individuell einzuschränken (Option B)
- oder aber jegliche Maßnahme mit dem Therapieziel der Lebensrettung oder Lebensverlängerung auszuschließen (Option C)

Dabei hat der Vorausplanende in einem ausführlichen Gespräch mit einem qualifizierten Gesprächsbegleiter (und ggf. Arzt) über die Chancen und Risiken von Behandlungsmaßnahmen im Notfall und die individuellen Behandlungswünsche gesprochen. Aufgrund der qualifizierten Gesprächsführung im Sinne einer gemeinsamen Entscheidungsfindung ist von einer informierten Einwilligung oder Ablehnung (Informed Consent/Refusal) auszugehen, wie sie für medizinische Entscheidungen rechtlich als verbindlich angesehen wird.

Die ärztliche Anordnung für den Notfall (ÄNo) ist der notfallmedizinisch relevante Teil der zugehörigen Patientenverfügung. Die hier getroffene Festlegung ist nicht an (z. B. prognostische) Bedingungen geknüpft und gilt ohne zeitliche Begrenzung.

Die hier getroffene Festlegung reflektiert den Willen der genannten Person für den Fall einer akuten Krise. Die ÄNo ist – wenn eindeutig ausgefüllt – **für jedermann ethisch und rechtlich verbindlich**, sofern die genannte Person nicht selbst einwilligungsfähig ist und keine **konkreten** Hinweise auf eine Willensänderung vorliegen.

Damit diese ÄNo als Patientenverfügung wirksam werden kann, ist (allein) die Unterschrift der voraus- planenden Person erforderlich.

Wichtig

Es wird aber dringend empfohlen, diese ÄNo nur im Rahmen einer durch die Unterschriften von Arzt und Gesprächsbegleiter dokumentierten qualifizierten Gesprächsbegleitung gemäß den Vorgaben der DiV-BVP zu verwenden, um Missverständnisse mit fatalen Folgen zu vermeiden.

Die zusätzliche Unterschrift des Bevollmächtigten/Betreuers ist empfohlen, um seine Einbindung in den Gesprächsprozess zu dokumentieren, aber formal fakultativ. Für ÄNo's, die vom Vertreter einer nicht (mehr) einwilligungsfähigen Person unterschrieben werden, existiert ein gesondertes Formular (Vertreterdokumentation).

Zur Klärung anderer, über die umseitig skizzierten Notfälle hinausreichender Behandlungsfragen (u. a. hinsichtlich Dauer und Grenzen einer einmal begonnenen lebensverlängernden Therapie) ist die ausführliche Patientenverfügung heranzuziehen und ggf. der Vertreter zu konsultieren. Bei Vorliegen eines Krisenplans / Notfallplans sind die dort hinterlegten Hinweise zu befolgen.

12.4 Ausflug in die Welt des Risikos

Sind Sie risikokompetent? Ich möchte Ihnen gern einen kurzen Einblick geben in unsere Fähigkeiten, mit Risiken umzugehen.

Wenn wir Behandlungssituationen antizipieren, die in der Zukunft liegen, bewegen wir uns nur zum Teil in der Welt des Risikos. Der überwiegende Teil unserer Vorstellungen liegt in der Welt der Ungewissheit. Wir können die Risiken nicht berechnen, weil uns zu viele Faktoren unbekannt sind. Auch die Ärzte können das nicht. Ein Arzt kann eine Prognose stellen.

Eine Prognose ist eine (wissenschaftlich begründete) Voraussage einer zukünftigen Entwicklung. Eine Prognose beinhaltet aber immer gewisse Unwägbarkeiten, bewegt sich also definitiv nicht in der Welt der Gewissheit und nur zum Teil in der Welt des berechenbaren Risikos. Dies sollten wir uns bewusst machen, wenn wir Prognosen Glauben schenken und über diese Prognosen mit den Vorausplanenden sprechen. Noch eindringlicher wird diese Warnung, wenn wir über den Behandlungsverlauf sprechen. Eine Erkrankung kann so viele verschiedene Verläufe aufweisen, dass die künftige Entwicklung nur schwer oder gar nicht vorhersagbar ist. Viele kleine Ereignisse können einen positiven oder auch negativen Einfluss auf den Krankheitsverlauf ausüben. Hier bewegen wir uns fast vollständig in der Welt der Ungewissheit. Wir brauchen also ein gewisses Maß an Risikokompetenz.

Definition **Risikokompetenz**

Risikokompetenz ist die Fähigkeit, auch mit Situationen umzugehen, in denen nicht alle Risiken bekannt sind und berechnet werden können.

Wir haben auf der einen Seite jene Menschen, die risikoscheu sind, die vor jeder Unwägbarkeit zurückschrecken. Doch ohne die Bereitschaft Risiken einzugehen, gäbe es keine Innovationen mehr, Spaß und Mut würden der Vergangenheit angehören. Auf der anderen Seite gibt es die risikofreudigen Zeitgenossen, die sich gern in tollkühne Draufgänger verwandeln und sich an einem Gummiseil in die Tiefe stürzen, und dabei die Möglichkeit, auf die Nase zu fallen, völlig ausblenden. Risikointelligenz liegt irgendwo dazwischen. Denn ohne ein erträgliches Maß an Vorsicht gäbe es die Menschheit schon lange nicht mehr.

Definition **Risikointelligenz**

Risikointelligenz ist eine Grundvoraussetzung, um uns in der modernen technologischen Welt zurechtzufinden.

Am einfachsten wäre es, uns auf den Rat von Experten zu verlassen. Aber so einfach ist das nicht. Weil die bittere Erfahrung lehrt, dass Expertenrat gefährlich sein kann. Viele Ärzte sind nicht in der Lage, Risiken richtig einzuschätzen oder aber sie anderen verständlich zu erläutern. Manche Ärzte glauben, den Patienten fehle es an der nötigen Intelligenz. Deshalb sei es zwecklos, ihnen Gesundheitsinformationen zu geben. Betreten wir also kurz die Welt der Ungewissheit und des Risikos. Viele der nachfolgenden Gedankengänge und Argumentationen folgen den Überlegungen, die Gerd Gigerenzer, Direktor am Max-Planck-Institut für Bildungsforschung in Berlin sowie Direktor des 2009 gegründeten Harding Zentrums für Risikokompetenz, in seinen Büchern dargelegt hat. Ein paar Faustregeln können dabei helfen, besser mit Risikowahrscheinlichkeiten umzugehen.[44]

Regel 1: Frage stets nach der Referenzklasse: Prozent von was?

Ein beängstigendes Beispiel von Risikoinkompetenz ist die Angst vor Antibabypillen in England. Das britische Komitee für Arzneimittelsicherheit gab eine Nachricht heraus, dass die Antibabypille der dritten Generation das Thromboserisiko um 100 Prozent erhöht. Diese Nachricht wurde an 190 000 Ärzte, Apotheker und Gesundheits-

[44] Vgl. Gigerenzer G (2013): Risiko. , Zeitverlag, Hamburg.

ämter im sogenannten »Dear Doctor Letter« weitergegeben. Viele besorgte Frauen setzten daraufhin die Pille ab. Diese Warnung führte in England und Wales zu geschätzten 13.000 (!) zusätzlichen Abtreibungen. Doch was war der tatsächliche Hintergrund der Warnung? Die Studien, auf die sich die Warnung stützte, hatten gezeigt, dass von je 7000 Frauen, welche die Pille der zweiten Generation einnahmen, **eine** Frau eine Thrombose bekam. Bei der Pille der dritten Generation erhöhte sich die Zahl der an Thrombose erkrankten Frauen auf **zwei** von 7000. Das heißt, die **relative** Risikozunahme betrug tatsächlich 100 Prozent, die **absolute** Risikozunahme nur 1 von 7000. Hätte das Komitee statt der relativen Risiken die absoluten Risiken genannt, wären wohl nur wenige Frauen in Panik geraten und 13.000 zusätzliche Abtreibungen hätten verhindert werden können. Im Übrigen bergen Schwangerschaften und Abtreibungen ein höheres Thromboserisiko als die Pille der dritten Generation.

Regel 2: Frage stets: Wie groß ist die absolute Risikozunahme?

Ein weiteres Beispiel sind die Folgen des 11. September 2011: Bei den Todesflügen starben 256 Passagiere der betreffenden Flugzeuge. In der Folge weigerten sich viele Amerikaner, ein Flugzeug zu benutzen. Der Straßenverkehr wuchs in den folgenden zwölf Monaten um rund 5 Prozent. Die zusätzliche Autonutzung zog eine Erhöhung der Unfälle nach sich. Alles in allem sind etwa 1600 Amerikaner infolge ihrer Entscheidung, die Risiken des Fliegens zu vermeiden, auf der Straße umgekommen. Ursache für diese Reaktionen ist eine einfache psychologische Faustregel in unserem Denken, die bei sogenannten »Schockrisiken« unbewusst zur Anwendung kommt: »Wenn viele Menschen gleichzeitig sterben, reagiere mit Furcht und meide die Situation«.

Kommen dagegen sehr viele Menschen über einen längeren Zeitraum zu Tode, reagiert unser Gehirn anders. Allein in den USA kommen jedes Jahr 35.000 Menschen bei Verkehrsunfällen ums Leben. Dennoch haben nur wenige Leute Angst, wenn sie ins Auto steigen. Wir fürchten den Kernkraftwerksunfall, nicht aber die Todesfälle durch Luftverschmutzung bei Kohlekraftwerken. Wir fürchten die Schweinegrippeepidemie, nicht aber die Zehntausende von Todesfällen bei der ganz normalen Grippe. Diese Mechanismen in unserem Gehirn sind evolutionär geprägt. Wir können Sie nicht einfach »weglernen«. Also nutzen wir lieber einen weiteren einfachen Trick:

Regel 3: Wenn ein Konflikt zwischen der Vernunft und einer starken Emotion vorliegt, verzichte auf Argumente. Mache dir lieber eine gegensätzliche und stärkere Emotion zunutze, diese neutralisiert die dominante Emotion.

Es macht wenig Sinn, jemandem zu erklären, dass Autofahren viel gefährlicher ist als Fliegen. Besser verweist man z. B. auf die elterliche Sorge, das Leben der Kinder und des Beifahrers zu gefährden. Das intelligente Neuhirn kann eine evolutionär bedingte Furcht gegen eine andere ausspielen, um besser in der modernen Welt zu überleben.

Evolution ist kein Schicksal. Statistisch gesehen kann man die Risiken beim Fliegen gegen das Risiko beim Autofahren berechnen. Wie weit muss ich mit dem Auto fahren, um das gleiche Todesrisiko zu haben? Die Antwort? Ca. 20 Kilometer. Wenn Sie also mit dem Auto heil am Flughafen ankommen, haben Sie den gefährlichsten Teil der Reise bereits hinter sich.

Kompetent heißt sachkundig, versiert und klug. Risikokompetent zu sein jedoch ist mehr, als gut informiert zu sein. Es braucht Mut, um einer ungewissen Zukunft zu begegnen, um sich gegen Experten zu behaupten und kritische Fragen zu stellen.

In unserer Alltagssprache unterscheiden wir zwischen »Gewissheit« und Risiko«, aber die Begriffe »Risiko« und »Ungewissheit« werden oft synonym verwendet. Das sind sie aber nicht. In einer Welt der bekannten Risiken weiß man alles, einschließlich der Wahrscheinlichkeiten, mit Sicherheit. Hier reichen statistisches Denken und Logik aus, um gute Entscheidungen zu treffen. In einer ungewissen Welt ist nicht alles bekannt und die beste Option lässt sich nicht berechnen. Da sind zusätzliche gute Faustregeln und Intuition erforderlich.

Wichtig **Unterschiede kennen**

Gewissheit: Subjektive Sicherheit bezüglich bestimmter, für gut gerechtfertigt gehaltener Überzeugungen, die sich auf natürliche oder moralische Sachverhalte beziehen können
Risiko: Wenn die Risiken bekannt sind, verlangen gute Entscheidungen logisches und statistisches Denken
Ungewissheit: Wenn einige Risiken unbekannt sind, verlangen gute Entscheidungen auch Intuition und kluge Faustregeln.

Oft ist eine Kombination von beidem (Logik und Intuition) erforderlich. Einige Dinge lassen sich berechnen, andere nicht, und was berechnet werden kann, ist oft nur eine grobe Schätzung.

Im folgenden Kapitel (Vorgehen bei Einwilligungsunfähigkeit unklarer Dauer) haben es die Gesprächsbegleiter mit der Vermittlung von Risiken zu tun. Erfahrungsgemäß tun wir uns mit diesem zentralen Bogen am Schwersten. Aus diesem Grunde mache ich überhaupt den Ausflug in die Welt der Risiken und Ungewissheiten.

Bisher haben wir zwei Werkzeuge für die Vermittlung von Risiken kennengelernt:
- Verwende Häufigkeiten statt Wahrscheinlichkeiten von Einzelereignissen
- Verwende absolute statt relative Risiken

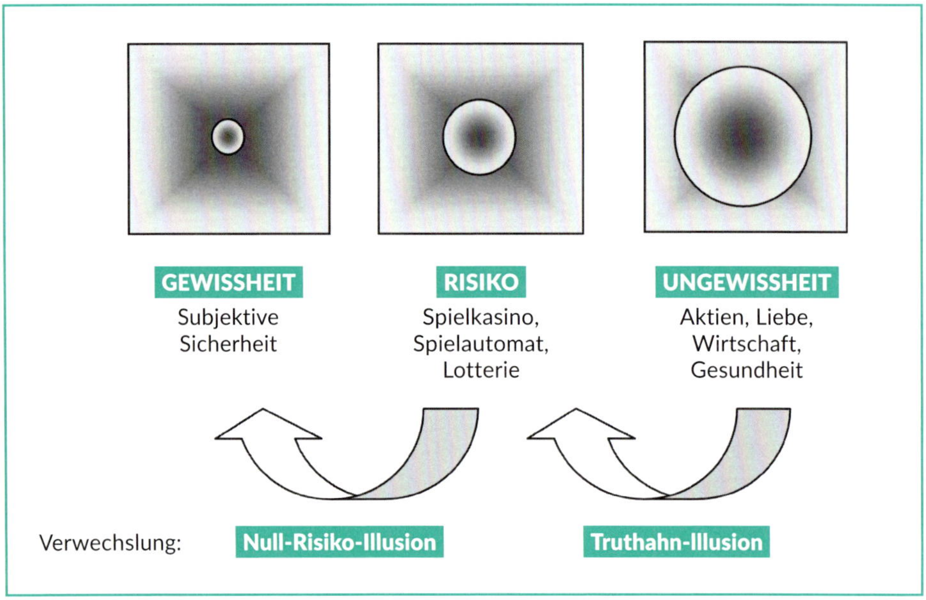

Abb. 18: Die Welt des Risikos.

Diese Denkwerkzeuge lassen sich relativ einfach erlernen und anwenden. Das erste hilft uns, die Wahrscheinlichkeit eines Risikos zu verstehen (Regenwahrscheinlichkeit), während das zweite die Veränderung eines Risikos verdeutlicht (Antibabypille). In einer Welt der Ungewissheit, und dies ist nun mal die Welt der medizinischen Prognosen, gibt es aber noch ein weiteres wichtiges Werkzeug, das wir benutzen können: Das intuitive Urteil.

Jede Faustregel kann bewusst oder auch unbewusst verwendet werden. Wird sie unbewusst benutzt, sprechen wir von einem intuitiven Urteil oder einem starken Bauchgefühl. Ein Bauchgefühl ist weder eine plötzliche Laune noch ein sechster Sinn, weder Hellseherei noch Gottes Stimme. Es ist eine Form unbewusster Intelligenz. Die Annahme, Intelligenz sei notwendigerweise immer bewusst und überlegt, ist ein Riesenirrtum.

Definition **Intuition**

1. Eine Intuition (oder ein Bauchgefühl) ist ein Urteil,
2. das unvermittelt im Bewusstsein auftaucht,
3. dessen tiefere Gründe uns nicht ganz bewusst sind,
4. das stark genug ist, um danach zu handeln.

Die Intuition stand nicht immer in dem zweifelhaften Ruf, den sie heute in der westlichen Welt hat. Im abendländischen Denken galt sie einst als die sicherste Form der Erkenntnis. Heute wird die Intuition als unzuverlässige und recht verdächtige Richtschnur des Handelns belächelt. Das grundlegende Missverständnis dabei ist die unbewusste Überzeugung, dass sich alle Probleme durch Logik oder Berechnung lösen ließen – dass wir in einer Welt der des Risikos leben und nicht in einer Welt der Ungewissheit.

Albert Einstein hat einmal gesagt: »Der intuitive Geist ist ein Geschenk und der rationale Geist ein treuer Diener. Wir haben eine Gesellschaft erschaffen, die den Diener ehrt und das Geschenk vergessen hat.«

Die Logik ist in unserem Gehirn recht genau lokalisiert worden. Sie betrifft nur ein relativ kleines Areal. Die Intuition dagegen hat Zugang zu einem größeren Bereich, die Entscheidungsprozesse laufen unbewusst ab und sind daher wesentlich schneller als bewusstes Überlegen.

Fazit

1. Intuition ist weder eine irrationale Laune noch die Quelle aller schlechten Entscheidungen. Sie ist unbewusste Intelligenz, welche die meisten Regionen unseres Gehirns benutzt.
2. Intuition ist dem logischen Denken nicht unterlegen. Meist sind beide Formen der Intelligenz erforderlich, um ein Problem zu lösen, es kommt darauf an, auf welchen Bereich man welche Methode anwendet. Intuition ist unentbehrlich in einer komplexen und ungewissen Welt, während Logik in einer Welt, in der alle Risiken mit Gewissheit bekannt sind, ausreichen kann.
3. Intuition beruht nicht auf mangelhafter mentaler Software, sondern auf intelligenten Faustregeln und viel Erfahrung, die im Unbewussten verborgen liegt.

Es ist nicht immer leicht zu erkennen, wie ungewiss die Situation ist, in der wir uns befinden. Ein schönes Beispiel für unseren Umgang mit Risiken ist die »Truthahn-Illusion«, die auf eine Erzählung des Autors Nassim Taleb zurückgeht. Stellen Sie sich einen Truthahn auf einem Bauernhof vor. Am ersten Tag seines Lebens kommt der Bauer. Für den Truthahn bedeutet dies den Tod oder Futter. Es gibt Futter. Am nächsten kommt der Mann erneut, es gibt wieder Futter. So geht es die nächsten Tage weiter. Nach der Laplace-Regel ist die Wahrscheinlichkeit, dass etwas abermals geschieht, wenn es schon *n* Male vorher geschehen ist = (n+1) / (n+2). Hier ist *n* die Zahl der Tage mit Futter. Nach dem ersten Tag beträgt die Wahrscheinlichkeit, dass der Bauer auch am zweiten Tag mit Futter kommt, 2/3. Am dritten Tag steigt sie auf 3/4 und so fort, sodass die Gewissheit ständig zunimmt. Am 100. Tag ist es nahezu gewiss, dass der Bauer mit Futter kommt. Wenn der Truthahn alle Risiken gekannt hätte, wäre die Anwendung der Laplace-Regel durchaus rational gewesen. Dummerweise ist am 100. Tag Thanksgiving. Ausgerechnet an dem Tag, an dem die Gewissheit am größten ist, kommt der Truthahn unters Beil. Hätte der Truthahn seinen Lebenszweck gekannt, so wäre ihm bewusst gewesen, dass die Wahrscheinlichkeit, unters Beil zu kommen, mit jedem Tag größer statt kleiner wird.

Fälschlicherweise anzunehmen, dass alle Risiken bekannt sind, ist eine Gewissheitsillusion. Man nennt dies Truthahn-Illusion, obwohl sie vermutlich häufiger bei Menschen als bei Truthähnen anzutreffen ist. Bei der Truthahn-Illusion verwechselt man die Welt der Ungewissheit mit der Welt des Risikos. Eine andere Art der Gewissheitsillusion ist die Null-Risiko-Illusion. Hier wird die Welt des Risikos mit der Welt der Gewissheit verwechselt. Absolute Gewissheit ist ein geistiger Zustand, der jeden Zweifel ausschließt. Ein großer Teil unserer Geschichte wurde von Leuten geprägt, die sich absolut gewiss waren, dass ihre Religion, Sippe oder Rasse die von Gott oder von Schicksal auserwählte war. Woraus sie das Recht ableiteten, sich allen widersprechenden Ideen samt der von ihnen infizierten Menschen zu entledigen. Eine Null-Risiko-Illusion entsteht aber nicht einfach so im Geist der Menschen. Sie wird vermarktet, sorgfältig auf die Zielgruppe zugeschnitten und massiv beworben.

Warum das Einfache oft besser ist als das Komplexe

»Es geht darum, alles so einfach wie möglich zu machen, aber nicht einfacher«, soll Albert Einstein gesagt haben. Diese einfache Faustregel basiert auf einer mathematischen Theorie, die Bias-Varianz-Dilemma genannt wird und die uns sagt, warum und wann das Einfache besser ist. Wenn wir eine statistische Methode verwenden, um eine Vorhersage zu treffen, nennen wir den Unterschied zwischen der früheren Vorhersage und dem später tatsächlichen eintretenden Ereignis »Bias«. Je ungewisser die Welt, desto größer ist der Bias. Doch es gibt noch eine zweite Fehlerquelle, die sogenannte »Varianz«. Komplexe Methoden versuchen aufgrund früherer Beobachtungen die Zukunft vorauszusagen. Die Prognosen hängen aber von der spezifischen Stichprobe ab und können daher unzuverlässig sein. Diese Instabilität (d. h. die Variabilität um ihren Mittelwert) heißt Varianz. Je komplexer also die Methode, desto mehr Faktoren müssen geschätzt werden, und desto größer wird der varianzbedingte Fehler. Daher führen komplexe Methoden zu schlechteren Voraussagen.

Fazit

Beim Umgang mit Wahrscheinlichkeiten im Gesprächsprozess:
- frage dich stets nach der Referenzklasse: Prozent Wahrscheinlichkeit von was?
- frage dich stets: Wie groß ist die absolute Risikozunahme?

Dies heißt:
- verwende Häufigkeiten statt Wahrscheinlichkeiten von Einzelereignissen
- Verwende absolute statt relative Risiken zur Darstellung eines Sachverhaltes

Beim Umgang mit Aussagen über zukünftige Entwicklungen:
- je komplexer das Thema, desto einfacher versuche es darzustellen
- je mehr wir erklären möchten, desto ungenauer wird unsere Aussage

Beim Bemühen um rationales Denken:
- vertraue deiner Intuition. Sie ergänzt dein logisches Denken.
- vertraue der Intuition deines Gesprächspartners. Für intuitive Entscheidungen gibt es gute Gründe, die nicht erklärt werden können.

12.4.1 Das SIC-Syndrom

Bei jeder medizinischen Behandlung, die ein Mediziner vorschlägt, sollten wir als mündige (und hoffentlich risikokompetente) Patienten uns insgeheim ein paar Fragen stellen. Denn es gibt drei Fehlerquellen bei medizinischen Behandlungen, derer wir uns bewusst sein sollten.

1. Frage: Ist diese Behandlung wirklich notwendig?
2. Frage: Versteht der Arzt den Nutzen und das Risiko dieser Behandlung und kann er mir dies in absoluten Wahrscheinlichkeiten und Häufigkeiten vermitteln?
3. Frage: Orientiert sich die Behandlung am ärztlichen Ethos oder am Profit?

Blindes Vertrauen in die Ärzte ist in einer aufgeklärten Gesellschaft nicht mehr angebracht. Kritisches Hinterfragen sollte ein ganz normaler Vorgang sein. Für die oben formulierten kritischen Fragen gibt drei gute Gründe: Das SIC-Syndrom. Bezeichnung SIC wurde gewählt, um auf das englische Wort »sick«, (krank) anzuspielen.

Info – Patienteninteresse vs. Ärztehandeln

Ärzte handeln mitunter nicht immer im besten Interesse ihrer Patienten, wenn sie

- defensive Medizin praktizieren,
- Gesundheitsrisiken nicht verstehen,
- sich am Profit und nicht am ärztlichen Ethos orientieren.

Das »S« im SIC-Syndrom steht für Selbstschutz

Defensive Medizin bedeutet, ein Arzt verordnet klinisch nicht gerechtfertigte und für den Patienten möglicherweise sogar schädliche Tests oder Behandlungen aus Angst vor rechtlichen Konsequenzen. Im klagefreudigen Amerika wurden 824 Notfallmediziner, Radiologen, Gynäkologen, Allgemeinchirurgen, orthopädische Chirurgen und Neurochirurgen gefragt, ob sie defensive Medizin praktizieren. 93 Prozent (!) der Ärzte berichteten, sie würden manchmal oder oft defensiv handeln. Da nicht jeder Arzt bereit sein dürfte, dies (gegenüber sich selbst oder einem Interviewer) einzugestehen, könnte die Zahl durchaus höher liegen. Unter Ärzten gibt es eine Redensart: »Wegen Überbehandlung ist noch niemand verklagt worden.«

Besonders vier Maßnahmen zum Selbstschutz der Ärzte sind laut der Studie[45] besonders beliebt (▸ Tab. 8).

Tab. 8: Maßnahmen zum Selbstschutz der Ärzte

Art der defensiven Medizin	Zahl der Ärzte in Prozent
Verordnung von mehr Tests (z. B. bildgebend wie CT oder MRT) als medizinisch gerechtfertigt	59
Verschreibung von mehr Medikamenten (z. B. Antibiotika) als medizinisch gerechtfertigt	33
Überweisung von Patienten an andere Fachärzte ohne Notwendigkeit	52
Empfehlung invasiver Verfahren (z. B. Biopsien) zur Bestätigung von Diagnosen	32

[45] Ebd.

Wie kann man dem Bedürfnis der Ärzte nach Selbstschutz Rechnung tragen und diese zunehmende Tendenz dennoch umgehen? Hier hilft eine kleine Faustregel: »Frage deinen Arzt nicht, was er empfiehlt. Du bekommst sonst vielleicht eine Antwort, die aus dem Selbstschutz geboren ist. Frage deinen Arzt, was er tun würde, wenn es seine Mutter, sein Bruder, sein Kind wäre.«

Der Arzt weiß, dass seine Mutter ihn nicht verklagen würde, aber er weiß nicht, ob der Patient vor ihm ihn verklagen würde. Erstaunlicherweise weisen Arztfrauen die wesentlich geringeren Quoten bei kritischen Eingriffen auf, verglichen mit der weiblichen Gesamtbevölkerung.

Ich kann den Druck auf die Ärzteschaft gut verstehen. Auch im Bereich der Altenpflege haben viele Kollegen den Selbstschutz als prioritäres Ziel. Die Auflagen der Behörden und die kritischen Nachfragen bei im Grunde alltäglichen Vorkommnissen lassen die in der Pflege Beschäftigten übervorsichtig werden. Der schlechte Ruf der Pflegeeinrichtungen in der Öffentlichkeit steuert seinen Teil dazu bei. Vor der Prüfung anderer Ursachen werden zunächst erst einmal »Pflegefehler« angenommen. Eine Kollegin wurde wegen Totschlags angezeigt, obwohl außer der Angehörigen, der Klägerin, niemand den Grund für diese Anzeige nachvollziehen konnte. Ihre Mutter starb nachweislich an altersbedingter Multimorbidität, und nicht, weil sie aufgrund von Vernachlässigung »zu Tode gepflegt« wurde.

Ich möchte die Ärzteschaft nicht verunglimpfen oder etwas Böses unterstellen. Daher gebe ich offen zu: In meiner Eigenschaft als Einrichtungsleiter fälle ich mitunter ganz bewusst defensive Entscheidungen. Ich schäme mich manchmal dafür, muss aber auch zugeben, dass dies ganz bewusst geschieht, um mich vor eventuellen späteren Folgen abzusichern.

Beispiel **Entscheidung treffen**

Als Beispiel mag ein Bewohner dienen, der offen und mehrmals seine suizidalen Absichten geäußert hatte und auch einige (halbherzige) Versuche unternommen hatte, sich das Leben zu nehmen. Nach einigen Vorfällen, in denen der Bewohner nach Ansicht der Pflegekräfte ernsthaft versucht hatte, sich das Leben zu nehmen und erfolgloser Therapie durch den Neurologen stimmte ich unter dem Druck der Pflegemitarbeiter zu, für den Bewohner ein »geeigneteres« Haus für solche Fälle zu suchen.

Hätten wir wirklich nicht mit diesem Bewohner umgehen können? Habe ich die (eventuell übertriebene) Angst der Pflegekräfte auf mich übertragen und mich von ihr leiten lassen? Habe ich als Kaufmann aus Angst vor möglichen Fragen nach einem geglückten Suizidversuch diese Lösung gewählt? Die hochnotpeinlichen Fragen lauten im Ernstfall immer: »Seit wann wussten Sie von dem Problem?« und: »Was haben Sie daraufhin getan?« Die Antwort: »Wir haben die Pflegekräfte sensibilisiert, Fallbesprechungen durchgeführt und den Sozialdienst sowie kirchlichen Beistand eingebunden.« Diese Aussagen mögen einem Richter, dem eine Klage der Angehörigen vorliegt, nicht ausreichen, um uns von jeder Schuld freizusprechen.

Wir sind ein offenes Haus ohne gerontopsychiatriche Spezialisierung und unsere Mitarbeiter wären mit einem solchen Fall überfordert. Aber wären sie das wirklich? Ich habe im Grunde meines Herzens volles Vertrauen in unsere Mitarbeiter. Könnte es nicht sein, dass wir dieses »Problem« mit Aufmerksamkeit und Zuwendung und eine wenig neurologischer Unterstützung mit der Zeit in den Griff bekommen hätten? Dass eine Verlegung, die die Tendenz zum Suizid eventuell noch verstärkt, gar nicht nötig gewesen wäre? Habe ich mir einfach nur ein Problem vom Hals geschafft? Also erfolgte eine Abwägung von »Nicht nötig, wir kriegen das mit der Zeit in den Griff.« gegenüber der Angst »Wenn wir es trotz aller Anstrengungen nicht in den Griff kriegen, bekommen wir eine Menge Ärger mit Behörden, Angehörigen und der Presse.«

Mit dieser Entscheidung habe ich selbst zwei der obigen defensiven Maßnahmen ergriffen: Drängen auf eine medikamentöse Therapie und unnötige Überweisung an eine andere Stelle. Im Grunde meines Herzens glaube ich noch heute, dass diese Entscheidung unnötig und eventuell schädlich für den Bewohner war. Ich glaube, dass wir die suizidale Tendenz (wie bei anderen, weniger schweren Fällen auch) kontrollieren und die zugrundeliegende Depression mit Gewöhnung, Aufmerksamkeit und Zuwendung in den Griff bekommen hätten. Ich habe gute Mitarbeiter. Wir hätten das geschafft. Und wenn nicht, so hätten wir Mut und Zivilcourage bewiesen und unser Bestes gegeben. Und mit etwas Mut hätten wir eventuell auch die peinlichen Fragen der Angehörigen und Behörden überstanden und zur Zufriedenheit aller geklärt. Meine Entscheidung war ein Zeichen mangelnden Vertrauens in die Mitarbeiter, in die Angehörigen und in die Menschen, die die Behörden vertreten.

Ich quäle mich oft mit solchen Fragen, und das ist auch gut so. Es ist eine Katharsis der Seele, die künftige Entscheidungen ändert, einen Sachverhalt in anderem Licht erscheinen lässt und die eigenen Wertvorstellungen reflektiert.

Das »I« im SIC-Syndrom steht für »Innumeracy«, zu deutsch Zahlenblindheit.

Ärzte verstehen, genau wie wir, oft die statistischen Grundlagen nicht oder können diese nicht interpretieren. Unter den drei angeführten Risiken medizinischer Behandlungen ist dies das am wenigsten bekannte Problem. Ärzte haben etwas anderes gelernt als wir, deswegen haben sie aber nicht zwangsläufig einen besseren Zugang zur Statistik. Zugegeben, Ärzte waren wahrscheinlich in der Schule besser, haben die besseren Abiturnoten und ein anspruchsvolles Studium hinter sich. Aber dies bedeutet nicht zwangsläufig eine höhere Intelligenz oder statistisches Verständnis. Denn dies kommt im Studium zu kurz. Ich selbst habe Psychologie studiert und die allgegenwärtige Statistik aus tiefstem Herzen gehasst. Nach nur vier Semestern habe ich versucht, Statistik so weit wie möglich abzuwählen und mich dort, wo dies nicht möglich war, mich auf die Hilfe der Kommilitonen und das Abschreiben verlegt. Ich kam schlichtweg an meine mathematischen Grenzen. Im Berufsleben war ich dann doch wieder gezwungen, mich damit zu beschäftigen, allerdings nur auf einfachem Niveau.

Gigerenzer berichtet von einem Kongress, bei dem er vor 160 Gynäkologen über Risikokommunikation sprechen sollte. Zu Beginn des Kongresses stellte er eine einfache Frage:

Beispiel **Gute Frage, peinliche Antworten**

»Eine 50-jährige Frau, keine Symptome, nimmt routinemäßig an einem Mammografie-Screening teil. Das Ergebnis ist positiv. Sie möchte von Ihnen wissen: Wie viele Frauen mit positivem Ergebnis haben tatsächlich Brustkrebs? Wie lautet die Antwort?«

- 9 von 10
- 8 von 10
- 1 von 10
- 1 von 100

Die Fakten, als Wahrscheinlichkeiten präsentiert, sind folgende:

- Die Wahrscheinlichkeit, dass eine Frau Brustkrebs hat, beträgt 1 Prozent (Prävalenz)
- Wenn eine Frau Brustkrebs hat, beträgt die Wahrscheinlichkeit eines positiven Testergebnisses 90 Prozent (Sensitivität des Tests)
- Wenn eine Frau keinen Brustkrebs hat, beträgt die Wahrscheinlichkeit, dass das Testergebnis trotzdem positiv ausfällt, 9 Prozent (Falschalarmrate)

Bei einer Frau ist das Testergebnis positiv. Wie groß ist die Wahrscheinlichkeit, dass sie mit Sicherheit Brustkrebs hat?

Tatsächlich ist es so, dass eine Frau, die beim Mammografie-Screening ein positives Ergebnis erhält, mit großer Wahrscheinlichkeit keinen Brustkrebs hat. Die richtige Antwort lautet 1 von 10.

Doch die Antworten der Gynäkologen waren über das ganze vorgegebene Spektrum verstreut. Die Mehrheit glaubte, dass acht oder neun von zehn Frauen mit einem positiven Test mit Sicherheit an Brustkrebs erkrankt waren. 30 der 160 Ärzte hätten den Frauen dagegen gesagt, die Aussicht, Krebs zu haben, sei minimal, nur 1 von 100. Nur 21 Prozent der Ärzte hätten die Frauen korrekt informiert. Beruhigend? Nein. Die Zufallswahrscheinlichkeit bei vier Wahlmöglichkeiten beträgt 25 Prozent.

Natürlich sind solche Ergebnisse nicht repräsentativ, schon gar nicht für unsere ärztliche Leserschaft. Dennoch zeigen sie das Problem der Zahlenblindheit auf. Ärzte sind statistisch eben nicht unbedingt besser in Statistik als wir. Vielen von uns fehlt einfach das Mathe-Gen, auch den Ärzten.

Das »C« im SIC-Syndrom steht für »Conflict of interest« (Interessenkonflikt).

Interessenkonflikte, die entstehen, weil sich die Medizin immer stärker am Profit statt am Ethos orientiert, sind inzwischen ein weltweit verbreitetes Phänomen. Dazu gibt folgendes erschreckendes Beispiel: Bei ungefähr 10 Millionen US-amerikanischer Frauen wurden überflüssige PAP-Tests auf Gebärmutterhalskrebs gemacht. Überflüssig deshalb, weil diese Frauen nach einer Totaloperation gar keinen Gebärmutterhals mehr hatten.

PAP-Abstriche schaden den Patientinnen zum Glück nicht, aber es werden damit Millionen verschwendet, die an anderen Stellen besser eingesetzt wären. Warum führen Ärzte überflüssige Tests und Maßnahmen durch?

Die Antwort liefert das Vergütungssystem, welches Ärzte für jede Einzelleistung, von Tests bis zu Operationen, entlohnt, anstatt ihnen ein gutes Pauschalgehalt zu zahlen. Verantwortliche Ärzte, die keine überflüssigen Tests durchführen, müssen Einkommenseinbußen hinnehmen. Doch unser Gesundheitssystem krankt auch in großem Stil. In einigen gewinnorientierten Privatkliniken oder Krankenhäusern mit privater Trägerschaft setzt die Geschäftsführung Quoten für Operationen und andere Eingriffe fest und erwartet von ihren Chirurgen, dass diese auch durchgeführt werden. Der Interessenkonflikt ist vorprogrammiert, sobald die kaufmännischen Entscheider die Oberhand behalten.

Fazit

Patienten müssen sich klarmachen, dass das SIC-Syndrom zwangsläufig zu Überdiagnose und Überbehandlung führt. Ein kritisches Hinterfragen der Behandlungsvorschläge ist angebracht.

12.5 Vom Umgang mit Ärzten: Vorgehen bei unklaren Prognosen

Zugegeben, diese Überschrift zu einem weiteren zentralen Dokument der Patientenverfügung nach dem Modell »beizeiten begleiten®« ist etwas provokant formuliert. Mit Absicht. Dahinter steckt jedoch keine Ablehnung der ärztlichen Ethik oder Kunst, sondern die Verdeutlichung eines möglicherweise auftretenden Interessenkonflikts bei der akut-stationären Behandlung eines Notfalls im Krankenhaus.

Während im vorigen Kapitel die Festlegungen der Versorgungsplanung bei akuter Entscheidungsunfähigkeit im Notfall behandelt wurden, ist die Situation nun eine andere.

Angenommen, der Rettungsdienst hat beim Notfall (z. B. akute Bewusstlosigkeit oder Herzstillstand, schwere Lungenentzündung, akute Verschlechterung einer COPD, Zustand nach Wiederbelebungsversuch, akutes Nierenversagen) alle lebensrettenden Maßnahmen vor Ort unternommen. Im Anschluss wurde der Patient dann zur weiteren Behandlung in das nächst liegende Krankenhaus verbracht. Hier sollen und müssen nun weitere Behandlungsschritte unternommen werden. Für den Fall, dass der Patient aber noch nicht entscheidungsfähig ist, also zu einer möglichen Behandlung seine für die Behandlung notwendige Einwilligung nicht geben kann, werden hier die Festlegungen für die **»Krankenhausbehandlung bei Einwilligungsunfähigkeit unklarer Dauer«** herangezogen.

12

Während im akuten Notfallszenario die Prognose noch unklar ist, erfolgt in diesem Szenario eine Prognoseabwägung. In dieser Situation liegt eine akute schwere Erkrankung vor, die unmittelbar behandlungsbedürftig ist. Als Beispiel mag eine Lungenentzündung oder ein schwerer Schlaganfall dienen. Das große Problem in dieser Situation ist, dass man den Betroffenen selbst nicht ansprechen kann, da er zur Zeit (vorübergehend) einwilligungs- und entscheidungsunfähig ist, die zwingend notwendige Behandlung aber keinen Aufschub duldet, soll sie denn lebensrettend erfolgen. Die Entscheidung für eine Behandlung muss innerhalb von Minuten, maximal aber Stunden erfolgen.

Dieses zentrale Dokument der Versorgungsplanung ist für eine umfängliche Versorgungsplanung unabdingbar. Leider sind Festlegungen für den akut-stationären Notfall bisher nur selten Thema in Beratungsgesprächen und Dokumentationen bei Patientenverfügungen. Eine Festlegung für die akutstationäre Behandlung ist eine besondere Herausforderung für die Vorausplanung und die Formulargestaltung. Oberste Priorität hat das Konkretheitsgebot. Daher liegt das Spannungsfeld in diesem Dokument zwischen der Präzision der Ausführungen und der Praktikabilität des Bogens. Um seine Wirksamkeit überhaupt entfalten zu können, müssen die Kriterien für einen Behandlungsabbruch anhand individueller Eintrittswahrscheinlichkeiten für individuell inakzeptable Behandlungsergebnisse deutlich und aussagekräftig benannt werden.

Zunächst muss in diesem Fall geprüft werden, welche Festlegungen auf der ÄNo getroffen wurden, da diese auch im Krankenhaus Gültigkeit besitzt. Gibt es hier Behandlungsausschlüsse? Soll die Behandlung auf der Intensivstation oder der Normalstation durchgeführt werden? In dieser Situation gibt es eine Diagnose, eine Indikation für eine Behandlung und eine Entscheidung muss schnell getroffen werden. Dennoch gibt es bei allen Behandlungen ein großes Spektrum an möglichen Behandlungsergebnissen mit jeweils korrespondierenden Eintrittswahrscheinlichkeiten.

Nun muss der vom Pflegeheim oder Krankenhaus verständigte Vertreter in die Diskussion mit dem behandelnden Arzt eintreten und für den Vorausplanenden eine stellvertretende Entscheidung gemäß dessen mutmaßlichen Willen treffen.

Ein solches Szenario in eine Patientenverfügung aufzunehmen, stellt die Versorgungsplanung vor große Herausforderungen. Es gibt ungezählte Möglichkeiten von Erkrankungen und medizinischen Szenarien, die zudem ungezählte mögliche Kombinationen von Ergebnissen und Risiken einer Behandlung mit unterschiedlichen Wahrscheinlichkeiten aufweisen. Das Therapieziel ist in diesem Szenario immer abhängig von der Prognose. Daher wird in diesem Bogen Abstand von exemplarischen Krankheitsbildern genommen und sich rein auf die möglichen Ergebnisse einer medizinischen Behandlung konzentriert. Diese Behandlungsergebnisse werden dann mit den Eintrittswahrscheinlichkeiten korreliert.

Generell gibt es bei allen medizinischen Behandlungen gewisse Risiken bei einem ungünstigen Verlauf. Diese werden in diesem Dokument in verschiedenen Gruppen zusammengefasst:

- Bei jeder medizinischen Behandlung gibt es ein gewisses Sterberisiko. Dies beginnt schon bei vergleichsweise harmlosen Eingriffen wie die Extraktion eines Weisheitszahnes oder der Entfernung des entzündeten Blinddarms, auch wenn das Risiko hier gegen Null geht, und endet bei schwerwiegenden Eingriffen wie der Operation am offenen Herzen oder am Gehirn.
- Eine andere Art von Risiko ist die Tatsache, dass nach einer medizinischen Behandlung bleibende schwere körperliche Behinderungen zurückbleiben können, beginnend bei bleibenden höhergradigen Beeinträchtigungen bis hin zu dauerhafter Bettlägerigkeit und Pflegebedürftigkeit
- Darüber hinaus gibt es das Risiko, dass nach einer Behandlung bleibende kognitive Einschränkungen zurückbleiben könnten bis hin zur dauerhaften Einwilligungsunfähigkeit.

- Zudem spielt die Dauer der stationären Behandlung eine große Rolle. Bei einem ungünstigen Verlauf kann ein monatelanger stationärer Aufenthalt inklusive Rehabilitation nicht ausgeschlossen werden.

Den möglichen Behandlungsergebnissen bei einem ungünstigen Verlauf stehen bestimmte Eintrittswahrscheinlichkeiten gegenüber. Doch wie können solche Wahrscheinlichkeiten bestimmt werden? Hierzu gibt es in der Intensivmedizin verschiedene Vorhersagemodelle.

Eine Möglichkeit der Benennung von Eintrittswahrscheinlichkeiten ist die **Rankin-Skala**. Diese ist eine standardisierte Maßzahl, die das Ausmaß der Behinderung nach einem Schlaganfall beschreibt. Sie beschreibt in sieben Schritten den Bereich von vollständiger Gesundheit bis hin zum Tod und definiert die neurologischen Beeinträchtigungen. Eine andere Möglichkeit zur Bestimmung von Eintrittswahrscheinlichkeiten ist der **APACHE-Score**. Der APACHE-Score beruht auf dem APACHE-Verfahren (Acute Physiology And Chronic Health Evaluation), einem auf Intensivstationen verwendeten Verfahren zur Vorhersage der Überlebenswahrscheinlichkeit von Patienten einer Intensivstation. Dieses Scoring-System schließt dabei Angaben zum Alter des Patienten, aktuellen Befunden und anamnestischen Angaben ein.

Ein Intensivmediziner kann also durchaus verlässliche Aussagen zur Eintrittswahrscheinlichkeit eines ungünstigen Behandlungsergebnisses treffen. Die Chancen und Risiken einer medizinischen Behandlung im akut-stationären Notfallszenario werden im Ernstfall dann mit dem Vertreter des Betroffenen besprochen und diskutiert. Es erfolgt eine Abwägung zur Aufnahme medizinischer Behandlungen, bzw. eine Entscheidung zum Unterlassen oder zum Abbruch lebensverlängernden Behandlung. Damit der Vertreter des Betroffenen in einer solchen hoch emotionalen und belastenden Situation nicht völlig unvorbereitet in die Diskussion über den mutmaßlichen Willen des Vorausplanenden eintreten muss, kann der Verfasser einer Patientenverfügung nach »beizeiten begleiten®« hier im Voraus bereits Orientierungshilfen geben und bestimmte Festlegungen treffen.

Auch auf diesem zentralen Bogen der Patientenverfügung nach »beizeiten begleiten®« finden wir die drei Antwortblöcke. Die Festlegungen bei Antwort A (Therapieziel ist die Lebensverlängerung, soweit medizinisch möglich und vertretbar) und der Antwortblock C (Therapieziel ist die Linderung des Leidens, nicht mehr die Lebensverlängerung) sind identisch mit den Vorgaben auf der ÄNo. Zentrale Bedeutung hat hier wieder der Antwortblock B mit seinen verschiedenen Ausprägungen.

Im Antwortblock B wird versucht, den Vorgaben an wirksame Festlegungen im Spannungsfeld **Konkretheit versus Pragmatik** Rechnung zu tragen. Die oben beschriebe-

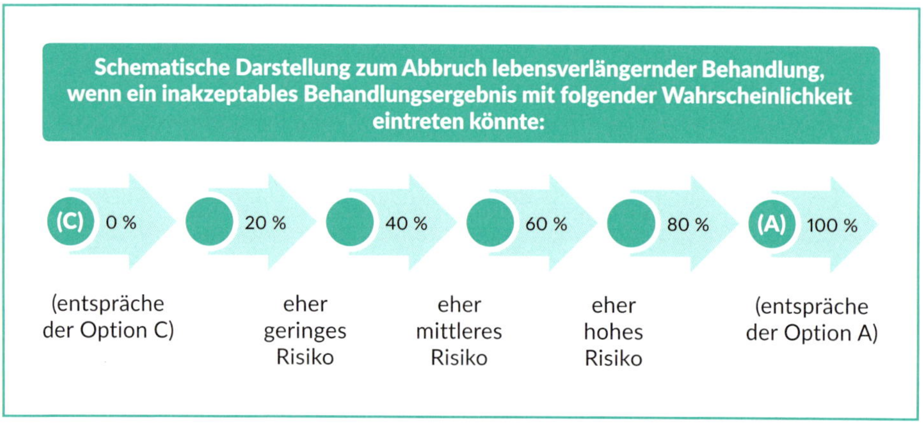

Abb. 19: Schematische Darstellung zum Abbruch lebensverlängernder Behandlung.

nen Risikogruppen sind hier gemäß der etablierten Rankin-Skala (Antwort B 1–3) bzw. den anderen möglichen Risiken bei ungünstigem Verlauf einer Behandlung dezidiert aufgelistet. Der Vorausplanende kann sich nun mit seiner eigenen Risikobereitschaft auseinandersetzen und Festlegungen zur Orientierung für den Vertreter und den behandelnden Arzt treffen.

Wichtig **Der Vorausplanende kann, muss aber keine Festlegungen treffen!**

Allein durch das Ankreuzen der Option B ohne weitere Festlegung ist der Vertreter autorisiert, in die Diskussion mit dem behandelnden Arzt einzutreten und gemäß den Ergebnissen des Wertebogens und der ÄNo den mutmaßlichen Willen des Betroffenen zu beschreiben.

Hier kommt also in der Antwortspanne von A nach C ein Delegationsprinzip zum Tragen. Während bei Option A die Entscheidung über die lebensverlängernden medizinischen Maßnahmen dem behandelnden Arzt je nach Indikation und Machbarkeit übertragen wird (Klarer Wunsch: Therapieziel ist Lebensverlängerung), wird bei Option B die Entscheidung in der Diskussion des Arztes mit dem Vertreter gefällt (das Therapieziel ist hier abhängig von der Prognose). Dabei ist die Prognose die Wahrscheinlichkeit für ein Behandlungsergebnis bei günstigem bzw. ungünstigem Verlauf. Bei Option C dagegen trifft der Vorausplanende eine sehr deutliche und folgenschwere Entscheidung. Er verzichtet auf lebensverlängernde Maßnahmen oder wünscht deren Abbruch, da er den Richtungswechsel im Therapieziel (Linderung, nicht Lebensverlängerung) bereits vorab festgelegt hat. Er entscheidet vorab selbst, ungeachtet einer möglichen Prognose, auch unter Inkaufnahme des dann möglicherweise eintretenden Todes.

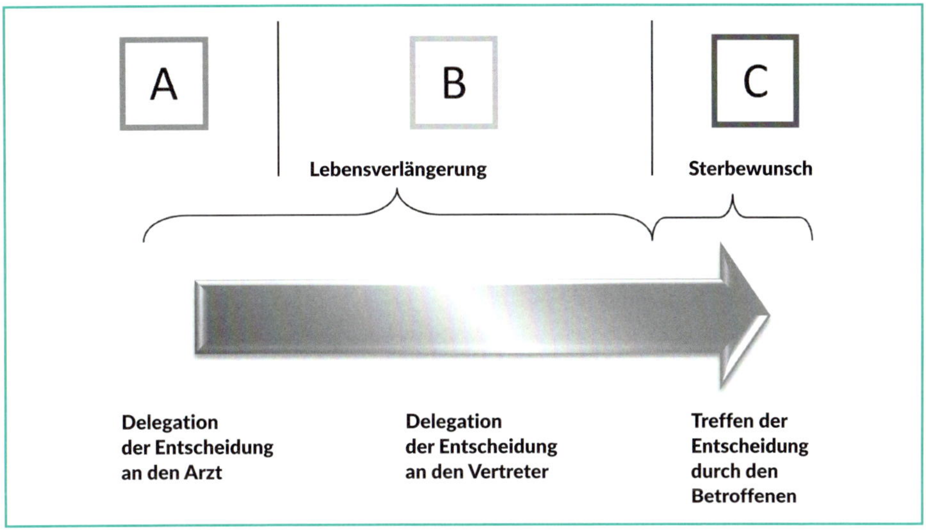

Abb. 20: Delegationsprinzip bei den Optionen A–C.

Zurück zum etwas provokanten Titel dieses Kapitels: Das »Problem« mit den Ärzten besteht darin, dass Ärzte einen eigenen Bezugsrahmen haben. Sie haben einen hippokratischen Eid geschworen, ihre Aufgabe ist es, Leben zu retten. Und dies tun Sie auch, ungeachtet der Folgen eines Behandlungsergebnisses. Insofern ist ihre Behandlungsentscheidung nicht primär von der Prognose abhängig, sondern von dem Ziel, das Leben des Patienten zu retten. Die Therapieentscheidung lautet fast immer auf Lebensverlängerung, ungeachtet der eventuell für den Patienten inakzeptablen Folgen der Behandlung bei ungünstigem Verlauf.

Wann ändern Ärzte das Therapieziel? Die meisten Ärzte ändern erst dann das Therapieziel und raten von einer Behandlung ab, wenn die Wahrscheinlichkeit - also das Risiko – für ein unerwünschtes Behandlungsergebnis 95 Prozent beträgt. Das bedeutet, die Chance zu überleben beträgt nur 5 Prozent. Erst dann wird der Abbruch lebensverlängernder Maßnahmen in Erwägung gezogen.

Wichtig **Der aktuelle Standard bei akutstationären Behandlungen**

- Bei einer Wahrscheinlichkeit von 0–95 Prozent für einen ungünstigen Verlauf wird aus ärztlicher Sicht für eine lebensverlängernde Therapie plädiert.
- Ab einem Risiko von größer als 90 Prozent für einen ungünstigen Verlauf beginnen die »ernsthaften« Gespräche des Arztes mit den Angehörigen, dem Vertreter.
- Erst ab 95 Prozent Risiko für einen ungünstigen Verlauf plädieren Ärzte für eine Therapiezieländerung, weg von lebensrettender hin zu lindernder Therapie

Dieser Bezugsrahmen, so ehrbar er auch sein möge, entspricht aber nicht unbedingt dem Bezugsrahmen des Patienten. Jeder Mensch hat seine eigenen Ängste vor den Folgen einer Behandlung bei ungünstigem Verlauf. Diese müssen nicht unbedingt rational sein, sind aber in jedem Falle hoch emotional aufgeladen. Der Patient setzt hier eigene Maßstäbe, gewichtet eventuelle Risiken und Folgen einer Behandlung für sich anders als der Arzt. Der Intensivmediziner würde aller Wahrscheinlichkeit nach die Lebensrettung bevorzugen, auch wenn gravierende Folgen wie dauerhafte Bettlägerigkeit oder schwere kognitive Einschränkungen als Konsequenzen eintreten. Genau hier liegt das Problem mit den Ärzten: Gemäß dem ärztlichen Bezugsrahmen liegt die stärkste Gewichtung auf Lebenserhaltung, nicht auf den Folgen dieser Bemühungen. Dies sollte jeder Vorausplanende berücksichtigen, wenn er die volle Verantwortung für die Behandlungsentscheidung in die Hand der behandelnden Ärzte legt (Option A). In diesem Bogen hat der Vorausplanende, sofern er sich zu einer Festlegung durchringen kann, aber die Möglichkeit, seinen eigenen Bezugsrahmen zu priorisieren. Er kann selbst gemäß seinen Vorstellungen die eventuellen Behandlungsergebnisse bei ungünstigem Verlauf bewerten und für sich gewichten. Die Eintrittswahrscheinlichkeit eines Ereignisses, bei der eine lebensverlängernde Behandlung untersagt oder abgebrochen wird, kann der Vorausplanende individuell festlegen. Seine persönliche Risikoeinschätzung ist bei der Option B entscheidend und für den Arzt und den Vertreter bindend.

Info – Bei »Unklarer Dauer« wird es schwierig

Die Festlegungen zur stationären Behandlung im Krankenhaus bei einer Einwilligungsunfähigkeit unklarer Dauer sind der schwierigste und aufwändigste Teil der Patientenverfügung im Gesprächsprozess.

Aus diesem Grunde habe ich im ersten Teil des Buches bei den Empfehlungen zu einer möglichen Planung des Gesprächsprozesses auch vorgeschlagen, diesen Bogen erst im zweiten Gesprächstermin zu besprechen.

Der Gesprächsbegleiter wird feststellen, dass sich sehr viele Menschen sehr schwer tun mit einer Festlegung auf Prozentzahlen als Kriterium zum Abbruch lebensverlängernder Therapie. Im Umgang mit Wahrscheinlichkeiten ist nicht jeder Mensch gleich geübt, oft trifft man auf typische Denkfehler in der Beurteilung der Chancen und Risiken. Zudem sagt eine Prognose, sei sie nun gut, mittelgradig oder schlecht, gar nichts über den Einzelnen aus. Die Eintrittswahrscheinlichkeit eines inakzeptablen Behandlungsergebnisses beinhaltet keinerlei Aussage darüber, ob der Betreffende zur Gruppe der Patienten mit günstigem Verlauf oder zur Gruppe mit ungünstigem Verlauf gehören wird.

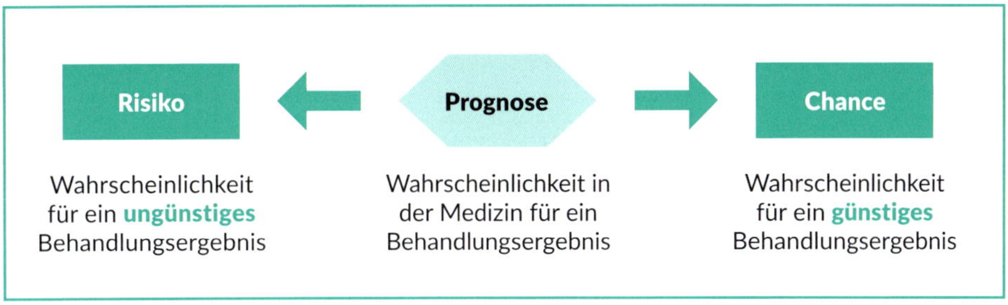

Abb. 21: Zusammenhang der Wahrscheinlichkeiten.

Als Gesprächsbegleiter werden Sie oft feststellen, dass Sie hier auf zwei Typen von Menschen treffen: Jene, die sich auf die möglichen negativen Folgen einer Behandlung (die Risiken) konzentrieren und davor zurückschrecken, und jene, die sich auf die positiven Aspekte des Behandlungserfolges konzentrieren, also die Chancen eines glücklichen Ausgangs sehen. Ich möchte nicht so weit gehen, hier die Optimisten von den unverbesserlichen Pessimisten zu trennen. Es ist eher gelernte interne Attribution, die im Verlaufe des Lebens aufgrund von Erfahrungen internalisiert wurde.

Tipp

Nehmen Sie sich ein Glas Wasser! Im Gesprächsprozess können keine abstrakten Betrachtungen von Risikoverhalten und internen Attributionen geführt werden. Ein einfaches, aber probates Mittel zur Verdeutlichung ist das Bild von einem zur Hälfte gefüllten Glas Wasser:
Verdeutlichen Sie im Gespräch dies, indem Sie tatsächlich ein Glas Wasser zur Hand nehmen, dies zur Hälfte einschenken und die Entscheidungssituation darstellen: »Ist dieses Glas Wasser für Sie halbvoll oder halbleer?«
Indem Sie dieses Glas Wasser als bildhaftes Beispiel weiterhin verwenden, können Sie sehr einfach die Entscheidungssituationen anhand von Eintrittswahrscheinlichkeiten darstellen: Füllen Sie das Glas etwas auf, indem Sie ein wenig Wasser ins Glas gießen. »Nun ist etwas mehr Wasser im Glas, also die Chance auf einen glücklichen Ausgang der Behandlung ist höher. Ist Ihnen dies angenehmer?« und anders herum: Indem Sie eine Schluck aus diesem Glas trinken, verringern Sie die Eintrittswahrscheinlichkeit und fragen erneut: »Wie sieht es jetzt für Sie aus? Es ist immer noch viel Wasser in dem Glas, allerdings ist es nicht mehr zur Hälfte gefüllt. Würde dies ausreichen, um ihren Durst zu stillen? Reicht Ihnen diese Chance auf einen glücklichen Ausgang der Behandlung?«
Ich habe festgestellt, dass das kleine Spiel mit dem Glas Wasser die Gesprächssituation deutlich entspannt. Probieren Sie es einfach einmal aus.

Sollte der Vorausplanende bereit und willens sein, sich anhand der vorgegebenen Risikogruppen im Antwortblock B Gedanken über eine vom ärztlichen Standard (90–95 Prozent) abweichende Festlegung zu machen, so liegt es an Ihrem Geschick als Gesprächsbegleiter, sich gemeinsam diesem Thema zu nähern.

Zunächst sollten Sie den Vorausplanenden über die Grundlagen ärztlicher Entscheidungen aufklären. Danach sollten Sie Ihrem Gegenüber die Möglichkeiten aufzeigen, andere Grenzlinien festzulegen, falls er dies möchte. Machen Sie dem Vorausplanenden deutlich, dass die Prognose nichts mit dem Schicksal im Einzelfall zu tun hat, d. h. dass eine Prognose rein gar nichts darüber aussagt, ob eine medizinische Behandlung in seinem Fall einen günstigen oder ungünstigen Verlauf nimmt.

Aber: Anhand der Prognose kann der Vorausplanende aufgrund seiner zuvor geäußerten Einstellungen und Werte eine eigene Entscheidung treffen! Kann ein Vorausplanender überhaupt anhand einer Prognose entscheiden? Ja, denn dies ist keine Frage der Fakten, sondern eine Frage der Werte.

Diese vom ärztlichen Standard möglicherweise abweichende Werteorientierung und die daraus resultierende Entscheidung dienen zur Orientierung für den Vertreter, falls dieser in die Diskussion mit dem Arzt eintreten muss. Hier ist es nun von Bedeutung, wen Sie vor sich haben. Denn eine Entscheidung bei gleicher Erkrankung und Prognose kann sich im Verlaufe der Zeit ändern. Maßgeblich sind hier das Lebensalter sowie die Vorerkrankungen des Betroffenen. Die Entscheidung wird mit 40, 60 oder mit 80 Jahren sicherlich anders aussehen. Verdeutlichen Sie noch einmal, dass die hier getroffenen Entscheidungen nicht für alle Zeit bindend sind, sondern lediglich das Ergebnis des heutigen Entscheidungsprozesses darstellen. Die Festlegungen können jederzeit geändert werden. Die hier getroffenen Festlegungen sollten in jedem Falle mit den Angaben im Wertebogen korrespondieren. Hat der Vorausplanende im Wertebogen angegeben, dass eine schwere kognitive Einschränkung das vorstellbar Schlimmste für ihn wäre, so sollte die Risikoabwägung logischerweise unter 95 Prozent liegen. Gibt der Vorausplanende im Wertebogen dauerhafte Bettlägerigkeit mit schwerster Pflegebedürftigkeit als schlimmstes Szenario an, so sollte bei diesem Punkt die Risikobereitschaft am geringsten sein.

Tipp

Nehmen Sie alltägliche Situationen als Beispiel! Verdeutlichen Sie Wahrscheinlichkeit und Prognose im Gespräch, indem Sie einen Bezug zu einer Alltagssituation herstellen. Fragen Sie: Wie wägen Sie im Alltag ab?
Als Beispiel mag dienen: Sie sehen aus dem Fenster, der Himmel ist bewölkt. Im Radio hören Sie, die Regenwahrscheinlichkeit liegt bei 10 Prozent. Nehmen Sie einen Regenschirm mit? Ab welcher Regenwahrscheinlichkeit würden Sie einen Schirm mitnehmen?

In der Gesprächsbegleitung ist es nun Ihre Aufgabe, zum Planungsthema »Akutstationäre Behandlung bei Einwilligungsunfähigkeit unklarer Dauer« hinzuführen. Hier können Sie gut an die Angaben im Wertebogen anknüpfen, insbesondere an die Antworten auf die Frage »Was darf auf keinen Fall passieren?« Im Wertebogen wurden im Freitext bereits die individuell ungewollten und inakzeptablen Behandlungsergebnisse angesprochen, einschließlich der Belastungen durch einen langen und belastenden Intensivverlauf. Dies wird immer dann relevant, wenn der Eintritt des inakzeptablen Ergebnisses immer wahrscheinlicher wird, bis hin zu dem Punkt, wenn der Eintritt schlimmer als das Versterben ist. Diesen Punkt gilt es zu eruieren.

Wichtig **Die Konsequenzen einer Festlegung müssen immer genau benannt werden**

Eine Festlegung aufgrund eigener Werte **unter** dem ärztlichen Standard (kleiner 90 Prozent) bedeutet im Klartext, dass jegliche lebensverlängernde Behandlung unter Inkaufnahme des dann möglicherweise eintretenden Todes unterlassen, bzw. abgebrochen wird, wenn der beschriebene Zustand mit der dazu angegebenen Wahrscheinlichkeit (oder höher) einzutreten droht. Dies bedeutet, dass ab dieser Eintrittswahrscheinlichkeit nur noch palliativ behandelt wird (Option C)!

Die erste Frage bezieht sich auf das **Todesrisiko** einer medizinischen Behandlung. Die zu beantwortende Frage lautet: »Möchte ich, wenn das Sterben wahrscheinlicher wird, schon früher versterben, als es die Ärzte zulassen würden?« Erinnern Sie sich dabei an den Vergleich mit dem Glas Wasser: Ist das Glas halb voll oder halb leer? Verdeutlichen Sie Risiko und Chance. Diese Frage ist für viele Menschen schwierig zu beantworten, da die Konsequenzen unklar sind, wenn die Behandlung (z. B. Operation) nicht durchgeführt wird. Wenn das Unterlassen der Behandlung den eigenen Tod bedeutet, warum dann eine Behandlung verweigern, wenn doch die Chance auf einen erfolgreichen Verlauf besteht? Menschen mit großem Lebenswillen und akzeptablem gesundheitlichen Zustand vertrauen meist auf die ärztliche Kunst und sind durchaus bereit, sich einer risikobehafteten Behandlung zu unterziehen, wenn überhaupt eine Chance besteht, diese zu überleben und in den vorigen Zustand zurückzukehren.

Betagte Menschen mit ernsthaften Vorerkrankungen und eventuell chronischem Verlauf, die einen geringen Lebenswillen aufweisen, sind eventuell nicht bereit, sich dem Risiko einer Behandlung mit Todesfolge auszusetzen und wählen daher einer geringere Eintrittswahrscheinlichkeit. Das heißt, sie neigen eher dazu, sich nur noch rein palliativ behandeln zu lassen, auch wenn dies ihren Tod bedeuten könnte.

Bei der zweiten Risikogruppe wird die **schwerste Behinderung** (geistiger oder körperlicher Art) mit dauerhafter Bettlägerigkeit und ständigem pflegerischen Hilfebedarf angesprochen. Wenn dies eine individuell inakzeptable Folge einer Behandlung ist (siehe Angaben im Wertebogen) neigen Vorausplanende dazu, die Grenzen für eine Behandlung früher anzusetzen, als dies die Ärzte tun würden. Sie wählen eher die palliative Therapie, als das Risiko einzugehen, bei einem ungünstigen Verlauf dauerhaft bettlägerig zu sein. Auch hier sind Alter und Vorerkrankungen die entscheidenden Variablen. Die Frage lautet hier: »Wäre es für Sie schlimmer diesen Zustand zu erleben, als tot zu sein?«

Abgestuft können Sie die Risikobereitschaft in der dritten Gruppe, die **höhergradige Beeinträchtigungen** thematisiert, ermitteln. Auch hier sollte man idealerweise eine Bezug zu den Angaben auf dem Wertebogen finden. Welche bleibenden Beeinträchtigungen ist der Vorausplanende bereit zu ertragen? Es ist pflegerische Hilfe notwendig, aber man ist noch mobil, wenn auch mit Hilfe.

Schwierig für die Vorausplanenden wird es noch einmal bei der vierten Risikogruppe, den **dauerhaften kognitiven Einschränkungen**. Für viele Menschen ist dies die schlimmste Vorstellung mit der geringsten Risikobereitschaft, andere dagegen verweisen darauf, dass man auch mit bleibenden kognitiven Einschränkungen noch viel Freude am Leben haben kann. Die Festlegung sollte die Angaben im Wertebogen wiederspiegeln.

Manche Menschen fürchten eher nicht die Beeinträchtigungen körperlicher oder kognitiver Natur als Folge einer Behandlung mit ungünstigem Verlauf, sondern haben Angst vor einem **monatelangen stationären Verlauf**, selbst wenn am Ende die Wiedererlangung des vorigen Zustandes möglich erscheint. Hier sind die Ausprägung des Lebenswillens, die Erfahrungen mit Krankenhausaufenthalten, der voraussichtlichen Lebensdauer und das Alter der Vorausplanenden die entscheidenden Kriterien.

Zudem bietet dieses Dokument noch die Möglichkeit, **individuell festgelegte Behandlungsergebnisse** zu thematisieren. Auch qualitative Angaben oder ein Freitext können für den Vertreter als Orientierung sehr hilfreich sein.

Fazit

Der Bogen dient der Ermittlung der individuellen Festlegung von Behandlungsgrenzen im akutstationären Bereich, die dem Vertreter (und dem Arzt) als Orientierung dienen sollen, wenn der Betroffene für eine unklare Zeitspanne nicht einwilligungsfähig ist.

Eine Festlegung nahe der Null-Prozent-Marke ist gleichbedeutend mit der Wahl der rein palliativen Behandlung (Option C), eine Festlegung bei einem sehr hohen Risiko ist gleichbedeutend mit der Wahl der Option A, nämlich alles medizinisch mögliche zu unternehmen um das Leben zu retten, auch wenn Beeinträchtigungen die Folge sein könnten.

Der Gesprächsbegleiter muss sehr stark auf die Validität der Angaben achten. Es sollte nur ausgeschlossen werden, was sicher verstanden und deutlich nicht gewollt wird. Im Zweifel sollte man sich immer »auf der Seite des Lebens« irren.

Dieses Dokument der Patientenverfügung nach »beizeiten begleiten®« ist sicherlich der intensivste Teil des Gesprächsprozesses. Hier ist ganz besonders darauf zu achten, dass der Gesprächsbegleiter nicht-direktiv, beratend und aufklärend dem Vorausplanenden zur Seite steht. Zudem kann dieses Dokument zu Irritationen im Krankenhaus führen. Die Festlegung auf Aussagen zu Eintrittswahrscheinlichkeiten individuell inakzeptabler Behandlungsergebnisse bedeutet eine starke Abweichung von der Praxis bisheriger Patientenverfügungen und ist somit Teil eines kulturellen Wandels in der Wahrung der Patientenautonomie. Sollten die Ärzte im Krankenhaus den Angaben auf diesem Dokument nicht folgen können, so ist dessen maßgebliche Bedeutung jedoch immer noch gegeben: Die Festlegungen bedeuten eine Präzisierung der Angaben im Freitext des Wertebogens und untermauern somit die Einstellungen und Werte des Vorausplanenden zur besseren Orientierung des Vertreters, damit dieser mit größerer Sicherheit den mutmaßlichen Willen des Betroffenen vertreten kann.

Die Patientenverfügung nach »beizeiten begleiten®« sieht noch eine andere Möglichkeit der individuellen Festlegungen vor. Auf einem weiteren, hier nicht vorgestellten Bogen kann der Vorausplanende persönliche Erfahrungen oder Vorerkrankungen in einem »krankheits-spezifischen BVP-Plan« benennen. Dies ist für den Fall vorgesehen, dass bestimmte Erkrankungssituationen in den zentralen Dokumenten nicht vorkommen, diese aber für die spezielle und individuelle Versorgungsplanung von großer Bedeutung sind.

Als Beispiel mag hier eine Blutkrebserkrankung (Leukämie) dienen. Als Therapie ist hier eine Stammzellenspende und eine Chemotherapie indiziert. Der Vorausplanende hat jedoch sehr konkrete Vorstellungen davon, welche lebensverlängernden Maßnahmen er zulassen möchte, und welche für ihn inakzeptabel sind. So könnte er, zum Beispiel weil er überzeugter Anhänger der Zeugen Jehovas ist, einer Chemotherapie durchaus zustimmen, eine Stammzellenspende jedoch ablehnen.

12.6 Wenn alles zu spät scheint: Dauerhafte Einwilligungsunfähigkeit

In diesem zentralen Dokument der gesundheitlichen Versorgungsplanung, der Vorausplanung für den Fall der **»Behandlung bei dauerhafter Einwilligungsunfähigkeit oder Urteilsunfähigkeit«** wendet sich der Gesprächsprozess einem völlig anderen Szenario zu. Während bei der ÄNo und der akut-stationären Behandlung Notfallsituationen und deren Folgen die Grundlage für die Versorgungsplanung bildeten, liegt in diesem Szenario kein akuter Notfall vor. Hier wird die Situation besprochen, in dem ein Mensch dauerhaft nicht mehr einwilligungs- und urteilsfähig ist. In diesem Fall ist die neurologische Prognose gesichert, es liegt eine chronische Erkrankung vor.

Als Beispiele mögen psychiatrische Erkrankungen dienen, eine schwerer Schlaganfall, eine hypoxische Hirnschädigung nach Reanimation, eine Schädel-Hirn-Trauma, eine Tumorerkrankung oder auch eine fortgeschrittene dementielle Erkrankung. Ein besonderer Fall stellt hier das Wachkoma (Syndrom reaktionsloser Wachheit oder auch apallisches Syndrom) dar, da im Gegensatz zur prognostischen Sicherheit der oben genannten Beispiele hier eine prognostische Restunsicherheit besteht. Theoretisch kann ein Patient auch nach längerer Zeit aus einem Wachkoma erwachen. Allerdings sind die Chancen umso geringer, je länger das Wachkoma andauert. Zudem sind selbst bei Personen, die aus dem Koma erwacht sind, oft bleibende Schäden zu beobachten.

Dieser Bogen folgt dem gleichen Muster, den wir schon bei der ÄNo und der akut-stationären Behandlung besprochen haben. Drei Antwortmöglichkeiten von Option A bis Option C sind vorgegeben, die Festlegungen folgen der gleichen Logik. Option A bedeutet Lebensverlängerung, also alles zu tun, was medizinisch möglich und vertretbar ist, Option B bedeutet die Ermittlung des Therapieziels durch den Vertreter, und Option C bedeutet den Richtungswechsel im Therapieziel, nämlich nicht mehr die Lebensverlängerung in den Vordergrund zu stellen, sondern die Leidenslinderung, die rein palliative Behandlung. Ebenso gilt das Delegationsprinzip der Entscheidungsfindung: Bei Option A wird die Entscheidung für eine medizinische Behandlung vorwiegend an den Arzt delegiert, bei Option B an den Vertreter nach den zuvor in Wertebogen und ÄNo festgelegten Einstellungen und den Festlegungen in diesem Bogen, bei der Option C wird die Entscheidung durch den Vorausplanenden vorgegeben, in dem er im Voraus alle lebensverlängernden Behandlungen im Falle einer dauerhaften Entscheidungsunfähigkeit für sich ausschließt.

Die Gesprächsbegleitung im Bogen der dauerhaften Einwilligungsfähigkeit wird in der Regel von der Demenz als Ausgangspunkt des Gesprächsabschnittes dominiert. Der Wissensstand der Vorausplanenden über dementielle Erkrankungen ist aber oft nicht sehr ausdifferenziert. Erfragen Sie zunächst das Vorwissen der Vorausplanenden, welches Sie um weitere Facetten und Gesichter erweitern, positive wie negative. Hier ist es hilfreich, zunächst die verschiedenen Stadien der Demenz möglichst konkret und bildhaft zu beschreiben. Machen Sie dabei die individuelle Variabilität im Verhältnis von Lebensqualität und Lebenswille deutlich. Bitte beachten Sie: Die passenden Erinnerungen und Erfahrungen der Vorausplanenden haben immer Vorrang vor den eigenen Beispielen!

Beispiel Frau S. und ihre Demenz

Den oft sehr negativ besetzten Bildern von Demenz, die diese Erkrankung nur im Zusammenhang mit vollständiger Orientierungslosigkeit sehen, können Sie Beispiele aus Ihrem Erfahrungsbereich entgegensetzen. Eine Dame aus unserer Einrichtung ziehe ich sehr gerne als Gegengewicht zu allzu negativer Darstellung der Erkrankung heran:

Frau S. leidet seit einigen Jahren unter langsam fortschreitender Demenz. Im Laufe der Erkrankung hat sich bei ihr ein heiterer und gelassener Gemütszustand eingestellt. Sie ist eine sehr freundliche, nette und kommunikative Dame, jeder mag sie gerne. Sie nimmt an vielerlei Aktivitäten im Hause teil, wenn man Sie dazu ermuntert. Frau S. bekommt regelmäßig Besuch von ihrem Mann. Die beiden gehen dann, sofern das Wetter es zulässt, in den Garten, sitzen auf einer Bank und beobachten die Natur. Frau S. mag Blumen und Tiere, sie ist sehr gerne draußen. Wer der nette Mann an ihrer Seite ist, weiß Frau S. nicht mehr so genau. Er kommt ihr bekannt vor, aber sie kann ihn nicht richtig einordnen. Manchmal flirtet sie mit dem netten Mann beim Spazierengehen.

Für ihren Mann war die Erkrankung seiner Frau lange Zeit sehr schwer zu ertragen, insbesondere als der Zeitpunkt kam, da sie ihn mit anderen Familienangehörigen und Bekannten verwechselte. Im Laufe der Zeit hat er aber etwas von der heiteren Gelassenheit seiner Frau übernommen. Nun genießt er ihr tägliches Zusammensein, auch wenn sie ihn nicht als den Ehemann erkennt. Er hat seine Frau noch um sich, sieht, dass sie sich über seine Gegenwart freut, sie führen auf ihre spezielle Art weiterhin eine Beziehung.

Sicherlich fallen auch Ihnen zahlreiche Beispiele aus der Praxis ein, bei dem die Demenz sich von ihrer erträglichen Seite zeigt.

Im Abschnitt B legt der Vorausplanende bestimmte Definitionen von Behandlungsgrenzen als Orientierung für die Entscheidung des Vertreters fest. Von zentraler Bedeutung ist hier die Festlegung, dass lebensverlängernde Behandlungen nur dann noch durchgeführt werden sollen, wenn nach Einschätzung des Bevollmächtigten und Vertreters noch überwiegend **Freude am Leben** empfunden wird. Allerdings ist »Freude am Leben« kein hinreichendes objektives Kriterium für Lebenswillen oder eine Therapieindikation. Es ist bestenfalls ein subjektives Kriterium durch die entsprechende Festlegung des Individuums.

Zudem sollte der Vorausplanende folgendes bedenken: Jeder Mensch hat in seinem Bezugssystem eine ganz individuelle Vorstellung davon, was für ihn »Freude am Leben« bedeutet. Er selbst könnte zu jeder Zeit sagen: »Ja, ich habe trotz meiner Einschränkungen durchaus noch Freude am Leben.« Beurteilt aber ein anderer, zum Beispiel der Vertreter, den Zustand des Vorausplanenden, so kann er unmöglich auf das Bezugssystem des Vorausplanenden zugreifen. Er nimmt notgedrungen sein eigenes Bezugssystem zu Hilfe, um die »Freude am Leben« zu beurteilen und zu gewichten.

Dieser Konflikt kann sich auch umgekehrt äußern: Der Vorausplanende scheint für sein Umfeld durchaus noch »Freude am Leben« zu empfinden (nach deren Bezugssystem). Er selbst hat aber früher für diesen Zustand angegeben, keine lebensverlängernden Maßnahmen mehr zu wünschen. Dies auszuhalten und das Bezugssystem des Vorausplanenden in den Vordergrund der Betrachtung zu stellen, ist für alle Angehörigen und Pflegekräfte nur sehr schwer auszuhalten.

Um den Vertreter aber bei seiner Aufgabe der Wahrnehmung des Behandlungswillens des Vorausplanenden zu entlasten und die Entscheidung nicht allein von der vom Vertreter empfundenen Freude am Leben abhängig zu machen, kann der Vorausplanende dem Vertreter weitere Hilfen für die Orientierung geben. Er kann festlegen, dass bei Eintritt bestimmter Zustände keine lebensverlängernden Maßnahmen mehr durchgeführt werden sollen. Diese vorab festgelegte Änderung des Therapieziels gilt immer bei Eintritt der Entscheidungsunfähigkeit und beschränkt und entlastet den Vertreter gleichermaßen.

Unabhängig von dem durch den Vertreter ermittelten Therapieziel kann der Vorausplanende beispielsweise eine Herz-Lungen-Wiederbelebung ausschließen. Diese Festlegung entspricht der ÄNo Option B0. Ebenso kann er im Zustand der dauerhaften Entscheidungsunfähigkeit eine invasive Tubus-Beatmung für sich ablehnen, was der Option B1 in der ÄNo entspricht. Er kann auch die Behandlung auf der Intensivstation verneinen (ÄNo, Option B2).

Wichtig **Der Vertreter muss die ÄNo aktualisieren**

Es ist Aufgabe des Vertreters, die aktuell gültige ÄNo und gegebenenfalls laufende Behandlungen mit dem Ziel der Lebensverlängerung im zeitlichen Verlauf entsprechenden den auf diesem Bogen gemachten Festlegungen anzupassen, wenn der Zustand der dauerhaften Entscheidungsunfähigkeit eingetreten ist.

Die ÄNo muss immer aktuell sein, denn diese wirkt natürlich auch im (stabilen) Zustand der Entscheidungsunfähigkeit! Bedenken Sie: Die ÄNo wurde in der Patientenverfügung für einen Notfall erstellt, als noch gar keine Einwilligungsunfähigkeit vorlag! Sie ging also von Voraussetzungen aus, die im Falle der dauerhaften Einwilligungsunfähigkeit nicht mehr gelten. Da nun eine andere (dauerhafte) Situation vorliegt, in der sich jedoch auch jederzeit ein Notfall ereignen kann, muss die ÄNo nun dieser neuen Situation an die nun geltenden Festlegungen angepasst werden.

Weiterhin kann der Vorausplanende weitreichende medizinische Behandlungen für sich ausschließen, zum Beispiel die Durchführung einer Nierenersatztherapie (Dialyse). Eine Dialyse kann, je nach restlicher Funktionstüchtigkeit der Nieren, von einmal pro Woche für wenige Stunden bis hin zu dauerhafter Behandlung an mehreren Tagen die Woche für viele Stunden dauern. Der Vorausplanende kann versuchen, sich eine solche Behandlung für sich vorzustellen und im Voraus eine Entscheidung treffen. Es hängt von seiner Entscheidung ab, was und ob er sich dies im Zustand dauerhafter Einwilligungsunfähigkeit zumuten kann und will.

Beispiel **Herr H. und die Dialyse**

Ich erinnere mich noch sehr gut an einen Bewohner unseres Pflegeheimes, der unter anderem an einer Niereninsuffizienz litt.
Herr H. war trotz seines Alters von über 80 Jahren voll orientiert und mobil, fuhr sogar noch seinen eigenen Wagen. Mit zunehmendem Versagen der Nierentätigkeit stellte sich für ihn die Frage, ob er sich einer Dialyse unterziehen wollte. Er lehnte dies für sich ab, da er seines Lebenskampfes allmählich müde wurde. Bei zunehmender Verschlechterung seines Zustandes änderte er jedoch seine Meinung. Fortan ging er dreimal die Woche zur Dialyse. Im Laufe der Zeit stellte die Durchführung der Dialyse allerdings eine immer größere Belastung in seinem Leben dar, er verlor nach eigenen Aussagen jegliche Lebensqualität und lebte nur noch für die Dialyse. Am Ende entschied er sich, die lebensverlängernde Behandlung der Dialyse abzubrechen. Herr H. verstarb kurze Zeit später.

Stellen Sie sich einen an fortgeschrittener Demenz erkrankten Menschen vor. Es ist nur schwer vorstellbar, ob ein räumlich und zeitlich nicht orientierter Mensch verstehen kann, was mit ihm bei einer Dialyse geschieht. Dieser Mensch wird mehrmals wöchentlich abgeholt, in eine fremde Umgebung verbracht und muss eine lang andauernde Behandlung über sich ergehen lassen, deren Sinn er nicht versteht. Im Extremfall ist es vorstellbar, dass diese Behandlung nur unter Anwendung von Zwangsmaßnahmen durchgeführt werden könnte. Dieses Beispiel soll zeigen, dass dem Ausschluss einer Nierenersatztherapie großer Respekt entgegengebracht werden sollte. Der Vorausplanende zieht hier ganz klar eine Linie, wann ihm das Leben nicht mehr lebenswert erscheint, d. h. wann ihm der Tod willkommener ist als die lebensverlängernde Therapie.

Ähnlich verhält es sich mit dem Ausschluss der künstlichen Ernährung über eine Magensonde (PEG) oder über die Vene. Freude am Leben hat in der Regel immer etwas mit Kommunikation und Mobilität zu tun. Eine PEG-Anlage kann, muss aber nicht, mit einer dauerhaften Bettlägerigkeit einhergehen. Es ist vorstellbar, dass ein solches Szenario für den Vorausplanenden individuell inakzeptabel ist und er eine solche lebensverlängernde Maßnahme für sich ausschließt. In diesem Falle würde er sich für ein langsames Sterben und eine rein palliative Behandlung entscheiden.

Im Grunde lauten diese Festlegungen: »Unter solchen Bedingungen kann ich mir nicht mehr vorstellen, Freude am Leben zu empfinden. In einem solchen Falle würde ich lieber aus dem Leben scheiden.«

Solche Entscheidungen verdienen unseren höchsten Respekt. Gleichwohl müssen Sie vom Gesprächsbegleiter aufgrund ihrer enormen Tragweite immer hinterfragt und genau exploriert werden. Diese Festlegungen sollten immer mit den Angaben im Wertebogen und den Festlegungen bei akut-stationären Behandlungswünschen übereinstimmen.

Wichtig **Keines der zentralen Dokumente einer Patientenverfügung steht für sich allein**

Alle Dokumente haben einen Bezug zueinander und müssen bei einer Veränderung der Lebensumstände, etwa nach einer gesundheitlichen Krise, aber auch nach Eintritt von chronischen und lebensbedrohlichen Erkrankungen überdacht und gegebenenfalls angepasst werden!

Zur Verdeutlichung mag Abbildung 22 dienen:

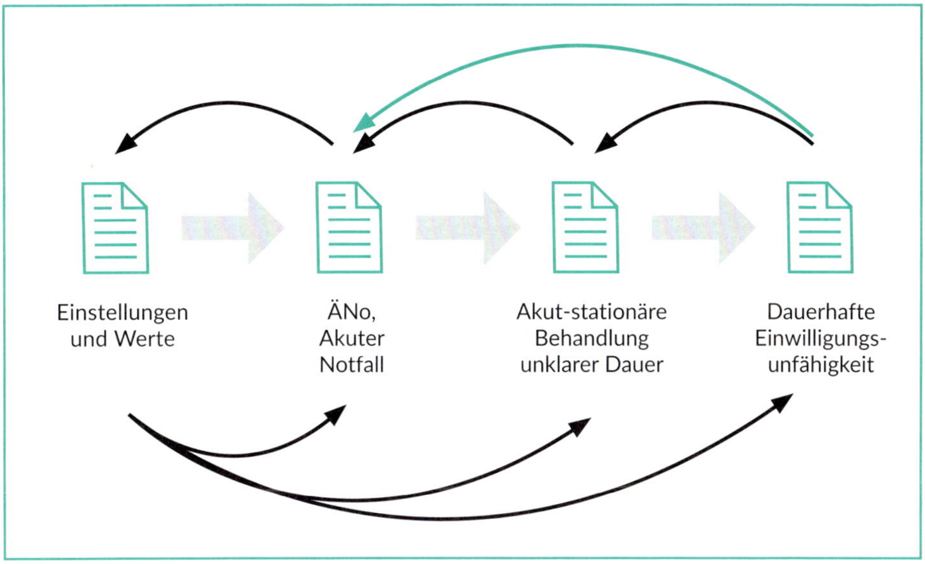

Abb. 22: Zusammenhänge der zentralen Dokumente der Patientenverfügung.

Der Bogen der Einstellungen und Werte wirkt in allen weiteren Bögen fort, seine Inhalte sollten sich in allen weiteren Festlegungen wiederfinden. Umgekehrt wirken die anderen Bögen der PV auf alle anderen, sobald sich der Zustand des Vorausplanenden durch eine Krise ändert. Eine Krise ändert mitunter die Einstellungen zum Leben und Sterben und macht so ein Überprüfen der vor der Krise getroffenen Festlegungen notwendig. Insbesondere bei Eintritt der dauerhaften Einwilligungsunfähigkeit ist es zwingend notwendig, zumindest die ÄNo durch den Vertreter an die jetzige Situation anpassen zu lassen.

Der Gesprächsbegleiter sollte sich darüber im Klaren sein, dass die Festlegungen für den Zustand der dauerhaften Entscheidungsunfähigkeit ein enormes Potential beinhalten. Die Folgen bei einer unter falschen Annahmen getroffenen Entscheidung können fatal sein. Dies gilt für die eigene Versorgungsplanung von entscheidungsfähigen Menschen ebenso wie für die Versorgungsplanung durch den Vertreter. Ein Beispiel für eine beinahe sehr schlimm geendete Versorgungsplanung wird mir immer im Gedächtnis bleiben.

Beispiel **Frau M. und ihre Demenz**

Frau M. litt an einer demenziellen Erkrankung im mittleren Stadium. Ihr Ehemann schloss eine Vertreterverfügung für seine Frau ab auf der Basis einer vorliegenden älteren Patientenverfügung mit rechtlich zweifelhaften Aussagen. Aufgrund der alten Patientenverfügung, den Aussagen seiner Frau und seiner Einschätzung des

mutmaßlichen Willens war klar, dass seine Frau unter ihrer Erkrankung sehr litt und diesen Zustand als nicht lebenswert erachtete. Sie hatte schon vor dem Fortschreiten ihrer Erkrankung keine lebensverlängernden Maßnahmen im Zustand der schweren Demenz gewünscht. Aus diesem Grunde wurden solche Maßnahmen auch in der Vertreterdokumentation ausgeschlossen, bis hin zur Mitnahme ins Krankenhaus bei einem Notfall.
Frau M. zeigte auch bei fortschreitender Demenz durchaus noch Lebenswillen und das, was ihr Mann als Freude am Leben erkannte. Frau M. nahm noch an ausgewählten Aktivitäten des Hauses teil, war eingeschränkt mit dem Rollator mobil und konnte auch noch eingeschränkt kommunizieren.
An einem sonnigen Nachmittag wollte Frau M. entgegen ihrer sonstigen Gewohnheiten den Balkon ihres Zimmers betreten, stolperte dabei aber über die kleine Türschwelle an der Tür. Sie fiel mit dem Kopf auf den Betonboden des Balkons und zog sich eine schwere Platzwunde am Kopf zu. Frau M. war Marcumar-Patientin. Die Blutung konnte durch das Pflegepersonal nicht gestoppt werden, der hinzu gerufene Notarzt konnte die Blutung ebenfalls nicht stoppen, noch die Platzwunde fachgerecht versorgen. Eine Mitnahme ins Krankenhaus war dringend geboten. Genau dies aber hatten Herr und Frau M. aber in der Patientenverfügung ausgeschlossen. Durch die strikten Festlegungen, die auf einen antizipierten Zustand in weiterer Zukunft hin verfasst waren, entstand nun plötzlich eine lebensbedrohliche Situation in der so nicht vorhergesehenen Gegenwart. Wie sollte nun im Sinne des mutmaßlichen Willens der Frau M. entschieden werden?
Glücklicherweise war der sofort informierte Ehemann verfügbar und konnte rechtzeitig erscheinen. Er wich als Vertreter von der verfassten Vertreterdokumentation ab und seine Frau wurde im Krankenhaus behandelt. Nach wenigen Tagen war Frau M. wieder zurück im Pflegeheim.

Dieses Beispiel soll verdeutlichen, dass nicht alle Gegebenheiten im Vorfeld berücksichtigt werden können. Unsere Vorstellungen von Ereignissen in der Zukunft sind nur sehr begrenzt und können nicht alle möglichen Situationen und Verkettung von kleinen Ursachen mit großer Wirkung abdecken. Da in diesem Falle der Vertreter sehr schnell vor Ort sein konnte, wurde hier eine fatale Folge einer Verfügung abgewendet. Was aber wäre gewesen, wenn der Vertreter nicht erreichbar gewesen wäre und der Notarzt sich strikt an die Patientenverfügung gehalten hätte? Diese Erfahrung hat meine Einstellung zur Gesprächsbegleitung wesentlich geändert. Von nun an habe ich versucht, eine allzu negative Sichtweise auf antizipierte Situationen zu relativieren und auch die Berücksichtigung »kleiner« Ursachen in die Haltung zu lebensverlängernden Maßnahmen in die Beratung mit einfließen zu lassen.

Dieses Beispiel leitet auch zum Kapitel 14 über (▸ S. 258), der Erstellung einer Vertreterdokumentation bei nicht einwilligungsfähigen Personen.

13 Persönliche Hinweise in der Patientenverfügung

Günther Schlott

Abschließend zur Besprechung des BVP-Konzeptes einer Patientenverfügung möchte ich noch auf ein kleines Formular hinweisen, das neben den zentralen Dokumenten der Patientenverfügung ein Schattendasein führt. Die Rede ist von den »Persönlichen Hinweisen«, die der Vorausplanende zu Papier bringen kann und die wertvolle Hinweise an die Pflegenden für die Behandlung in der letzten Lebensphase geben.

Ich möchte Ihnen zu diesem kleinen Dokument ein paar hilfreiche Überlegungen zur Hand geben.

Die Unfähigkeit, selbst entscheiden zu können, bedeutet auch, dass bestimmte Vorlieben und Wünsche nicht mehr geäußert werden können. Solche Kleinigkeiten können aber die letzten Tage im Leben wesentlich erträglicher machen, und zwar unabhängig von der medizinischen Behandlung. Sie können von sehr großer Bedeutung für den Einzelnen sein.

Die ausführliche Besprechung dieses kleinen Formulars kommt in der Regel im Gesprächsprozess etwas zu kurz. Zum einen, weil die Zeit nicht reicht, aber auch, weil der intensive Austausch über die Behandlungswünsche sehr viel Konzentration kostet. Der Fokus auf die »Persönlichen Hinweise« scheint, zumindest in meiner Erfahrung, oft einen Bruch im Gesprächsfluss nach sich zu ziehen bzw. eine Verschiebung des Gesprächsfokus. Dennoch hat dieses Formular eine große Bedeutung. Hier soll sich der Vorausplanende Gedanken darüber machen, was ihm besonders am Herzen liegt, wenn die letzten Tage nahen. Es sind vielleicht nur Kleinigkeiten, die diese letzten Tagen jedoch wesentlich angenehmer machen. Es ist eine Handreichung an die Pflegenden, die den Menschen begleiten und betreuen.

13.1 »Was mir am Herzen liegt ...«

Die Unfähigkeit, selbst zu entscheiden, bedeutet auch, dass bestimmte Vorlieben und Wünsche oder Abneigungen nicht mehr geäußert werden können, die für das tägliche Leben und auch für das Sterben von Bedeutung sein können. Der Vorausplanende kann in diesem Bogen mitteilen, was ihm besonders am Herzen liegt. Hier werden Fragen gestellt nach

- den wichtigen Menschen in seinem Leben
- den Vorlieben und Abneigungen in Bezug auf Tätigkeiten, Musik, Fernsehen, Nahrungsmittel oder Gerichte oder ähnlichem
- Besonderheiten bei der Pflege, bei Berührung und/oder Scham
- der Religion, der Spiritualität oder Seelsorge
- dem Wunsch einer hospizlichen Begleitung am Lebensende
- dem gewünschten »Letzten« Ort, an dem der Mensch zu sterben wünscht

Es ist für die Pflegenden sehr hilfreich, wenn sie über eine solche Handreichung verfügen. Für den Fall, dass sich der Betreute nicht mehr selbst äußern kann, gibt dies Sicherheit im pflegerischen und betreuenden Umgang. So kann man vermeiden, dass der Sterbende in seinen letzten Tagen mit für ihn unangenehmen Umständen konfrontiert wird. Auch wenn ein Mensch sich selbst nicht mehr äußern kann, so ist er doch eventuell noch sehr gut in der Lage, sensorischen Erfahrungen zu machen. Er sieht, hört, riecht, schmeckt und reagiert noch auf taktile Reize. Wir sollten versuchen, ihm diese letzten Stunden so angenehm wie möglich zu machen. Dies ist Palliativ-Kultur.

Aber dieser kleine Bogen der persönlichen Hinweise hat auch noch eine ganz andere Funktion: Ich nenne ihn insgeheim den »therapeutischen Bogen«. In der Auseinandersetzung mit den Fragen nähert sich der Vorausplanende seinem eigenen Sterben auf eine sehr persönliche Art und Weise. Er ist nun nicht mehr gezwungen, künftige Behandlungsentscheidungen in einer Welt der Ungewissheit zu treffen, sondern kann aufgrund seiner lebenslangen persönlichen emotionalen Erfahrung sagen, wie er seine letzten Stunden verbringen möchte, was er liebt und was er in einem solchen Moment mit Gewissheit nicht haben möchte. Hier hat er Sicherheit, weiß als Alleiniger Bescheid und kann Wünsche äußern, deren er sich sicher ist.

Tipp

Nutzen Sie den »therapeutischen Effekt«! Ich pflege diesen Bogen am Ende des ersten Gespräches anzusprechen. Ich bitte den Vorausplanenden, sich diese Situation vorzustellen. Dabei betone ich sehr deutlich, dass sich dieses Vorstellen bitte auf ein sehr positives Erleben konzentrieren soll. Es mutet zwar etwas skurril an, doch die Aufforderung lautet: »Stellen Sie sich einen schönen und wünschenswerten Tod vor.«
Eine solche positive Vorstellung hat auch etwas von einer Katharsis und kann Ängste hinsichtlich des Sterbens abbauen. Denn in der Regel wird nicht der Tod gefürchtet, sondern der Prozess des Sterbens. Diesen Prozess positiv besetzt vorwegzunehmen, ist der »therapeutische« Effekt.

Es sind oft die kleinen Dinge, die im Sterben zählen – und genau auf diese kommt es hier an. Es ist so leicht, Wünsche zu erfüllen. Ebenso leicht ist es allerdings, genau das Falsche zu tun.

Beispiel **Herr S. und seine Wünsche**

Herr S. liegt im Sterben. Er wird palliativ behandelt, leidet keine Schmerzen, keine Atemnot und ist durch die Medikation in einem zufriedenstellenden, stabilen körperlichen Zustand. Er kann sich zwar nicht mehr äußern, aber nimmt noch Umgebungsreize wahr. Der zuständigen Bezugspflegerin ist Herr S. sehr sympathisch. Sie kennt ihn bereits und möchte ihm die letzten Stunden erleichtern. Fürsorglich schließt sie ein offenes Fenster (Zugluft!) und zieht die Vorhänge vor, damit die Sonne nicht blendet. Weil es so still im Zimmer ist, macht sie das Radio an. (Volksmusik, das weckt bestimmt Erinnerungen!) Zu Hause hat sie extra für Herrn S. eine Spargelsuppe gekocht, die sie ihm behutsam einflößt. Beim Hinausgehen fällt ihr ein unangenehmer Geruch auf, sie versprüht etwas Veilchenduft. Danach informiert sie den Hospizdienst, damit er Herrn S. etwas Gesellschaft leistet und ihm vielleicht aus der Bibel vorliest.
Was die fürsorgliche Pflegerin aber nicht weiß: Herr S. liebt Sonne, Himmel und einen kühlenden Luftzug auf seiner Haut. Angst vor einer Erkältung hat er nicht. Spargelsuppe hasst er, seit er sich einmal böse daran verschluckt hat. Herr S. ist ein introvertierter Mensch, der gern in seinen letzten Stunden allein ist. Volksmusik mag er nicht, die erinnert ihn an den Krieg. Zudem ist er allergisch gegen künstliche Lösungsstoffe in Duftsprays und Parfums. Diese verengen seine Lunge, sodass er nur schlecht atmen kann. Herr S. bezeichnet sich als religiös, lehnt aber die Bibellesungen ab.

Aber auch auf einen anderen erstaunlichen Aspekt möchte ich hinweisen: Bei manchen meiner Gespräche fiel bei der Besprechung dieses Bogens eine zwischenmenschliche Hemmschwelle. Während im Wertebogen der fünfte Frageblock (Bedeutung von religiösen, spirituellen oder persönlichen Überzeugungen im Zusammenhang mit Leben und Sterben), oft ohne verwertbare Hinweise übergangen wird, öffnen sich hier manchmal die Menschen und schildern religiöse und spirituelle Wünsche, die sie zuvor nicht für wichtig genug erachtet haben um sie anzusprechen. Über seine eigenen spirituellen oder religiösen Überzeugungen mit einem »Fremden« zu sprechen, fällt vielen Menschen schwer. Die Bedeutung der religiösen Überzeugungen wird verschwiegen oder aus Angst vor dem Belächeln heruntergespielt.

Beispiel **Frau G. und das Totenbuch der Tibeter**

Frau G. sagte beim Wertebogen, dass ihre religiösen Überzeugungen beim Abfassen einer Patientenverfügung keine Rolle spiele. Sie sei schon früh aus der Kirche ausgetreten.
Bei den persönlichen Hinweisen entwarf sie aber ein anderes Bild: Das Totenbuch der Tibeter, nachdem der Geist des gerade Verstorbenen noch eine ganze Zeit lang beim Körper verbleibt, habe sie sehr beeindruckt. Sie wollte, dass man ihr bestimmte Passagen aus dem Totenbuch vorlesen soll, damit ihr Geist beim Übergang Hilfe und Anleitung bekäme, denn er könne noch hören, was gesprochen würde. In ihrer Vorstellung gab es Kerzen, Räucherstäbchen und Musik. Und natürlich das deutliche und klare Vorlesen der anleitenden Passagen aus dem Buch.
Sie erkundigte sich dezidiert nach dem deutschen Bestattungsgesetz. Sie wollte so lange wie irgend möglich im Sterbezimmer verweilen. Wenn sie zu früh weggebracht würde, bestünde die Gefahr, dass sich ihr Geist auf dem Weg verirren könne. Ich war mir nicht sicher, ob Frau G. tatsächlich eine Anhängerin des tibetischen Weges war, aber auf jeden Fall gab ihr diese Vorstellung Kraft und Frieden. Ihre Wünsche bezogen sich nicht auf die Stunden vor dem Sterben, sondern auf die Behandlung ihres Körpers danach.

Ich möchte mit diesen Beispielen deutlich machen, dass die persönlichen Hinweise mehr in sich bergen, als auf den ersten Anschein hin zu vermuten ist. Auch die Frage nach dem guten »letzten Ort« birgt manche Überraschung: Manche Menschen möchten zum Sterben gerne nach Hause, andere ziehen es vor, im Krankenhaus zu sterben. Manche mögen viele Menschen um sich haben, andere ziehen es vor, ganz allein zu sein. Oft wird hier auch die Bestattungsvorsorge angesprochen, das Urnengrab, die Friedwald-Bestattung oder der Wunsch nach anonymer Bestattung.

Fazit

Der Bogen mit den persönlichen Hinweisen verdient Beachtung: Ich nehme auf diesen Bogen in der Regel am Ende des ersten Gespräches Bezug und bitte die Vorausplanenden, den Bogen zu Hause in einer stillen Stunde auszufüllen. Er ist bei meinen Gesprächen oft Teil der »Hausaufgaben«, der Beschäftigung mit dem Thema Leben und Sterben zwischen den Gesprächsterminen.

14 Die Vertreterdokumentation

Günther Schlott

Eine häufige Frage ist die nach der Möglichkeit der Erstellung einer Patientenverfügung, wenn der Betroffene bereits dauerhaft entscheidungs- und einwilligungsunfähig ist. Kann in diesem Falle eine rechtlich verbindliche Versorgungsplanung erstellt werden? Ja, es kann eine Verfügung erstellt werden. Im Modell »beizeiten begleiten®« wird die Vorausplanung mit dem Stellvertreter bzw. mit dem Bevollmächtigten oder gesetzlichen Betreuer erstellt.

Definition **Vertreterdokumentation**

Eine »Vertreterdokumentation« ist eine vom Vertreter des Betroffenen unterzeichnete Dokumentation des mutmaßlichen Behandlungswillens des Betroffenen für zukünftige hypothetische Entscheidungssituationen.

Ausgangslage ist eine recht häufige Situation: Der Patient ist nicht mehr einwilligungsfähig, z. B. aufgrund einer Demenz oder eines Traumas. Eine Patientenverfügung wurde niemals verfasst. Dennoch erscheint die Vorausplanung von Behandlungsentscheidungen sinnvoll, insbesondere für Notfallsituationen.

Tatsächlich sind ca. 11 Prozent aller Patientenverfügungen Vertreterdokumentationen[46]. Davon sind ca. 80 Prozent in Formularform, ca. 12 Prozent als persönlich erstellter Freitext und ca. 8 Prozent sind Mischformen. In der medizinrechtlichen und -ethischen Literatur wird diese Tatsache aber kaum erwähnt.

Das Thema wird derzeit sehr kontrovers diskutiert. Die Gegner führen ins Feld, dass bei einer Vertreterdokumentation die Tür zur Fremdbestimmung weit geöffnet ist, weil keine verlässliche Ermittlung des mutmaßlichen Willens des Betreuten nicht

[46] Dt. Ärzteblatt, Jg. 109, Heft 37

möglich ist. Grundidee der Patientenverfügung ist die Selbstbestimmung, die Autonomie der eigenen Entscheidung über mögliche Behandlungsformen, nicht die durch eine andere Person getroffenen lebenswichtigen Behandlungsentscheidungen.

Den Kritikern kann man entgegenhalten, dass eine Ermittlung des mutmaßlichen Willens durch den Vertreter immer noch besser ist, als gar keine Versorgungsplanung vorzunehmen. Worin also bestünde die Alternative zu einer Vertreterverfügung? Diese Antwort bleiben die Kritiker schuldig.

Und es gibt gute Gründe für eine Vorausplanung mit dem Vertreter: Es ist für alle am Pflegeprozess und der Betreuung Beteiligten äußerst hilfreich, wenn eine sorgfältige Ermittlung des mutmaßlichen Behandlungswillens frühzeitig begonnen wird. Wir kennen solche Fälle aus dem Pflegealltag: Angehörige fahren in Urlaub und hinterlassen für den »Fall der Fälle« mündliche Anweisungen, wie in einem Notfall zu verfahren ist. Die Angehörigen verstehen oft nicht, dass die Pflegekräfte und Ärzte nicht auf der Grundlage der mündlichen Anweisungen handeln können.

Wichtig **Die Vertreterdokumentation gibt Sicherheit**

Insbesondere im Hinblick auf eine Notfallsituation gibt eine Vertreterdokumentation Sicherheit für die Handelnden. Besonderes Augenmerk liegt hier auf der Entlastung der Angehörigen und des Vertreters bei der Entscheidungsfindung.

Eine Notfallsituation erzeugt immer großen emotionalen Druck, der oft zu subjektiv gefärbten Entscheidungen des Vertreters führt, da dieser in seiner Unsicherheit oft seinen eigenen Bezugsrahmen als Grundlage für die Entscheidung nimmt. Eine Vertreterverfügung benötigt eine längere Zeitspanne zum Überlegen und Nachdenken. Gedanken müssen geklärt werden, Gespräche in der Vergangenheit müssen erinnert werden, besondere beispielhafte Situationen und Erfahrungen müssen eruiert werden, die oft viele Jahre zurückliegen. Mitunter müssen die Angehörigen und Vertreter ein ganzes Leben mit dem Betroffenen Revue passieren lassen, um auf bestimmte Aussagen und Situationen zu stoßen, die stellvertretend für künftige Behandlungsentscheidungen sein können.

Beispiel **Frau B., ihre Söhne und die PEG**

Die beiden Söhne und Vertreter einer unserer Bewohnerinnen wollten eine Vertreterdokumentation erstellen. Ihre Mutter, Frau B., litt seit Jahren unter einer fortgeschrittenen Demenz und war in den letzten Monaten zunehmend bettlägerig. In den letzten Wochen verweigerte sie häufiger die Nahrung, weil ihr Schluckvermögen immer stärker eingeschränkt war. Die Söhne wollten ihrer Mutter den weiteren Leidensweg ersparen und insbesondere einer PEG-Anlage entgegentreten.
Im ersten Gespräch wurde deutlich, dass es in der Vergangenheit zwar eine sehr enge Mutter-Sohn-Beziehung gegeben hatte, das Thema Tod und Sterben jedoch nie zur Sprache gekommen war. Die Söhne konnten sich in der Gesprächssituation an keine Vorkommnisse in der Vergangenheit erinnern, die die Festlegung von künftigen Behandlungsentscheidungen im Sinne der Mutter untermauert hätten. Das Gespräch wurde ohne eine Festlegung auf unbestimmte Zeit vertagt.
Nach einem Monat baten die Söhne erneut um ein Gespräch. Es stellte sich heraus, dass sie sich sehr intensiv mit den fehlenden Belegen für den Willen ihrer Mutter auseinander gesetzt hatten. Sie hatten viele Gespräche miteinander und den näheren Verwandten und Nachbarn geführt, in Fotoalben geblättert, die Vergangenheit aufleben lassen und sich sehr intensiv mit dem Thema auseinandergesetzt. Nun konnten sie aufgrund ihrer Aufzeichnungen viele Hinweise auf einen mutmaßlichen Willen ihrer Mutter präsentieren. Anhand dieser Aussagen konnte in weiteren Gesprächen eine valide Vertreterdokumentation erstellt werden.

Dieses Beispiel mag verdeutlichen, wie intensiv sich der Vertreter oder die Angehörigen mitunter mit dem Thema auseinandersetzen müssen, um ein Bild des mutmaßlichen Willens zeichnen zu können. Zudem hatte ich den Eindruck, dass die beiden Söhne in dieser Zeit ihrer Mutter nicht nur wieder nähergekommen waren, sondern auch erhebliche Trauerarbeit geleistet und sich mit dem nahenden Tod ihrer Mutter auf eine gute Weise abgefunden hatten. Ebenso untermauert dieses Beispiel die Notwendigkeit einer frühzeitigen Auseinandersetzung mit dem Thema Tod und Sterben.

Tipp

Eine Vertreterverfügung bedeutet Entlastung! Nicht nur für die Angehörigen, sondern auch für einen Berufsbetreuer, der den Betreuten (noch) nicht so gut kennt. Insbesondere dieser muss sich intensiv mit der Thematik der künftigen Behandlungsentscheidungen auseinandersetzen, zuvor die verbliebenen Verwandten, die Pflegenden und eventuell den Arzt befragen, bevor er zu einer validen Festlegung im Sinne des Betreuten kommen kann.

Die Dokumentation des Behandlungswillens erlangt insbesondere im Falle einer vorübergehenden Abwesenheit des Vertreters, etwa durch Urlaub oder Krankheit, besondere Bedeutung. Die Sicherung des mutmaßlichen Willens des Betroffenen ist auch bei dauerhaftem Ausfall des kundigen Vertreters wichtig. Oft sind die Vertreter die Ehepartner des Betroffenen und selbst hochbetagt und krank. Beim Versterben des Vertreters geht auch das Wissen um den mutmaßlichen Willen des Vorausplanenden unwiederbringlich verloren.

Eine Vertreterdokumentation kann aber auch die »Fortsetzung« einer bereits bestehenden, älteren Patientenverfügung sein. Selbst wenn diese Verfügung lückenhaft oder unklar formuliert war, kann sie bei einer Vertreterdokumentation wertvolle Hinweise liefern und den früher bekundeten Willen und die Einstellungen des Betroffenen glaubhaft untermauern.

Wichtig

In jedem Falle erleichtert eine Vertreterdokumentation eine Entscheidung im Sinne des Betroffenen in der emotional belastenden Akutsituation!

Die gesundheitliche Versorgungsplanung durch einen Vertreter ist im BGB nicht explizit vorgesehen. Jedoch ist der § 1901a ff. keine abschließende Regelung zu diesem Thema. Die Nichterwähnung ist kein Hinweis auf die rechtliche Unzulässigkeit! Hinweise und die Aufforderung zur Erstellung einer Vertreterdokumentation finden sich im Betreuungsrecht: Der Betreuer ist dem Wohl des Betreuten verpflichtet. Dazu gehört auch »die Möglichkeit, … das Leben nach seinen eigenen Wünschen und Vorstellungen zu gestalten.« (§1901 Abs. 2 BGB)

Der Betreuer muss also sicherstellen, dass der Behandlungswille des Betreuten ermittelt und berücksichtigt wird. Daraus ergibt sich, dass die Vorausplanung, insbesondere in Notfallsituationen, eine Pflichtaufgabe des Betreuers bzw. Bevollmächtigten ist. Der Vertreter kann und muss demnach die Dokumentation erstellen, zeitlich begleiten und diese bei geänderter gesundheitlicher oder sozialer Situation anpassen. In konkreten Entscheidungssituationen ist der Vertreter also immer der erste Ansprechpartner. Er muss befragt werden und er trifft letztlich die Entscheidung über eine Behandlung im Sinne des Betreuten. Der Vertreter besitzt also durchaus eine Legitimation zur Erstellung einer Vertreterdokumentation, ja er hat sogar den gesetzlichen Auftrag dazu. Er ist in seinen Festlegungen an den Willen und das Wohlergehen des Betroffenen gebunden.

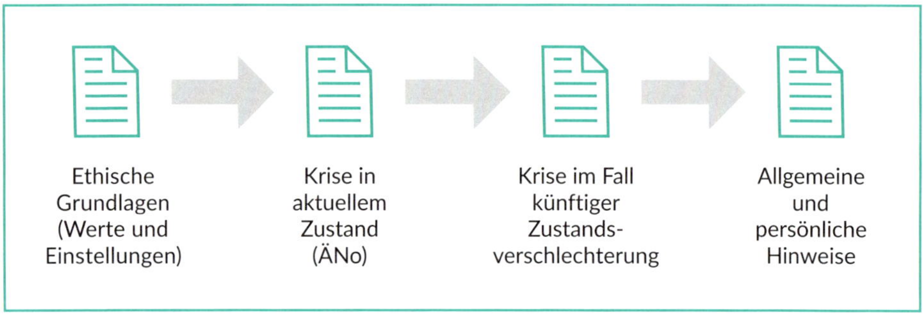

Abb. 23: Bögen in der Vertreterdokumentation.

Zur Durchführung dieses Auftrags muss der Vertreter folgende Fragestellungen für sich bearbeiten:

- Gibt es frühere mündliche oder schriftliche Äußerungen über die **Behandlungswünsche**? Existiert eine ältere Patientenverfügung? Welche konkreten Äußerungen zu zukünftigen Behandlungssituationen sind bekannt?
- Welches ist der **mutmaßliche Wille** des Betreuten? Wie würde der Betreute heute aktuell entscheiden?
- Was dient dem **Wohlergehen** des Betreuten? Welche Behandlungsentscheidung dient dem Wohl des Betroffenen aus heutiger Sicht am besten?

Die ethischen Grundlagen für die Festlegungen des Vertreters sind in der Vertreterdokumentation schriftlich festzuhalten, denn sie ermöglichen die Nachvollziehbarkeit der Validität der Festlegungen. Der allgemeine Aufbau der Vertreterdokumentation gliedert sich analog zur zuvor behandelten Patientenverfügung, weist jedoch spezifische Unterschiede auf:

Der »Wertebogen« (▶ Abb. 15), der die ethischen Grundlagen dokumentiert und die Einstellungen zu Leben, schwerer Krankheit und Sterben festhält, ist in der Fragestellung nahezu identisch mit dem bereits bekannten Wertebogen und wird daher hier nicht näher behandelt.

- Die erste Frage behandelt den Lebenswillen.
- Die zweite Frage behandelt die Bereitschaft zu sterben.
- Die dritte Frage fragt danach, was Medizin dazu beitragen darf, um Leben in einer Krise zu verlängern.
- Die vierte Frage eruiert Situationen, in der keine Lebensverlängerung mehr gewünscht würde.
- Die fünfte Frage zielt auf religiöse, spirituelle oder persönliche Überzeugungen ab.
- Ein zusätzliches Feld lässt Raum für Anmerkungen und ggf. Benennung von Ambivalenzen, Widersprüchlichkeiten und offenen Fragen.

Dennoch gibt es hier aufgrund der Anforderungen an eine Verfügung durch Dritte eine weitere Dokumentationsebene. Von großer Wichtigkeit ist hier die Dokumentation, woher die Informationen stammen. Sind es

- **aktuelle Äußerungen** (die verbal oder auch nonverbal geäußert wurden)?
- **konkrete Aussagen** aus einer vorliegenden Patientenverfügung?
- **Behandlungswünsche**, die sich aus früheren mündlichen oder schriftlichen Äußerungen ergeben und Festlegungen für konkrete Situationen enthalten?
- Festlegungen des **mutmaßlichen Willens** des Betroffenen aufgrund seiner Einstellungen und Wertvorstellungen?
- Aussagen zum **Wohlergehen** nach Einschätzung Dritter unter dem Gebot des »besten Interesses«?

Bei den **aktuellen Äußerungen** einer nicht einwilligungsfähigen Person ist große Vorsicht geboten! Bei einer Aussage wie: »Ich will nicht ins Krankenhaus!« stellt sich die Frage, ob die nicht entscheidungsfähige Person die Belastungen oder Risiken einer solchen Entscheidung überblickt. Die Konsequenz für die konkrete Behandlungsentscheidung des Vertreters muss im Einzelfall geprüft werden. Aber auch nonverbale Äußerungen können im Zweifelsfalle herangezogen und kritisch betrachtet werden.

Beispiel **Der Sohn von Frau C.**

Der Sohn von Frau C. hatte den Eindruck, dass seine Mutter, die an fortgeschrittener Demenz litt, seit Jahren bettlägerig war und sich verbal nicht mehr äußern konnte, sehr unter den in letzter Zeit häufiger werdenden Krankenhausaufenthalten litt. Als Beleg führte er an, er könne beobachten, dass seine Mutter bei jeder Behandlung im Krankenhaus außerordentlich erregt sei und die Nahrung komplett verweigert habe.
Die Ärzte im Krankenhaus hätten sich bereits mehrmals an ihn als Vertreter gewandt und angesichts des gesundheitlichen Zustandes dringend die Anlage einer PEG-Sonde empfohlen. Er habe dies jedes Mal verweigert und war sich sicher, im Sinne seiner Mutter zu handeln.
Zurück im Pflegeheim, habe sich seine Mutter jedes Mal schnell wieder beruhigt und nach kurzer Zeit auch wieder ganz normal feste Nahrung zu sich genommen. Er habe dies nun schon oft beobachtet und nehme dies als Beleg dafür, dass seine Mutter Krankenhausaufenthalte vehement ablehne.
Da sich seine Mutter nach Einschätzung des behandelnden Arztes und des Pflegepersonals in der entscheidenden letzten Lebensphase befand, wurde in der Vertreterdokumentation eine neuerliche Mitnahme ins Krankenhaus abgelehnt, um ihr Leiden nicht zu vergrößern.

Bei **konkreten Aussagen**, die aus einer früher verfassten Patientenverfügung stammen, ist die Interpretation einfacher. Auch wenn die Patientenverfügung nicht absolut eindeutig und klar formuliert wurde, leitet sich aus den Festlegungen doch eine gewisse Validität für die Behandlungsentscheidung des Vertreters ab, zum Beispiel die strikte Ablehnung von Behandlungen mit dem Ziel der Lebensverlängerung.

Hinsichtlich konkreter **Behandlungswünsche** stellt sich die Frage, ob konkrete Äußerungen des Betroffenen über seine Einstellung im Hinblick auf die zu planende Behandlungssituation bekannt sind. Vielleicht sind Äußerungen bekannt wie: »Bei der Pflege ihrer Mutter, die ebenfalls an Demenz erkrankt war, hat sie einmal gesagt: Also, wenn ich einmal in diesen Zustand komme und nicht mehr selber schlucken könnte, dann will ich auf keinen Fall eine solche Magensonde. Das ist ja furchtbar!« Hier muss geprüft werden, ob die Aussagen, an die sich der Vertreter oder die Angehörigen erinnern, das Konkretheitsgebot erfüllen. Der Behandlungswunsch umfasst frühere konkrete Äußerungen, die sich direkt auf die zu planende Behandlungssituation beziehen lassen, aber keinen Eingang in eine formale Patientenverfügung gefunden haben.

Bei der Ermittlung des **mutmaßlichen Willens** aufgrund von Einstellungen und Wertvorstellungen könnten zum Beispiel folgende Aussagen zum Tragen kommen und für die Festlegung der künftigen Behandlungsentscheidung maßgeblich sein: »Sie war immer eine Kämpferin und hat alle Behandlungen immer klaglos über sich ergehen lassen, nur um zu überleben.« Oder: »Er hat seit dem Tod seiner Frau jegliche Arztbesuche konsequent abgelehnt und dabei immer gesagt: Wenn meine Zeit gekommen ist, dann bin ich bereit, meiner Frau nachzufolgen.« Der mutmaßliche Behandlungswille umfasst Rückschlüsse aus konkreten Anhaltspunkten wie früheren Verhaltensweisen, Wertvorstellungen oder Äußerungen des Betroffenen, die gemacht wurden, sich aber nicht direkt auf die zu planende Behandlungssituation beziehen lassen.

Schließlich kann der Vertreter noch Aussagen treffen, die sich seiner Meinung nach am **Wohlergehen** orientieren und die dem besten Interesse des Betreuten dienen. Berücksichtigt werden hierbei der Allgemeinzustand, Grunderkrankungen, Symptomlast und Prognosen sowie Äußerungen von Lebensfreude, soweit diese erkennbar sind. Doch hier ist Vorsicht geboten! Der Begrenzung lebensverlängernder Therapie auf der Basis einer Beurteilung des Wohlergehens durch Dritte sind ethisch und auch rechtlich enge Grenzen gesetzt. Der Lebensschutz des Betroffenen darf keinesfalls durch Lebenswert-Überlegungen des Vertreters relativiert werden. Als alleiniges Kriterium ist dies sehr kritisch zu sehen und genügt nicht für eine Behandlungsentscheidung.

Der **ärztlichen Anordnung für den Notfall** (ÄNo) kommt bei der Vertreterdokumentation besondere Bedeutung zu. Eine Notfall-Planung sollte unbedingt vorliegen, da der Vertreter unter Umständen im Notfall nicht erreichbar ist oder mit einer plötzlichen Entscheidung emotional überfordert ist. Die Festlegungen in diesem zentralen Dokument sind identisch zur ÄNo in der Patientenverfügung und müssen hier nicht näher betrachtet werden. Lediglich das Unterschriftenfeld ist an die Vertretersituation angepasst. Die Unterschrift des Arztes ist hier bedeutsam, da damit dokumentiert wird, dass zwischen Arzt und rechtlichem Vertreter Einvernehmen darüber besteht, dass Behandlungsentscheidungen dem mutmaßlichen Willen des Betroffenen entsprechen. Dies ermöglicht eine Umsetzung der ÄNo auch ohne Einschaltung des Betreuungsgerichtes.

Die bekannte Vorausplanung für die akut-stationäre Behandlung mit Einwilligungsunfähigkeit unklarer Dauer fehlt in der Vertreterdokumentation, ebenso wie die Planung der Behandlung bei Einwilligungsunfähigkeit, da diese bereits gegeben ist. Stattdessen werden diese zentralen Dokumente durch ein »Weitere Orientierung für künftige Zustandsverschlechterungen« abgelöst. Dieses zentrale Dokument folgt der bekannten Logik der Optionen von A bis C:

Bei der **Option A** wird festgelegt, dass das oberste Therapieziel die Lebensverlängerung ist und alle ärztlich vertretbaren Maßnahmen im Rahmen dessen, was die ÄNo zulässt, ausgeschöpft werden sollen.

Bei der Wahl der **Option B** ist das Therapieziel abhängig von der eingetretenen Situation. Wird nur die Option B angekreuzt ohne zusätzliche Festlegungen, dann ist das Therapieziel abhängig von den Einstellungen. Zusätzlich kann die künstliche Ernährung über eine PEG-Sonde ausgeschlossen werden für den Fall, dass Nahrung nicht mehr ausreichend geschluckt werden kann. Ein weiteres Freifeld für besondere Festlegungen bei Auftreten spezifischer und chronischer Zustandsverschlechterungen ist vorgesehen. Dieses reduzierte Dokument verzichtet bewusst auf eine Auswahl bestimmter Behandlungssituationen, da dies für den Vertreter zu suggestiv wirken würde. Hier ist nur die Dokumentation von bekannten Zuständen vorgesehen, die für die betroffene Person nach Kenntnis der Vertreter absolut inakzeptabel sind. Es ist die Aufgabe des Vertreters zu eruieren, was diesbezüglich von der betroffenen Person bekannt ist oder aus den Hinweisen zum mutmaßlichen Willen verlässlich rekonstruiert werden kann.

Bei der Wahl der **Option C** findet wieder ein Richtungswechsel im Therapieziel statt, d. h. nun steht die Leidenslinderung im Vordergrund, nicht die Lebensverlängerung. Dies bedeutet, die vertretene Person befindet sich bereits in einem Zustand, in dem lebensverlängernde Maßnahmen nicht mehr durchgeführt bzw. abgebrochen werden sollen.

Abschließend können in einem weiteren Dokument, das nahezu identisch mit dem Dokument in der Patientenverfügung ist, besondere Hinweise auf eine palliative Behandlung erfolgen und persönliche Hinweise auf Vorlieben, Abneigungen und Wünsche schriftlich niedergelegt werden.

Fazit

Die Vertreterdokumentation bietet eine Möglichkeit, auch bei einwilligungsunfähigen Personen Behandlungssituationen zu planen und den mutmaßlichen Willen des Betroffenen rechtsverbindlich festzulegen.

Die zentralen Dokument wurden in diesem Abschnitt mit Absicht nicht dargestellt, da sie einerseits eine hohe Komplexität in den Zusammenhängen aufweisen und daher nur in einem BVP-Gesprächsbegleiterkursus vollumfänglich zu verstehen sind, andererseits sich derzeit in Überarbeitung durch die DIV-BVP befinden und zum Zeitpunkt des Manuskriptes noch nicht für einen Abdruck freigegeben wurden.

14.1 Der Vertreter und sein Bezugsrahmen

Abschließend möchte ich noch die Aufmerksamkeit auf den Gesprächsprozess selbst lenken. Die größte Herausforderung, der sich ein Gesprächsbegleiter beim Abfassen einer Vertreterdokumentation gegenüber sieht, ist der Bezugsrahmen des Vertreters.

Wir neigen dazu, Sachverhalte aus unserer eigenen Perspektive zu sehen. Instinktiv nehmen wir unseren eigenen Bezugsrahmen, um Problemstellungen zu beurteilen und eine Entscheidung zu treffen. Dies ist ganz natürlich, und dies passiert auch nahezu jedem Vertreter. Doch bei einer Patientenverfügung durch den Vertreter muss man diesen logischen Fehler beachten.

Immer wieder wird der Gesprächsbegleiter feststellen, dass der Vertreter die Dinge aus seiner eigenen Sicht beurteilt. Er urteilt, was für den Betreuten am besten wäre. Doch genau darum geht es ja gar nicht! Nicht das, was der Vertreter für den Betreuten wünscht, ist maßgeblich, sondern das, was der Betreute wünschen würde, wenn er sich zu dem betreffenden Sachverhalt äußern könnte. Der Gesprächsbegleiter wird feststellen, dass diese Grenzen im Gespräch verschwimmen und ineinander übergehen. Es ist mitunter sehr schwer festzustellen, ob die Entscheidungsfindung auf den Angaben und Aussagen des Betreuten beruht, oder ob die subjektive Meinung des Vertreters ausschlaggebend für eine Behandlungsentscheidung ist.

Aus diesem Grunde muss der Gesprächsbegleiter immer wieder auf diese Unterschiede hinweisen. Er muss den Vertreter erinnern, dass nicht dessen Meinungen, Werte und Einstellungen maßgeblich für die Festlegungen sind, sondern die des Vertretenen: »Was würde Ihr Betreuter zu diesem Punkt sagen, wenn er sich dazu äußern könnte? Wie würde der Betreute entscheiden, wenn er dies zum jetzigen Zeitpunkt noch könnte?« Mit solchen Fragen sollte sich der Gesprächsbegleiter immer wieder versichern, dass der Vertreter bei einem Sachverhalt nicht in sein eigenes Bezugssystem zurückgerutscht ist.

Genau diesen Punkt führen die Kritiker der Vertreterdokumentation immer wieder an. Sobald der Vertreter aus seinem eigenen Bezugsrahmen heraus entscheidet, wird die Verfügung von der Fremdbestimmung dominiert und ad absurdum geführt. Natürlich treffen viele Verfasser einer normalen Patientenverfügung Aussagen wie diese: »Ich habe meinen Bevollmächtigten (z. B. den Ehepartner oder einen engen Familienangehörigen) gut ausgesucht und vertraue ihm. Er wird im Zweifelsfall schon wissen, was für mich gut ist.«

Solche paternalistischen Aussagen hören wir oft, insbesondere in Fällen, in denen der Vorausplanende sich nicht im Voraus auf eine Entscheidung festlegen kann und will und daher diese Entscheidung im Ernstfall komplett an den Vertreter delegiert. Eine solche paternalistische Einstellung ist jedoch bei einer Vertreterdokumentation fehl am Platz. Die entscheidungsunfähige Person kann eine solche Einstellung gar nicht mehr vertreten, sie ist zu einer paternalistischen Haltung gar nicht mehr fähig. Infolgedessen kann eine solche Haltung auch nicht vom Vertreter eingenommen werden.

Der Gesprächsbegleiter muss also sehr genau darauf achten, dass sich eine solche Haltung nicht in die Entscheidungsfindung einschleicht. Nach meiner Erfahrung muss man fast an jedem neuen Punkt einer Festlegung immer wieder sachte auf diesen Unterschied hinweisen. Der Gesprächsbegleiter tut also gut daran, seine Fragen von vornherein so zu formulieren, dass dieser Punkt immer wieder angesprochen wird. »Was glauben Sie, wie würde Ihr Betreuter in folgendem Punkt entscheiden?« Die Vertreter sind nach meiner Erfahrung für diese beständigen Hinweise recht dankbar, da sie immer wieder an die Ausgangslage erinnern, nämlich sich die möglichen Entscheidungen des heute Entscheidungsunfähigen vorzustellen.

Scharfe Kritiker der Vertreterdokumentation könnten behaupten, dass dieses Instrument für die eigenen Zwecke des Vertreters missbraucht werden könnte. Der Vertreter könnte bewusst lebensverkürzende oder auch lebensverlängernde Festlegungen treffen, die rein in seinem eigenen Interesse und nicht im Interesse des Betreuten liegen. Doch solche Spekulationen gehören eher ins Reich der Fantasie. Hier wurde vielleicht etwas zu viel Krimisendungen gesehen.

Es gibt den »bösen« Vertreter in der Praxis nicht. Es gibt verunsicherte Menschen, es gibt Vertreter, die sich mit den Entscheidungen schwer tun und automatisch in ihr eigenes Bezugssystem verfallen, es mag auch Vertreter geben, die der Aufgabe emotional nicht gewachsen sind. Aber die Mär vom »bösen Vertreter« als Basis für die generelle Ablehnung der Vertreterdokumentation heranzuziehen, ist unsinnig.

Selbst wenn es ihn geben mag, was würde ihn davon abhalten, auch ohne eine Vertreterdokumentation seine eigennützigen Ziele zu verfolgen? Auch ohne eine Verfügung würde der Vertreter in einer Entscheidungssituation als Erster befragt werden. Die Vertreterdokumentation ist kein Tor zur eigennützigen Fremdbestimmung, sondern genau das Gegenteil!

Sie ist ein sehr geeignetes Instrument, im begleitenden Gesprächsprozess eben dieses nach Möglichkeit zu verhindern. Sollte ein Gesprächsbegleiter auch nur annähernd den Verdacht haben, dass das Abfassen einer Vertreterdokumentation aus Gründen, die in der Person des Vertreters liegen, nicht angeraten ist, so wird er den Gesprächsprozess abbrechen und unter Umständen sogar Maßnahmen ergreifen, die der Tendenz des Vertreters entgegenwirken.

Ich selbst habe in meiner Berufspraxis mehrmals um eine Ablösung eines Vertreters beim Betreuungsgericht gebeten, da beim betreffenden Vertreter ein nicht aufzulösender Interessenkonflikt festzustellen war und wir der Meinung waren, der Betreuer handele nicht im Interesse des Betreuten. Dies betraf in der Regel Berufsbetreuer, aber in einigen Fällen auch Familienangehörige. Ganz so hilflos sind wir als Gesprächsbegleiter nicht. Auch wir tragen die Verantwortung für das Wohl der Betreuten und können aufgrund dieses Verantwortungsbewusstseins handeln.

Fazit

Die Vertreterdokumentation ist kein Instrument zur Fremdbestimmung, sondern ein Instrument, um eben genau diese eine unkontrollierte Fremdbestimmung zu vermeiden!

14.2 Der Betreute und sein Einfluss

Auf einen weiteren Punkt möchte ich noch kurz eingehen: Die Einbeziehung des Betreuten bei der Erarbeitung einer Vertreterdokumentation. Machen Sie nicht den Fehler, den Betreuten bei der Vertreterdokumentation außen vor zu lassen, nur weil er nicht entscheidungsfähig oder geschäftsfähig ist.

Auch ein (vielleicht nur in Teilbereichen) entscheidungsunfähiger Mensch hat seinen eigenen Willen und kann eigene Wünsche äußern. Seine Entscheidungen sind nach gängiger Ansicht nicht valide, können und sollten also nicht als alleinige Grundlage für künftige Behandlungsentscheidungen dienen. Aber dies entbindet Sie nicht von der Pflicht, sich ein Bild von dem Betreuten zu machen und ihn mit der gebotenen Vorsicht und Empathie zu befragen.

Jeder Gesprächsbegleiter sollte den Betreuten persönlich kennen und zumindest einmal Kontakt zu ihm aufgenommen haben, um sich sein eigenes Bild zu machen. Auf keinen Fall sollten Sie sich auf ein Stammdatenblatt mit medizinischen Diagnosen verlassen. Ihr persönlicher Eindruck ist unabdingbar. Außerdem können Sie als Gesprächsbegleiter das Gespräch mit den Pflegenden der Einrichtung führen, die den Betreuten schon lange und intensiv kennen. Auch dies kann Ihren Eindruck abrunden.

Ein an Demenz erkrankter Mensch ist nicht automatisch äußerungsunfähig. Oft haben die Pflegenden eine ganz andere und bessere Sicht auf Willensäußerungen, da sie diesen Menschen sehr gut kennen. Dies trifft nicht nur auf Menschen in stationären Pflegeeinrichtungen zu, sondern in besonderem Maße auch auf die Personen in der Eingliederungshilfe für behinderte Menschen. Geistige Einschränkungen können zur Entscheidungsunfähigkeit führen, sie führen aber nicht zur Willensunfähigkeit oder zur Wunschunfähigkeit.

Ein Beispiel möchte ich aus meiner Anfangszeit als Gesprächsbegleiter noch anführen. In diesem Gesprächsprozess habe ich meiner Ansicht nach einen groben Fehler gemacht, der mir heute noch zu denken gibt und mich für die Vertreterdokumentation sensibilisiert hat.

Beispiel **Wie ich vergaß, Frau R. zu fragen**

In unserer Einrichtung wurde Frau R. aufgenommen. Frau R. litt an einer Tumorerkrankung der Leber und war zudem von einer leichten demenziellen Erkrankung betroffen. Der Leidensweg der Frau R. näherte sich deutlich dem absehbaren Ende. Herr R., der Bevollmächtigte und gesetzliche Vertreter seiner Frau, der sich aufopfernd um sie kümmerte, kam zu mir und wollte eine Patientenverfügung für sich selbst und eine Vertreterdokumentation für seine Frau verfassen.
Zunächst wurde in zwei Gesprächsterminen die Patientenverfügung für Herrn R. erstellt, danach widmeten wir uns in zwei Terminen der Vertreterdokumentation für seine Frau. Aufgrund von Zeitdruck, meiner Unerfahrenheit und mangelnder Reflexion des Gesprächsprozesses kam ich gar nicht auf den Gedanken, Frau R. selbst zu befragen. Ich kannte sie oberflächlich, aber die Tatsache, dass Herr R. der gesetzlich bestellte Betreuer für seine Frau war, ließ mich das Gespräch mit Frau R. vergessen.

Die Vertreterdokumentation wurde erstellt, ohne dass Frau R. auch nur ein einziges Mal beim Gesprächsprozess anwesend war oder zwischen den Terminen von mir befragt wurde. Die Vertreterdokumentation beinhaltete weitreichende Festlegungen in einem Notfallplan zur Vermeidung eines weiteren Krankenhausaufenthaltes und konzentrierte sich auf die palliative Versorgung der Frau R.
Das Schicksal der Frau R. ging mir sehr nahe, auch deshalb, weil sie erst Anfang 70 war und vor der Aufnahme bei uns sehr selbstständig gelebt hatte. Nach Abschluss der Vertreterdokumentation interessierte mich das Befinden von Frau R. sehr und ich fand mehrmals Gelegenheit, mich ausführlich mit ihr zu unterhalten. Frau R. war oft in depressiver Stimmung, wollte sich auch mit dem bevorstehenden Tod nicht gern auseinandersetzen. Allerdings wusste sie sehr wohl, was mit ihr passierte und hatte sehr klare Vorstellungen davon, was sie in ihrer letzten Lebensphase an Behandlung zulassen und was sie ablehnen würde.
Mit Erschrecken wurde mir klar, dass ich eine Vertreterdokumentation ohne Einbezug der Betreuten verfasst hatte, obwohl diese ganz eindeutig fähig war, klare Aussagen zu ihren Behandlungswünschen zu treffen. Ich hatte mitgeholfen, über den Kopf der Betreuten hinweg eine lebensentscheidende Festlegung zu treffen. Ich war in der vorgefassten Meinung gefangen, eine gesetzliche Betreuung wäre Grund genug zu der Annahme, dass Frau R. nichts zur Planung ihrer künftigen Behandlungen beitragen könne.

Ich plagte mich mit dem Gedanken, eventuell eine Behandlungsentscheidung unterstützt zu haben, die nicht im Sinne von Frau R. gewesen wäre. Ich nahm mir vor, mit Herrn R. und Frau R. noch einmal gemeinsam das Gespräch über die Behandlungsentscheidungen zu suchen und diese gemeinsam zu verifizieren. Jedoch verstarb Frau R. kurze Zeit später, ohne dass die Vertreterdokumentation zur Anwendung kam oder unser klärendes Gespräch stattgefunden hatte.

Ich hoffe, dass wir mit dem zugegebenermaßen recht oberflächlichen Ausblick auf die Vertreterdokumentation einen Einstieg in das Thema ermöglicht haben. Dies ist insofern von großer Bedeutung, da die Vertreterdokumentation nicht nur ein Instrument zur Vorsorgeplanung in vollstationären Einrichtungen der Altenpflege im Sinne des § 43 SGB XI ist, sondern als nahezu alleiniges Instrument den Einrichtungen der Eingliederungshilfe für Menschen mit Behinderungen nach § 75 Abs. 1 Satz 1 SGB XII zur Verfügung steht. Speziell im zuletzt genannten Bereich liegen derzeit noch kaum Erfahrungen vor, daher muss an dieser Stelle leider auf eine tiefere Exploration verzichtet werden.

Die Vertreterdokumentation wird sicherlich das zentrale Instrument zur Eruierung des mutmaßlichen Willens dieser Menschen sein, allerdings wird dieses Werkzeug durch andere Instrumente ergänzt werden müssen, die sich auf die Dokumentation der verbalen und insbesondere der non-verbalen Willensäußerungen konzentrieren. Hier wird der Barrierefreiheit einer Vertreterdokumentation noch besondere Bedeutung zukommen. Es müssen Instrumente entwickelt werden, die es behinderten Menschen ermöglichen, ihren Willen kundzutun und ihre Wünsche valide zu erfassen.

15 Macht das alles einen Sinn? Vom inneren Konflikt eines Gesprächsbegleiters

Günther Schlott

Je intensiver ich mich in der vergangenen Zeit mit dem Thema Patientenverfügung auseinandergesetzt habe, umso deutlicher wurde mir, wie weitreichend Festlegungen für künftige Ereignisse sein können. Es gibt so viel zu beachten, zu bedenken, abzuwägen. Die Gesprächsbegleitung und der Austausch mit den Verfassern einer Patientenverfügung änderte nicht nur mein Fachwissen, sondern hatte auch tiefen Einfluss auf meine persönliche Einstellung zu Leben und Sterben.

Die Auseinandersetzung mit dem Thema BVP veränderte mich. Ich fand diese Beobachtung zunächst sehr erstaunlich, hielt ich mich doch als Angestellter einer stationären Pflegeeinrichtung für einen Profi in Sachen letzte Lebensphase. Ich kannte die Probleme mit einer fehlenden Versorgungsplanung, sah sie aber eher aus der Sicht eines Angestellten. Die Beschäftigung mit BVP lenkte aber die Aufmerksamkeit mehr und mehr auf die inneren Sorgen und Nöte der Vorausplanenden selbst. Diese hatten den Wunsch, gemäß ihren Vorstellungen zu sterben. Besser ausgedrückt: Sie hatten den Wunsch, für sie inakzeptable Ereignisse zu vermeiden. Die meisten Menschen wünschen nicht, dass in der letzten Lebensphase etwas Bestimmtes geschieht, sondern eher, dass etwas Bestimmtes **nicht** mit Ihnen geschieht. Eine inakzeptable Behandlungsfolge auszuschließen schien einfacher zu sein, als sich eine bestimmte Behandlung zu wünschen.

Diese Beobachtungen brachten mich dazu, über die Patientenverfügung als Instrument nachzudenken. Erreichen wir mit einer schriftlichen Willensäußerung denn tatsächlich das, was wir beabsichtigen? Wenn der Wunsch nach Würde und Autonomie in der Negation von Ereignissen Niederschlag findet, gehen wir dann das Problem nicht von der falschen Seite an? Indem wir künftige Ereignisse wegwünschen, erlangen wir noch keine Macht über das, was geschehen wird. Indem wir Festlegungen darüber treffen, was auf keinen Fall geschehen soll, erlangen wir doch noch keine Autonomie über unseren Sterbeprozess! Kann es die Autonomie im Falle der Einwilligungsunfähigkeit überhaupt geben? Die künftigen Geschehnisse sind eine Abfolge großer und (meist) kleiner Ereignisse, die eine solche Vielzahl an Kombinationsmöglichkeiten aufweist, das jedes Teilereignis das Darauffolgende bedingt und zu unzähligen Abfolgen und Konsequenzen führt. Wir können dies alles nicht bedenken, es übersteigt unser Vorstellungsvermögen. Also greifen wir einzelne Ereignisse heraus und sagen: »Dieses Ereignis ist für mich derart inakzeptabel, dass ich den vorzeitigen Tod vorziehe.« Aber können wir eine solche Aussage überhaupt treffen? Wissen wir denn überhaupt, wovon wir reden?

Wir sagen, ein Ereignis sei absolut inakzeptabel, aber woher wissen wir das? Das Ereignis, z. B. eine schwere körperliche oder geistige Einschränkung, ist ja noch gar nicht eingetreten. Wir kennen das Ereignis noch gar nicht als Erfahrung am eigenen Leib. Wir stellen uns das Ereignis vor, wir antizipieren etwas, das wir nicht kennen, bestenfalls aus der Beobachtung anderer. Ist diese Beobachtung aber so valide, dass wir daraus tatsächlich Konsequenzen für unser eigenes Tun ableiten können? Wenn wir beobachten, wie ein Anderer sich einen Splitter in die Hand treibt und vor Schmerz aufstöhnt und wässrige Augen bekommt, können wir dann den Schmerz spüren? Wissen wir wirklich durch Beobachtung, wie sich so etwas anfühlt? Auf eine gewisse Weise leiden wir mit, wir antizipieren den Schmerz. Aber fühlen können wir ihn nicht. Sicherheitshalber lehnen wir diese Erfahrung ab, wollen sie auf gar keinen Fall selbst erleben. Aber wir wissen nicht wirklich, was wir da ablehnen und warum. Wir vermuten, dass es für uns eine schlimme Erfahrung wäre, aber wir können die Kombination aus dem tatsächlichen Ereignis, den Begleitumständen und unserer Einstellung zu diesem Ereignis nicht voraussehen. Wie sähe unsere Erfahrung denn konkret aus, wenn das Ereignis einträte? Stellen Sie sich vor, das Ereignis träte ein, während Sie sich in einem spannenden Fußballspiel am Torpfosten einen Splitter einziehen, während sie verzweifelt versuchen, den gegnerischen Ball abzuwehren. Vielleicht würden Sie in einem solchen Falle den Schmerz nur kurz registrieren und sich sofort wieder dem Spiel widmen. Wahrscheinlich würde das gegnerische Tor viel mehr schmerzen als der Splitter in der Hand.

Dieser Wirkmechanismus gilt aber nicht nur für negativ antizipierte Ereignisse. Er gilt ebenso für Ereignisse, die wir uns wünschen. Wir beobachten ein Ereignis, die Reaktionen der beobachteten Akteure erscheinen uns positiv zu sein, also wird das Ereignis auch für uns wünschenswert. Aber wissen wir wirklich, was wir uns wünschen? Wir haben dieses tolle Ereignis ja noch gar nicht selbst gespürt, haben noch keine authentische Erfahrung. Für den einen mag ein Ereignis sehr hohen Erlebniswert haben, für einen anderen nicht. Wir verbinden beim tatsächlichen Eintritt des Ereignisses vielleicht ganz andere Emotionen damit. Seien wir vorsichtig damit, was wir uns wünschen; es könnte uns erfüllt werden!

Und so stellt sich das tatsächliche Ereignis für jeden Menschen anders dar. Lernen durch Beobachtung ist zwar einer der Grundmechanismen in der menschlichen Entwicklung, aber immer auch eine Krücke. Nur der, der das Ereignis selbst erlebt hat, weiß, wovon er spricht. Das Wissen muss durch eigene Erfahrung erworben werden, es kann nicht durch Beobachtung adaptiert werden.

Ein Wüstenbewohner mag durchaus wissen, was Kälte ist und wie sie sich anfühlt. Er kann auch eine Vielzahl von Bildern und Filmen gesehen haben, in denen gezeigt und erklärt wird, dass Wasser bei bestimmten Umweltbedingungen als Schnee vom Himmel fällt. Hat er aber tatsächlich eine konkrete Vorstellung davon, was Schnee ist? Ich erinnere mich an einen indischen Kollegen, der mich allen Ernstes fragte, ob der Schnee denn nicht wehtäte, wenn er vom Himmel auf uns fiele. Wir wissen, was Schnee bedeutet, denn wir haben die praktische Erfahrung damit gesammelt. Mein indischer Kollege dachte, man müsse sich vor den dicken Flocken schützen. Dies sei der Grund, warum wir Schirme benutzen.

Ein anderes Beispiel, das ich gern anführe, um den Konflikt mit der idealen Zielvorstellung darzustellen, ist das Schwimmen. Stellen wir uns vor, wir möchten einem Menschen das Schwimmen beibringen, der zuvor noch nie im Wasser war. Unsere Absicht ist, dass er nach unseren aufwändigen Bemühungen in der Lage ist, zu schwimmen. Dies ist die idealisierte Zielvorstellung.

Wir führen diesen Menschen an einen See, zeigen ihm das Wasser, die Schwimmer. Wir erklären die Technik des Schwimmens, welche Stile es gibt und auf was er achten muss. Wir erläutern die Tiefe des Wassers, den Auftrieb des menschlichen Körpers, die Gefahr von kalten Strömungen. Wir zeigen den Gefrierpunkt und den Siedepunkt des Wassers anhand von Beispielen, wir versuchen alles zu vermitteln, was wir über Wasser und das Schwimmen wissen. Ich bin ziemlich sicher, dass sich nun auf dem Gesicht unseres Schülers ein ratloser Ausdruck zeigt. Je mehr Informationen wir ihm geben, desto weniger wird er über das Schwimmen wissen. Und selbst wenn er alles verstanden hätte, er kann nicht wissen, wie sich das Wasser anfühlt, was diese Erfahrung mit ihm macht. Denn bei all unseren Erklärungen fehlt die emotionale Komponente der eigenen Erfahrung. Das Ereignis, ins Wasser zu springen und zu schwimmen oder auch trotz aller Informationen doch unterzugehen, ist unweigerlich mit emotionalem Erleben verbunden. Und dieses emotionale Erlebnis lässt uns das Ereignis bewerten. Erst aufgrund dieser Bewertung urteilen wir darüber, ob dies ein gutes, ein erträgliches oder ein inakzeptables Ereignis war, das wir nicht mehr wiederholen wollen. Unsere Versuche, uns vor dem Eintritt des Ereignisses ein Urteil zu bilden, müssen zwangsläufig zum Scheitern verurteilt sein. Denn das logische Verstehen muss immer durch den emotionalen Erfahrungswert ergänzt werden, bevor wir verstehen, was dieses Ereignis subjektiv für uns bedeutet. Die letztliche Beurteilung eines Ereignisses ist immer individuell geprägt. Also können wir unsere idealisierte Zielvorstellung gar nicht umsetzen.

Wenden wir solche Überlegungen auf eine Patientenverfügung an, so wird klar, dass wir unser Ziel, nämlich eine exakte und verlässliche Behandlungsplanung gar nicht erreichen können. Es ist unmöglich. Wir wünschen das eine Ereignis herbei, das andere wünschen wir weg. Aber bei beiden Ereignissen fehlt uns die Kraft der eigenen Erfahrung. Wir wissen nicht wirklich, wovon wir reden. Wir glauben und hoffen nur, es zu wissen.

Also machen wir eine gesundheitliche Versorgungsplanung, treffen Behandlungsentscheidungen für künftige, vorgestellte Situationen, entscheiden heute, wann das Leben für uns lebenswert ist und ab welchem Zeitpunkt, Ereignis oder Gefühl eben nicht mehr. Bei einem für uns als absolut inakzeptabel vorgestellten Ereignis wählen wir lieber den Tod. Und können bei beidem nicht sagen, wie es sich anfühlt. Vielleicht ist das antizipierte Ereignis für das spezielle Individuum gar nicht so schlimm wie vorgestellt, vielleicht ist der Tod ja viel schlimmer. Aber auch vom Totsein hat noch niemand berichtet. Vielleicht fürchten wir den Tod ja ganz umsonst.

Festzuhalten wäre, dass eine verlässliche, umfassende und valide Versorgungsplanung gar nicht möglich ist. Eben weil wir uns dabei Ereignisse vorstellen müssen, deren Bedeutungsgehalt für uns selbst im Unklaren bleibt. Deren wahre Bedeutung werden wir erst erfahren, wenn das Ereignis eintritt. Wenn das eigentliche Ziel der Patientenverfügung also gar nicht erreicht werden kann und immer eine Fiktion bleibt, macht es dann überhaupt einen Sinn, sich daran zu versuchen?

15.1 Das Ziel ist im Weg

Gehen wir davon aus, die Grundidee einer Patientenverfügung ist die Festlegung von Behandlungswünschen, die wir im positiven Sinne erhalten wollen, sowie die Absicherung gegen negative Behandlungsfolgen, die für uns absolut inakzeptabel sind. Unsere einzige Sorge ist vielleicht, dass unsere detaillierte Verfügung im Ernstfall nicht befolgt werden könnte. Unsere Zielvorstellung ist klar, lediglich an der Umsetzung im Ernstfall zweifeln wir. Paradoxerweise ist es aber umgekehrt: Die Wahrscheinlichkeit, dass unsere Patientenverfügung von unseren Vertretern auch umgesetzt wird, ist größer als die Annahme, dass die antizipierten Situation und Behandlungsfolgen sich auch so anfühlen und von uns nach dem Eintritt auch so bewertet werden, wie wir es uns zuvor vorgestellt haben.

Ein Ziel, das nicht erreicht werden kann, ist ein untaugliches Ziel. Im Grunde unseres Herzens wissen wir, dass wir künftige Ereignisse in der Gegenwart nicht verlässlich beurteilen können. Deshalb bleibt immer ein Insuffizienzgefühl zurück. Wir sind nicht wirklich zufrieden mit dem, was wir festgelegt haben. Bei manchen Menschen sind die Zweifel im Vorfeld so stark, dass sie nicht in der Lage sind, eine verbindliche

Festlegung zu treffen. Sie kommen in der Absicht, eine Patientenverfügung zu erstellen, im Laufe des Gesprächsprozesses nimmt die Unsicherheit aber solche Ausmaße an, dass sie nicht mehr in der Lage sind, sich auf eine Behandlung festzulegen, weder auf das, was sie sich wünschen, noch auf das, was sie ablehnen.

Als Gesprächsbegleiter habe ich mir in diesen Situationen oft die Frage gestellt: »Warum ist mein Gegenüber denn überhaupt gekommen, wenn er gar keine Festlegung treffen will?« Im Laufe der Zeit habe ich aber gelernt, diese Haltung zu respektieren. Denn auf eine besondere Weise sprechen mir diese Menschen aus der Seele. Ihre Vorsicht bei der Planung zukünftiger Ereignisse machte eben diese Planung unmöglich, weil sie instinktiv gespürt haben, dass sie das ursprüngliche Ziel gar nicht erreichen können. Das Bewusstsein über die Unschärfe der Festlegungen und die unabsehbaren Folgen einer nicht genügend konkreten Entscheidung machten die Patientenverfügung hinfällig. Erstaunlicherweise hielten diese Menschen aber an ihrem Ziel, eine Patientenverfügung zu erstellen, fest. Eigentlich wäre zu erwarten, dass sie ihre Bemühungen einstellen, wenn das vorgestellte Ziel nicht erreicht werden kann, und die Verfügung nicht erstellt wird. Aber das war in keinem Fall die Folge.

Alle Personen haben den Gesprächsprozess zu Ende geführt, obwohl sie sich ihren Zweifeln ergeben hatten. Wie zu erwarten wiesen diese Verfügungen ein ganz bestimmtes Muster auf: Es wurde überwiegend die Option A (Lebensverlängerung nach Maßgabe der medizinischen Erkenntnisse und Möglichkeiten) gewählt, bei einigen Punkten auch die Option B ohne weitere konkretisierende Angaben (Delegation der letztlichen Entscheidung an den Vertreter, ohne ihm hierfür eine Orientierung mit auf den Weg zugeben). Und das, obwohl im ersten Gesprächsteil über die Einstellungen zu Leben und Sterben der Wunsch nach einer bestimmten Behandlung ganz eindeutig zutage trat. Warum brachen diese Menschen das Gespräch nicht ab?

Wahrscheinlich kommt hier das Prinzip der »Rechtfertigung des eigenen Aufwandes« zum Tragen. Wenn schon so viel investiert wurde, nämlich die Entscheidung für eine Verfügung zu treffen, die Hemmschwelle zur Kontaktaufnahme zu überwinden und sich den unangenehmen Gedanken und Zweifeln zu stellen, dann wird es auch zu Ende gebracht. Auch wenn das Ergebnis nicht wirklich befriedigend ist und das eigentliche Ziel nicht erreicht wurde. Ein schlechtes Gefühl bleibt zurück.

Der hauptsächliche Hinderungsgrund war aber nicht die Verfügung oder die Unzulänglichkeit des Instrumentes selbst, sondern das Ziel, das mit der Verfügung verfolgt wurde. Ein klarer Fall von »Das Ziel ist im Weg«.

15.2 Änderung der Zieldefinition

Wenn das eigentliche Ziel einer Patientenverfügung nicht erreicht werden kann, so kann man als Konsequenz die Patientenverfügung ablehnen. Man kann aber auch das Ziel ändern. Man kann den hehren Gedanken an das Ziel einer Patientenverfügung so verändern, dass eine Zielerreichung möglich wird. Das Ziel muss in das Spektrum der Erreichbarkeit rücken.

Ziel einer Patientenverfügung kann also nicht die Idealvorstellung sein, absolut verlässliche und valide Aussagen für die Zukunft anhand antizipierter Ereignisse zu treffen. Das Ziel muss die **Annäherung an die Idealvorstellung** sein. Es muss klar sein, dass es die ideale Welt mit zutreffenden Ereignisvorhersagen und einer unbedingten Urteilsfähigkeit über vorgestellte Ereignisse nicht gibt. Wenn dies dann doch eintreten würde, wäre es reiner Zufall, man hätte unerwarteterweise den Jackpot des Lebens gezogen. Soll vorkommen, ist aber wenig wahrscheinlich. Denn mit den Festlegungen für künftige Ereignisse bewegen wir uns in der Welt der Ungewissheit, nicht der des Risikos (▶ Kap. 12.4).

Also muss man seine Zielvorstellung dahin ändern, dass man dem ursprünglich geplanten Ziel möglichst nahe kommt. Je näher man dem Ziel der Versorgungsplanung durch den Abschluss einer Patientenverfügung gekommen ist, umso tauglicher ist die Verfügung und umso besser hat man seine Absicht umgesetzt. Dies träfe dann auf jede Patientenverfügung zu, auch wenn diese nicht so vollumfänglich umgesetzt werden konnte, wie man sich das ursprünglich vorgestellt hatte.

Denn jede Patientenverfügung kommt dem eigentlichen Ziel der Autonomie und dem Würde-Erleben näher.

Jede Vorausplanung ist im Falle eines Zielkonfliktes immer noch besser als gar keine Verfügung. Jeder Schritt in Richtung auf ein Ziel ist wertvoll. Auch wenn man nur wenige Schritte gehen kann, so ist dies besser, als wenn man den Weg gar nicht erst beginnt. Wichtig ist, dass man sich auf den Weg gemacht hat, es zumindest probiert hat.

Dies können Sie im Gesprächsprozess auch ganz direkt ansprechen, wenn bei Ihrem Gegenüber die Zweifel die Oberhand gewinnen. Auch eine Verfügung, die die letztliche Entscheidung über Behandlungsmaßnahmen ganz in die Hand des Vertrauten und Vertreters legt, ist eine klare Aussage, die zumindest dem Vertreter im Ernstfall die Sicherheit gibt, im Sinne des Betreuten entscheiden zu dürfen. Auch dies ist viel wert, denn der Vertreter bekommt bereits im Vornherein das uneingeschränkte Vertrauen ausgesprochen. Das entlastet und gibt Sicherheit bei der Entscheidungsfindung. So können Sie als Gesprächsbegleiter im Gesprächsprozess auf eine Änderung der Zieldefinition bei Ihrem Gesprächspartner hinwirken. Doch dies ist nur eine der Möglichkeiten, die Ihnen zur Verfügung stehen.

15.3 Der Weg ist das Ziel

Es gibt noch eine weitere Interpretation, warum die Menschen, die an der Erreichung ihres Zieles mit einer Patientenverfügung zweifeln, diese dennoch erstellen und den Gesprächsprozess zu Ende führen. Die Auseinandersetzung mit den tabuisierten Themen des Sterbens hat etwas von einer Katharsis. Die Katharsis (griechisch »Reinigung«) bezeichnet nach der Definition der Tragödie in der aristotelischen Poetik die Reinigung von bestimmten Affekten. Durch das Durchleben von Jammer/Rührung und Schrecken/Schauder erfährt der Zuschauer der Tragödie als deren Wirkung eine Läuterung seiner Seele von diesen Erregungszuständen (Poetik, Kap. 6, 1449b26). Die Grundidee ist die Tatsache, dass das Durchleben bestimmter Emotionen (auch stellvertretend!) diese abschwächt oder ganz verschwinden lässt. Diese Vorstellung bezieht sich auf die Philosophie der Stoiker.

Wenn Menschen also Zweifel an der Zielerreichung haben, den Weg aber dennoch weitergehen, so haben sie vielleicht (neben der Rechtfertigung des Aufwandes) erfahren, dass die reine Beschäftigung mit dem Thema Leben und Sterben bereits eine positive, kathartische Wirkung auf sie hat. Die Auseinandersetzung mit Hilfe des Gesprächsbegleiters nimmt bereits den Druck von der Seele und initiiert eine Veränderung.

Ziel ist nun nicht mehr, eine perfekte und idealisierte Patientenverfügung zu erstellen, sondern den Weg der Auseinandersetzung mit dem eigenen Tod zu beschreiten und dem Tod dadurch etwas von seinem Schrecken zu nehmen, seine eigenen Ängste zu nivellieren.

Beim Konzept BVP wird auch zunehmend das Augenmerk auf den Gesprächsprozess selbst gelenkt, nicht auf das Ergebnis. Das Gespräch steht im Mittelpunkt, nicht die schriftliche Verfügung. Refinanziert werden nicht die erstellten Verfügungen, sondern die Gesprächsangebote und die Gesprächsprozesse. Das Ergebnis, die schriftliche Verfügung, ist hier zweitrangig.

Tatsächlich deckt sich dies auch mit meinen eigenen Beobachtungen: Im abschließenden Feedback zum Ende des Gesprächsprozesses gibt es mitunter zwei Anmerkungen. Zum einen gibt es Zufriedenheit, dass nun endlich eine Patientenverfügung erstellt wurde (ergebnisorientiert), auch wenn sich dies manchmal eher höflich als authentisch anhört. Zum anderen wird oft geäußert, dass die Gesprächstermine, die Besprechungen mit den Angehörigen und Vertretern und die Gedanken, die zwischen den Terminen im Kopf herum gegangen sind, sehr hilfreich waren (prozessorientiert).

Ich stelle zum Abschluss manchmal die Fragen: »Waren Sie mit unserem Gesprächsprozess zufrieden? Würden Sie das noch einmal machen? Werden Sie das Abfassen einer solchen Patientenverfügung weiterempfehlen?« Die Antworten sind durchweg positiv, die Gespräche und die Auseinandersetzung mit dem Thema werden als sehr hilfreich und förderlich erlebt. Ich habe dabei sehr oft den Eindruck, die Zufriedenheit beruht nicht in erster Linie auf dem Ergebnis (der Verfügung), sondern ist dem Weg geschuldet, den man gegangen ist (dem Gesprächsprozess).

Fazit

Eine idealisierte Vorstellung über die Ziele einer Patientenverfügung ist für den Gesprächsprozess hinderlich. Hier ist das Ziel im Weg.

Eine Änderung der Zieldefinition und eine Relativierung der Zielvorstellung sind angebracht.

Das Augenmerk und die Sinnhaftigkeit des Abfassens einer Patientenverfügung sollte auf den Gesprächsprozess und die positiven Auswirkungen des Gesprächs selbst fokussiert werden. Hier ist der Weg das Ziel.

16 Was tun, wenn alles vorbei ist? Motivation und Nachhaltigkeit

Dr. Dieter Mank

Plötzlich ist alles vorbei. Der (in der Regel) geliebte Mensch ist gestorben. Die Angehörigen fühlen sich irgendwie leer, völlig ausgepumpt. Die Hinterbliebenen stehen unvermittelt vor der Frage: »Hat mir das überhaupt alles etwas gebracht? Und wenn ja, was eigentlich?« Ist diese Frage überhaupt legitim?

Da haben überaus kluge Menschen ein Konzept auf den Weg gebracht, dem sie den schönen Namen »beizeiten begleiten®« (Prof. Dr. in der Schmitten) gegeben haben, da haben sie sich über »Letzte Hilfe« (nach Dr. G. Bollig) und »Palliative Praxis« (Robert-Bosch-Stiftung) verbreitet, über die Qualifikation der Mitstreiter gestritten und sich nicht zuletzt über die Finanzierbarkeit des ganzen Projekts ihre Gedanken gemacht!

Kann man, dieser ketzerische Gedanke mag da manchem gekommen sein, die Leute nicht einfach ohne all diese Bemühungen und persönlichen Auseinandersetzungen in Frieden sterben lassen? Nun – Sterben ist für jeden Menschen ein ziemlich einmaliger Vorgang, dessen Unabdingbarkeit, von ganz wenigen Ausnahmen abgesehen, von den allermeisten erfolgreich verdrängt wird. Eine unüberwindbare Barriere scheint sich davor zu schieben, wenn wir etwas klären oder dokumentieren wollen, was mit unserem eigenen Tod zu tun hat. Bei sehr vielen Menschen ist es so, wie mir ein Chefarzt einmal versicherte – vor der Tür zur Intensivstation zerflattern die Gedanken einer Haltung im Sinne von »wird schon irgendwie werden« in nichts.

Der Gedanke, einen anderen in Frieden sterben zu lassen, dient eigentlich nur unserer eigenen Beruhigung. Wir lassen den Menschen in diesem Augenblick nämlich auf eine furchtbare Weise allein und besänftigen damit unsere eigenen Emotionen. Was ist die Motivation, aus der heraus sich so viele mit der Frage beschäftigen, was man tun kann, um dem Menschen diese letzte, unausweichliche und endgültige Perspektive erträglicher zu machen?

Die Implementierung, diese Möglichkeiten, die wir z. B. versuchen, in »Alten- und Pflegeheimen« zu verankern – ist sie nicht ein Stück weit von der Erkenntnis getragen, dass es jenseits des bewährten »Alleinlassens« noch unendlich viele Möglichkeiten gibt, alten und jungen, kranken und gesunden Mitbürgern durch geeignete Maßnahmen Hilfe zu leisten? Hilfe, wenn sie bei klarem Verstand darüber noch urteilen können? Gewiss – dazu ist es notwendig, vielen, sehr vielen Menschen, die sonst nicht im Traum daran denken würden, sich mit dem eigenen – unvermeidlichen – Tod zu befassen, einmal unmissverständlich klar zu machen, dass sie letztlich eben doch sterben müssen und über diesen letzten Vorgang – der ein Teil des Lebens ist – einmal etwas mehr als eine halbe Minute nachdenken sollten. Darin besteht ja unsere eigentliche Schwierigkeit: Menschen, die zum Teil mitten im Leben stehen und mit einem Mal das Gefühl haben, mit einer nahezu unendlichen Trauer fertig werden zu müssen, wirksamen Trost zu spenden.

Die Motivation, die jenen hilft, die dringend der Hilfe bedürfen, entspringt der Erkenntnis, dass es außerordentlich vielfältige Möglichkeiten gibt, diese Unterstützung auf eine Weise zu leisten, die Nachhaltigkeit verspricht.

Nachhaltigkeit, was heißt das eigentlich? Eine bestimmte Haltung, die sich aus einer konkreten Situation heraus entwickelt hat, muss von einer gewissen Dauer sein – nachhaltig. Bedeutet »Nachhaltigkeit« demnach, dass man eigentlich »nur« ganz konkret wissen will, was »danach« – und zwar eine ganze Weile lang danach – eigentlich kommen kann und soll? Heißt das, dass hier eine Entwicklung bezeichnet wird, die uns erläutern soll, wie es mit der modernen Welt und Gesellschaft überhaupt weitergehen soll?

Wenn wir ehrlich sind, sehnen wir uns eigentlich immer danach, zu wissen, was in den nächsten 50 Jahren mit der Welt, unserer Gesellschaft und uns passieren wird! »2050 – was sich bis dahin geändert haben wird und was bleibt«, das könnte der Titel irgendeiner Fernsehsendung sein, bei der wir ein wohliges Gruseln empfinden und insgeheim denken »Na, das werd' ich wahrscheinlich sowieso nicht mehr erleben!«

Wer Zukunft sucht, das hat ein kluger Mann einmal gesagt, findet sie nirgendwo anders als in der Gegenwart. Diese Zukunft soll, darauf bestehen wir, gefälligst nachhaltig sein! Wie also gehen wir mit diesem Begriff um? Der Tod – um auf diesen Faktor noch einmal zurück zu kommen – ist das letzte und damit nachhaltigste Ereignis in unserem Leben. Er gehört dazu. Gerade diese besonders nachhaltige Erfahrung versuchten wir in der Vergangenheit so elegant wie möglich zu umschiffen! Auch um eine solche Vorgehensweise zu vermeiden, ist das inzwischen in der Bundesrepublik Deutschland zunehmend etablierte BVP-Konzept geeignet.

Was sollen wir also tun, wenn alles vorbei ist? In Motivation und Nachhaltigkeit müssen wir weiterhin stark sein, in dem Bewusstsein, dass wir eine uns nahestehende Person nach bestem Wissen und Gewissen in Gesprächen begleitet haben, in dem auch die allerletzten Dinge – der Tod – eine zentrale Rolle spielen.

In den seltensten Fällen kann eine Person in der medizinischen Vorausplanung wirklich alles in Eigeninitiative steuern. Hier müssen wir uns der Tatsache bewusst sein, dass die Übernahme professioneller Verantwortung eine in der Regel eine unabdingbare Notwendigkeit darstellt. Aber trotz allem müssen wir uns darüber im Klaren sein, dass wir irgendwann einmal plötzlich allein dastehen. Müssen wir dann das Gefühl haben, versagt zu haben? Eines muss zuvor noch gesagt werden – niemand kann in diesem Bereich immer alles richtig machen! Entscheidungen, die das Wohl eines betroffenen Patienten im Blickfeld haben, stehen nahezu regelmäßig in einem Spannungsfeld zwischen den ethischen Verpflichtungen, ihm nur Gutes zuzufügen und der Frage, ob bestimmte Behandlungen oder deren Unterlassung dem Patienten Schaden zufügen können oder nicht. Niemand von uns kann in solchen Fragen perfekt sein! Einen Ansatzpunkt für eine Lösung bietet hier das Konzept der relationalen Autonomie.

Aber entspricht es nicht unserer Vernunft, so viele Bereiche unseres Lebens wie nur möglich als handelnde Person zu gestalten? Können wir im 21. Jahrhundert, in der die Religion nicht mehr die allein gültige Anschauung über den freiwilligen Tod prägt, nicht das Selbstbestimmungsrecht ernster als bisher nehmen? Dass wir auch über Art und Zeitpunkt unseres Todes selbst bestimmen wollen? Gerald Neitzke schreibt, dass die Frage nach den Grenzen des Verfügbaren sich nur höchst individuell und unter Rückgriff auf das eigene Menschenbild und tief verwurzelte moralische Anschauungen abklären lässt.[47]

Diese Grenze, über die wir nach eigener Maßgabe letztlich verfügen können, kann zu keiner Zeit völlig aufgehoben werden, sie verschiebt sich nur ständig – durch die sich allmählich verändernden gesellschaftlichen Regularien. Unsere eigene Sterblichkeit lässt bei dem einen länger auf sich warten, bei dem anderen tritt sie ungemein früh ein – sterben müssen wir letztlich alle. Der Tod macht für keinen von uns eine Ausnahme.

Wenn wir uns dieser Tatsache bewusst sind und immer wieder aufs Neue bewusst werden, sollten wir uns aber die andere Frage stellen, die sich geradezu zwangsläufig aufdrängt: Kann es unser erklärter Wille sein, in einer Gesellschaft leben zu wollen,

---

[47] Gerald Neitzke: Gesellschaftliche und ethische Herausforderungen des Advance Care Plannings, in: Coors, Jox, in der Schmitten (Hrsg.), Advance Care Planning. Von der Patientenverfügung zur gesundheitlichen Vorausplanung, Stuttgart 2017, S. 157

in der durch eine Patientenverfügung, die den Verzicht auf Therapie, Pflege und Betreuung beinhaltet, sich ein erheblicher Druck auf Patienten aufbaut, sich eben das doch gefälligst noch einmal gründlich zu überlegen? Letztlich vermögen wir in dieser Frage – wenn wir entscheidungswillig und -fähig sind – nur im höchst individuellen Bereich eine Entscheidung zu treffen. Dieser Entschluss muss dann freilich mit den sozialen Bedingungen, die heute eben vorliegen, in Einklang zu bringen sein. Denken wir zurück an eine Zeit, die etwa 25–30 Jahre zurück liegt – als noch andere gesellschaftliche Voraussetzungen vorherrschten – und in der sich bestimmte Fragen noch gar nicht stellen wollten ...

Was können wir also wirklich tun, wenn alles vorbei ist? Eine wesentliche Rolle spielt dabei auch, ob die betreffende Person sich in einem bestimmten Glaubenssystem aufgehoben fühlt oder ob sie sich bewusst für eine eher atheistische Richtung entschieden hat. Die Situation ist also wirklich nicht gerade einfacher geworden für uns. Jeden von uns trifft es auf eine andere Art, gleichviel auf welche Weise nun ein nahestehender Mensch gestorben ist. Es geht allein darum, dass wir einige unverrückbare Pflöcke setzen, an die wir uns halten können, wenn der »Ernstfall« eintritt. Es geht auch in diesem Augenblick keineswegs darum, dass wir sozusagen alles getan haben, um dem Patienten ein friedliches Sterben in Würde ermöglicht zu haben. Nein, es geht um uns! Was wir tun können, wenn das alles vorüber ist.

Der Tod ist letzten Endes unvermeidbar, das müssen auch wir einsehen, die wir mit den eingangs erwähnten Begriffen wie »Palliative Praxis« und »Letzte Hilfe« so gut umzugehen verstehen. Aber wir haben die Gewissheit, über vielfältige Möglichkeiten zu verfügen, das Sterben, nicht nur auf physische Weise leichter zu machen und damit ganz konkret uns selbst Hilfe zu leisten! Denn wir bleiben zurück und müssen weiter leben. Dazu bedarf es einer Art von Gewissheit, dass wir, nach heutiger Maßgabe, getan haben, was wir konnten.

Wir dürfen zufrieden mit uns sein – nicht selbstzufrieden, aber dennoch zufrieden! Aus dem Bewusstsein, über Möglichkeiten zu verfügen, die letzte Lebensphase zu erleichtern, können wir weitere Motivation schöpfen – und ein Stück Nachhaltigkeit auf dem langen Weg, der in diesem Bereich noch vor uns liegt.

17 1 + 1 = 3 ? Rechnet sich das Ganze? Beleuchtung der ökonomischen Aspekte

Günther Schlott

Wie eingangs bereits erwähnt, war meine erste Berührung mit dem §132 g die einer routinemäßigen Sichtung von Neuheiten in meinem Berufsfeld. Ein weiterer Unterpunkt in der Paragraphenlandschaft, der kein »Muss« sondern ein »Soll« beinhaltet und bei Nichtbeachtung keine weiteren Konsequenzen nach sich zieht. Also zunächst einmal kein unmittelbarer Handlungsbedarf.

Da das Thema jedoch interessant zu sein schien, warf ich einen zweiten Blick darauf. Als Kaufmann überschlug ich kurz, was eine Umsetzung denn kosten würde und welche der Kosten refinanziert werden würden. Alle Anschubkosten im Vorfeld, wie die Kosten der Ausbildung, die Personalausfallkosten, der Zeitaufwand zur Organisation des Projektes, würden allein vom Betrieb zu finanzieren sein. Mit einem groben Überschlagen dieser Kosten über den erhobenen Daumen war ich schnell bei einem fünfstelligen Betrag. Damit war das Thema eigentlich schon erledigt.

Welcher Betrieb sollte sich denn solche Kosten an den Hals binden, nur um eine zusätzliche Serviceleistung anzubieten, die noch nicht einmal zwingend vorgeschrieben wurde? Mein Urteil: Gutmenschentum ist ja ganz nett, nur viel zu teuer. BVP rechnet sich schlichtweg nicht, durch BVP bekomme ich keinen einzigen Pflegegast mehr ins Haus, ich habe einen enormen finanziellen, personellen und zeitlichen Aufwand, dem ein zweifelhaftes Ergebnis gegenübersteht.

Die These ...
BVP rechnet sich nicht: Zu teuer, zu zeitaufwändig, zu geringe Refinanzierung.

17.1 Der einfache kaufmännische Dreisatz

Rechnen wir ein kleines BVP-Projekt einmal kurz durch: Die Ausbildungskosten (reine Lehrgangskosten) betragen derzeit rund 2000 € inklusive Fahrtkosten. Dafür müssen rund sieben Mann-Tage (ein Mann-Tag entspricht der Arbeitsleistung einer Person bei einem 8-Stunden-Tag) aufgewendet werden (im Konzept »beizeiten begleiten®«). Dies entspricht den 48 Unterrichtseinheiten, die in der Rahmenvereinbarung gefordert werden. Darüber hinaus ist ein Praxisteil I von 12 Unterrichtseinheiten gefordert. Der Praxisteil II umfasst mindestens sieben Beratungsprozesse, die wir mit je drei Stunden veranschlagen können. Allein die Ausbildung erfordert also rund 12 Mann-Tage pro Gesprächsbegleiter.

Die Teilnehmer fehlen im Betrieb und müssen anderweitig ersetzt werden, verursachen also Lohnkosten. Der durchschnittliche Verrechnungssatz für Personalstunden beträgt gemittelt rund 25 € (immer abhängig von der Personalstruktur des Betriebes). Zwölf Mann-Tage á acht Stunden täglich und ca. 25 € pro Stunde ergeben Personalausfallkosten von rund 2400 €. Die Ausbildung kosten also rund 4400 € pro Gesprächsbegleiter.

Darüber hinaus müssen wir den Aufwand zur Umsetzung des Projektes einschätzen. Es müssen Arbeitsgruppen gebildet werden, diese müssen sich treffen, Konzepte und Arbeitsabläufe erarbeiten, Listen erstellen, Koordinationsarbeit mit den Partnern leisten und sich viele Gedanken um die Implementierung machen. Gehen wir davon aus, dass sich mindestens drei Personen (Einrichtungsleitung, Sozialdienst, Pflege) regelmäßig mit dem Projekt befassen müssen. Diese sind etwa zwei bis drei Tage pro Monat mit dem Thema beschäftigt und verursachen so rund acht Mann-Tage pro Monat.

Bei einer Projektdauer von einem Jahr (bis hin zur erfolgreichen Vergütungsvereinbarung) fallen so rund 100 Mann-Tage an, die mit weiteren 2500 € zu Buche schlagen. Der finanzielle und nicht refinanzierbare Aufwand für einen einzigen Gesprächsbegleiter läge nach dieser sehr vereinfachten Rechnung also bei rund 6900 €. Bilden wir zwei Gesprächsbegleiter aus, weil der eine Begleiter ja durch aus krank werden kann, regelmäßig in Urlaub geht und unter Umständen einmal kündigt und den Betrieb wechselt, so erhöhen sich die Kosten auf 8800 € (Lehrgang) plus 3300 € (Projektkosten) auf rund 12.100 €, bei wünschenswerten drei Gesprächsbegleitern (im Hinblick auf eine spätere regionale, einrichtungsübergreifende Implementierung des Trägers) auf rund 17.400 € Kosten.

Dies sind Fortbildungs- und Projektkosten, die keine Einrichtung mal eben so aus der Portokasse bezahlen kann. Hier muss ganz klar der Wunsch nach einer Investition in die Zukunft vorhanden sein und der Träger muss sich der Bedeutung von BVP bewusst sein. (Hier ist der GKV gefordert, sich auch an den Ausbildungskosten zu beteiligen, um BVP weiter voran zu bringen.)

Dem gegenüber steht aber kein finanzieller Mehrertrag, selbst wenn das Projekt umgesetzt ist und eine Vergütungsvereinbarung mit dem Landesverband der Krankenkassen geschlossen wurde. BVP bringt auf den ersten Blick keinen Cent mehr in die Kasse des Betriebes. BVP ist erst einmal ein »Nice-to-have«-Projekt ohne wirtschaftliche Gewinnaussicht.

… und die provokante Schlussfolgerung
BVP ist ein Luxus-Projekt für wirtschaftlich sehr gut dastehende Einrichtungen, die mal eben einen fünfstelligen Betrag ausgeben können, ohne dass es schmerzt.

Viele meiner Kollegen werden mir zustimmen. Denn die Kosten für BVP muss man nun einmal vor der Geschäftsführung rechtfertigen. Für die vielen Betriebe in der Altenpflege mit einer mehr oder weniger roten oder schwarzen Null auf der BWA (Betriebswirtschaftliche Auswertung) am Ende des Jahres ist ein solches Projekt undenkbar.

Tipp
Je mehr Einrichtungen, desto weniger Kosten! Oft wird diskutiert, ob eine BVP-Implementierung zunächst nur für eine Einrichtung oder gleich für mehrere Einrichtungen (eines Trägers oder in Kooperation mit anderen Trägern) konzipiert werden sollte. Betrachtet man die enormen Kosten der Ausbildung und die Projektkosten bis zum Abschluss einer Vergütungsvereinbarung (denn bis dahin arbeiten die refinanzierbaren Gesprächsbegleiter trotz abgeschlossener Ausbildung weiterhin auf Kosten des Betriebes), so wird klar, dass ein BVP-Projekt aus ökonomischen Gründen von Anfang an größer ausgelegt sein sollte.
Je mehr Gesprächsbegleiter ausgebildet werden, so geringer sind die Kosten pro Person.

Die anfallenden Kosten sollte man auch zum erzeugten Nutzen in Relation setzen. Bildet man einen einzigen Gesprächsbegleiter für eine einrichtungsbezogene Implementierung aus (Risiko der Fluktuation beachten!), entstehen diese Kosten für eine 25 Prozent-Stelle. Dies entspricht einer Einrichtung mit rund 120 Plätzen, also rund 100 abrechenbaren Bewohner. Eine 25 Prozent-Stelle für eine durchschnittliche Einrichtung kostet also rund 6900 €.
Bildet man dagegen drei Gesprächsbegleiter aus, weil man die übergreifende Implementierung von BVP in fünf ähnlichen Einrichtungen in der Region im Sinn hat (ca. 500 abrechenbare Betten = 1,25 VK-Stellen, aufgeteilt auf zwei oder drei Mitarbeiter), so fallen Kosten von rund 17.400 € an – allerdings nun für fünf Einrichtungen. Damit reduzieren sich die Kosten von 6900 auf 3480 € pro Einrichtung.
Dieses Rechenbeispiel zeigt deutlich den Vorteil einer regionalen Implementierung gegenüber einer einrichtungsbezogenen Implementierung, zumindest hinsichtlich des Kostenaufwandes.

17.2 Das zukunftsorientierte kaufmännische Denken

Als Kaufmann bin ich aber immer auf der Suche nach Win-win-Situationen (englisch »win« für »Gewinn«). Eine Win-win-Situation stellt sich immer dann ein, wenn für alle beteiligten Seiten der Nutzen einer Sache die Kosten für die Umsetzung übersteigt. Der Begriff **Win-win-Situation** kommt ursprünglich aus dem englischen Sprachraum, wobei diese Situation ein Geschäft oder einen Informationsaustausch abbilden kann. Das bedeutet, dass durch das Geschäft für jede Seite ein höherer Nutzen generiert wird, als er an Kosten verursacht hat bzw. durch eine Zusammenarbeit mehr Vorteile auf beiden Seiten erreicht werden konnten, als ohne Zusammenarbeit. Somit stellen die Lösungen in Form von Win-win-Situationen immer ein wünschenswertes Konstrukt dar.

Die Strategie, mit der eine Win-win-Situation angestrebt werden soll, wird so auch als Doppelsieg-Strategie bezeichnet. Eine sehr angenehme Randerscheinung einer Win-win-Situation ist darüber hinaus, dass Geschäftskontakte und die Beziehungen zwischen den Kooperationspartnern meist vertrauensvoller und angenehmer gestaltet werden können. Dies beruht auf der Tatsache, dass beide Seiten voneinander profitieren und somit an einer langfristigen Partnerschaft interessiert sind.

Der Gewinn beider Seiten muss dabei nicht immer unbedingt direkt in Geld gemessen werden, sondern kann auch in einem höheren Nutzen oder Werbewert für die Beteiligten resultieren. Auch weiche Faktoren, wie Informationsaustausch und neue Erfahrungen können zu Win-win-Situationen führen. Vor allem, wenn sie keine Kosten verursachen und somit automatisch einen Mehrwert bilden.

Grund für eine Win-win-Situation sind meistens Synergie-Effekte. Der Mehrwert auf der einen Seite befeuert als Nebeneffekt den Mehrwert auf einer anderen Seite. Also habe ich in einem dritten Schritt des Nachdenkens einfach einmal zugelassen, dass meine Überlegungen ausschweifend und frei um das Thema kreisen durften. Nach einigen Tagen kam ich zu dem Schluss, dass es sich lohnt, das Projekt BVP noch einmal genau unter die Lupe zu nehmen, aber von einem ganz anderen Standpunkt aus und mit einer anderen Sichtweise. Ich wollte einfach mal etwas aus meiner Sicht »Gutes« tun, den Gutmenschen in mir zum Zuge kommen lassen. Nichts befeuert so sehr, wie ein Projekt, dass man gerne durchsetzen möchte, für das es aber im Grunde keine kaufmännische Rechtfertigung gibt.

So fiel mir auf, dass ich sehr viele Faktoren noch gar nicht in Betracht gezogen hatte. Würde mich das Projekt tatsächlich so viel kosten, wie die erste einfache Rechnung besagte? Welche Kosten könnte ich mit der Umsetzung des Projektes denn an anderer Stelle einsparen? Stimmte die Aussage, dass BVP mir keinen einzigen zusätzlichen Bewohner bringen würde, denn tatsächlich? Worin besteht denn eigentlich der »Mehrwert« von BVP?

... und die Gegenthese
BVP ist das ideale Projekt zur Erzeugung einer perfekten Win-win-Situation. Jeder investierte Cent rechnet sich ein Vielfaches!

Ich möchte nun versuchen, die obige These anhand einzelner Betrachtungen zu untermauern.

1. Betrachten wir zunächst die **betriebliche Fortbildung**. Jeder Betrieb hat ein Budget für die jährliche Fortbildung. Ein solches Budget umfasst die notwendigen Pflichtfortbildungen, die jedes Jahr aufgrund gesetzlicher Vorschriften oder trägerinterner Vorgaben durchgeführt werden müssen. Dies ist die Pflicht. Die Kür in einem solchen Budget sind die außerplanmäßigen Fortbildungen, die frei nach den Wünschen und Bedarfen der Mitarbeiter ausgewählt werden. Während erstere Weiterbildungen ein Pflichtprogramm sind und bei den Mitarbeitern keine besondere Motivation erzeugen, sind die frei wählbaren Alternativen durchaus ein

Motivationsmotor. Schaffen wir also die Voraussetzungen dafür, dass BVP nicht als Pflichtfortbildung, sondern als willkommene Kür zur Weiterentwicklung gesehen wird. Gedanklich refinanzieren wir also einen Teil der BVP-Kosten über das Fortbildungsbudget, die mit und ohne BVP sowieso anfallen würden. Die »Kür« im Fortbildungsprogramm ist dieses Jahr also nicht ein Kommunikationsseminar, sondern ein BVP-Seminar. Viel aktueller und näher dran an der täglichen Arbeit. BVP ist nun wirklich etwas Neues, etwas, das Emotionen wecken kann und neue Motivation in der täglichen Arbeit erzeugen kann.

2. Ein zweiter Aspekt bei den Fortbildungen ist immer die **Nachhaltigkeit** und der **Multiplikatoreneffekt**. Was nützt eine Fortbildung, die ein einzelner Mitarbeiter absolviert, aber schnell wieder vergisst, in seiner täglichen Arbeit kaum anwendet und den Kollegen nicht davon berichtet? Je größer die Nachhaltigkeit, also die Möglichkeit zur späteren dauerhaften Anwendung im Tagesgeschäft, desto besser ist das Geld investiert. Wenn nun auch noch der Mitarbeiter als Multiplikator fungiert, weil die Thematik nicht nur ihn, sondern alle Mitarbeiter in der täglichen Arbeit betrifft und er nun der »Experte« auf dem Gebiet ist, kann ich mir keine bessere Investition in Fortbildung vorstellen. All dies ist bei einem sorgfältig vorbereiteten BVP-Projekt in hohem Maße gegeben.
3. Betrachten wir nun einmal das Problem der **Kommunikation unter den Abteilungen**. Sie werden die Situation kennen: In ihrem Betrieb gibt es verschiedene Abteilungen, die vielleicht zwar gut arbeiten, aber eher nebeneinander statt mit einander. Rivalitäten oder Desinteresse gegenüber der Arbeit der anderen Abteilungen prägen oft das betriebliche Klima, umso deutlicher, je größer ein Betrieb ist. Die Pflege ist oft untereinander abgeschottet, d. h. die einzelnen Wohnbereiche reden zu wenig miteinander oder gehen oft in Konkurrenz zueinander um Pflegefachkräfte und Schichtbesetzung. Die Pflege steht dem Sozialdienst, der für angeblich weniger anstrengende Arbeit oft das gleiche Geld verdient, sehr indifferent gegenüber. Die Hauswirtschaft hat einen oft untergeordneten Stellenwert und wird als Hilfsabteilung ohne Mitspracherecht in den betrieblichen Abläufen eher geduldet als einbezogen. Was die Verwaltung treibt, interessiert die Mitarbeiterschaft nur, wenn sie persönlich von den Änderungen betroffen ist.
   Wenn sich nun ein Projekt ergäbe, dass die einzelnen Abteilungen dazu bringt, miteinander zu reden, sich auszutauschen, am selben Projekt zu arbeiten, wäre das nicht ideal für die **Förderung der betriebsinternen Kommunikationsstruktur**? Ein Projekt, das freiwillig ist und den kompletten Betrieb über alle Abteilungen mit einbezieht. Ein Projekt, das motivationsfördernd, nachhaltig, multiplikativ und kommunikationserzeugend ist. Wie viele Mühen an Zeit und Geld nehmen wir als Verantwortliche im Betrieb jedes Jahr auf uns, um ein solches Ziel zu erreichen? BVP passt hier ideal in diese Anforderung. Und spart Geld, das an anderer Stelle für diese Bemühungen ausgegeben werden würde.
4. Aber es geht nicht nur um die innerbetriebliche Kommunikation. Sie kennen sicherlich auch die Situation, dass Hausärzte nicht wirklich in die betrieblichen Ab-

läufe eingebunden sind. Der Kontakt besteht in der Regel zu den Pflegekräften auf den Wohnbereichen. Die Einrichtungsleitung muss sich sehr bemühen, einen guten Kontakt zur Ärzteschaft herzustellen und den regelmäßigen Informationsaustausch zu gewährleisten. Dies kostet Zeit und Nerven, mitunter auch Geld für entsprechende Veranstaltungen. Ebenso gibt es in der Regel wenig Kontakt zu den Rettungsdiensten. Ein Projekt wie BVP erzeugt durch die notwendige Koordinatorenarbeit **externe Kommunikationsstrukturen**, die andererseits vernachlässigt werden und nur sehr schwer herzustellen und aufrecht zu erhalten sind. BVP ist eine Chance, die externe Vernetzung des Betriebes auf ein neues, informatives Niveau zu heben und alle Beteiligten näher zusammenrücken lassen kann. BVP betrifft nicht nur den Betrieb, sondern auch das externe Netzwerk der Kooperationspartner.

5. Denken wir nicht zuletzt an unsere **Angehörigen** im Pflegeheim. Wie laufen in Ihrem Betrieb die regelmäßigen Angehörigenabende ab? Wie oft finden sie statt? Wie schön wäre es, wenn wir den Angehörigen zeigen könnten, dass etwas wirklich Innovatives passiert, etwas das den Bewohnern und den Angehörigen zugutekommt? Angehörige können für solch ein Projekt begeistert werden, da es nicht nur für die Bewohner gedacht ist, sondern die Angehörigen selbst in besonderem Maße einbezieht. Dies fängt an bei den »Letzte-Hilfe-Kursen«, die Angehörige kostenfrei besuchen können, bis hin zu Fachinformationsveranstaltungen an den Abenden, an denen man sich einen externen BVP-Partner als Redner einlädt. Das Projekt ist auf einen langen Zeitraum angelegt, immer wieder kann auf den Angehörigenabenden vom Sachstand und den Fortschritten berichtet werden. Es tut sich etwas in der Einrichtung. Laden wir die Angehörigen also ein, Teil der neuen Ausrichtung zu werden, mitzuhelfen, Autonomie und Würde in ihrem Haus bei ihren Verwandten zu ermöglichen und zu etablieren! Die innerbetriebliche Kommunikation bezieht hier nun auch die Angehörigen mit ein, denn diese werden mit den Pflegekräften über Patientenverfügungen zu reden beginnen. Ein weiterer, nicht zu unterschätzender Pluspunkt für das Klima zwischen Mitarbeitern und den Bewohnern und Angehörigen. BVP befördert die Organisationskultur in vielen Bereichen nahezu automatisch.
6. Denken wir an Personal. Das Problem: **Fachkraftmangel**. Wie viel Geld geben wir aus für Anzeigen und Personalbeschaffungsmaßnahmen, die nichts oder nur sehr wenig bringen? Wie hoch sind unsere Leasingpersonalkosten? Wieviel kosten uns unsere Mitarbeiterbindungsprogramme?
   Wenn wir neues Personal generieren wollen, stellt sich immer die Frage, warum ein Mitarbeiter eigentlich bei uns arbeiten sollte und nicht beim Mitbewerber. Die qualifizierten Mitarbeiter suchen gezielt nach Betrieben in der Altenpflege, die **mehr als die alltägliche Routine** bieten. Spezialisierungen sind gefragt, Palliativ-Abteilungen, gerontopsychiatrische Ausrichtungen etc. Eine BVP-Implementierung dient einem solchen Zweck sehr gut. BVP bietet den Fachkräften Rechtssicherheit in der Arbeit und gleichzeitig die Möglichkeit, authentisch zu pflegen.

Die Erwähnung von BVP in Personalanzeigen und Vorstellungsgesprächen erzeugt Aufmerksamkeit: »Hier passiert etwas Neues, so etwas kenne ich noch nicht, das ist ja interessant.« BVP als Mittel zur Personalgewinnung ist auf jeden Fall besser als die wenig aussagekräftigen Floskeln zur »leistungsgerechten Bezahlung«, dem »tollen Arbeitsklima«, oder den nicht näher benannten »Entwicklungsmöglichkeiten«. Werben Sie mit Innovationsfreudigkeit und machen dies fest an einer BVP-Implementierung, besonderen Projekten, etwa einem Jahresarbeitszeitkonto, an der Teilnahme am Projekt »beruf und familie«, Programmen zur Dienstplansicherheit und sonstigen Anstrengungen für die Qualität der täglichen Arbeit, der Dienstgestaltung und dem Wohlfühlfaktor im Betrieb. Die Aufmerksamkeit potenzieller Arbeitnehmer wird Ihnen sicher sein.

Die **Marketingarbeit** in Sachen BVP bescherte unserem Betrieb zwei Studenten, die ihr Anerkennungsjahr bei uns ableisten wollten, mehrere Ersuche um studentische Praktika, drei Auszubildende, die ausdrücklich nach dem BVP-Projekt fragten, sowie zwei Fachkräfte, die sich auf die Berichterstattung in den Medien beriefen und um Mitarbeit baten. BVP ist ein Mittel zur Personalgewinnung und zur Senkung der Fluktuationsrate.

7. Wie viel Geld geben Sie für Marketingzwecke aus? Eine Einrichtung muss sich im näheren sozialen Umfeld immer wieder ins Gedächtnis bringen. Ein guter Ruf ist die wirtschaftliche Basis des Erfolges. Also schalten wir Gruß-Anzeigen an Ostern oder Weihnachten, inserieren mit Anzeigen in diversen Informationszeitschriften, versuchen Artikel in der Presse zu lancieren, auch wenn es immer wieder um die gleichen Sommerfeste und wiederkehrenden Veranstaltungen des Sozialdienstes geht. Manchmal habe ich den Eindruck, die Lokalreporter bringen Artikel über Altenpflegeeinrichtungen nur, wenn sie eine Lücke haben, eine wirklich große Lücke. Oder wenn etwas Aufregendes, meist Schlechtes geschieht. Ein ungewöhnlicher Vorfall ist schnell zu einem Skandal hochstilisiert und findet nun jede Menge Leser. BVP dagegen ist ein Thema, das interessiert, das nicht nur das »langweilige Altenpflegeheim« betrifft, sondern die gesamte alternde und pflegebedürftige Bevölkerung. Ein solches Thema wird gern aufgenommen, bei ein wenig nachhaltiger Pressearbeit auch mehrmals. Die Alibi-Gruß-Anzeigen können Sie sich sparen, wenn in der Presse positiv über Ihre Einrichtung berichtet wird und sie in aller Munde bleibt. Überdies ergibt sich mit einem ernsthaften Thema auch die Möglichkeit, in der Fachwelt bekannt zu werden. Der **Gewinn des Zukunftspreises 2017** hat uns eine Vielzahl an Möglichkeiten eröffnet, Artikel in der Fachwelt zu lancieren und in der lokalen Presse das Interesse an einer innovativen Einrichtung zu wecken. Plötzlich wurden wir nicht mehr als langweiliges »Altenheim« wahrgenommen, sondern als ein innovativer Betrieb, über den sich zu berichten lohnt. Nicht nur in Sachen BVP. Unsere Mühen wurden belohnt, als letztens ein Lokalreporter anrief und fragte, ob es denn was Neues gäbe. Wir wären doch ein Betrieb mit immer neuen Ideen und er hätte noch Platz für einen Bericht. (Antwort: »Natürlich, gerne! Wir haben da zurzeit noch ein sehr interessantes Gesundheits-Pro-

jekt mit der Salus BKK, mit »beruf und familie« oder was auch immer.«) Unsere Einrichtung war inzwischen Gegenstand dreier Beiträge im Hessischen Rundfunk, wurden zu den Plänen von Jens Spahn interviewt, seit März 2018 Bundesminister für Gesundheit, bezüglich der Vorschläge zur Verringerung des Pflegenotstandes, um Stellungnahme zum Pflegenotstand in unserem Betrieb gebeten. Wir waren auf rund einem Dutzend Kongressen und Veranstaltungen mit Gastvorträgen. Das Image unserer Einrichtung hat sich nachhaltig gewandelt. Seit der Implementierung von BVP haben wir kaum andere Werbemaßnahmen durchgeführt und recht viel Geld im Marketingsektor gespart. Mal ganz ehrlich: Wie viel Geld würden Sie in die Hand nehmen, wenn ich Ihnen heute diese Möglichkeiten zur Vermarktung ihres Betriebes gegen Bezahlung anbieten würde? Auch dies ist eine bemerkenswerte Refinanzierungsmöglichkeit der Kosten eines BVP-Projekts.

8. Bringt BVP wirklich keinen einzigen neuen Bewohner? Erst einmal natürlich nicht. Kein Bewohner kommt in ein Pflegeheim, weil es dort die Möglichkeit zur Erstellung einer Patientenverfügung gibt. Die Gründe für die Wahl eines Pflegeheimes sind vielfältig, BVP spielt darin eine wohl eher untergeordnete Rolle. Dennoch ist das BVP-Projekt ein Aufmerksamkeitsmagnet. Auch wenn die Angehörigen und künftigen Bewohner nicht so genau wissen, was sich dahinter verbirgt, vermuten sie etwas Positives, Innovatives, ein Zeichen von Bemühungen und Wandel. **BVP symbolisiert eine Haltung und eine Einstellung des Betriebes.** Darauf möchte ich im nächsten Abschnitt gerne etwas näher eingehen. Aber einmal angenommen, ein Pflegeheim wird von einem Interessierten deshalb ausgewählt, eben weil es dort Anstrengungen der Art gibt, das Leben im Alter mit mehr Würde und Autonomie zu versehen. Wir haben ca. fünf Neu-Aufnahmen pro Monat, also rund 55–65 pro Jahr in Kurz- und Vollzeitpflege. Wenn sich nun nur einer von zehn Interessierten für unser Haus entscheidet, weil wir derartige Anstrengungen für unsere Bewohner unternehmen, so hat sich die Investition für BVP schon gerechnet. Gut, seien wir etwas weniger optimistisch, sagen wir, einer von 20 Interessierten, das sind 5 Prozent der potenziellen Kunden. Diese 5 Prozent entsprächen in unserem Hause drei zusätzlichen Bewohnern pro Jahr. Diese drei zusätzlichen Bewohner generieren einen zusätzlichen Umsatz von rund 100.000 €. Ich will damit nicht behaupten, BVP wäre ein Garant für eine zusätzliche Belegung, die ohne BVP nicht zustande gekommen wäre. Das wäre naiv. Aber ich behaupte, BVP ist ein Mosaiksteinchen in der Außenwirkung einer Einrichtung, welche wiederum die zusätzliche Belegung garantiert. Davon gleich im nächsten Absatz mehr.
Eine Einrichtung der Altenpflege mit einer Größe von rund 120 Betten besitzt einen Break-even-Point von 94–96 Prozent. Dies ist die Gewinnschwelle oder auch Nutzenschwelle, ab der der Erlös und die Kosten (einer Produktion oder eines Produktes) gleich hoch sind und somit weder Verlust noch Gewinn erwirtschaftet wird. Vereinfacht kann man sagen, dass an der Gewinnschwelle der Deckungsbeitrag aller abgesetzten Produkte identisch mit den Fixkosten ist. Wird die **Gewinnschwelle** überschritten, macht man Gewinne, wird sie unterschritten, macht man Verluste.

Dies ist meist auch der Punkt, den die Verhandlungspartner der Kostenträger bei den Vergütungsvereinbarungen zu den Pflegesätzen zugrunde legen. Eine Einrichtung der Altenpflege soll ja nicht riesige Gewinne erwirtschaften, sondern eher dem Allgemeinwohl dienen und sich gerade so wirtschaftlich tragen. Für viele Einrichtungen ist dies schwer zu erreichen. Das Heil eines Betriebes liegt daher in der Maximierung der Belegung. Natürlich ist die Reduzierung der Kosten ebenfalls ein großes Thema, doch die Priorität bei einer wirtschaftlichen Führung eines Betriebes liegt in der dauerhaft hohen Belegung. Dies ist die Basis für wirtschaftliches Handeln. Infolgedessen muss jeder Betriebsleiter in der Altenpflege darauf achten, dass der für seine Einrichtung geltende Break-even-point überschritten wird und der Betrieb in die Gewinnzone kommt. Wenn BVP nicht nur aus reinem Gutmenschentum implementiert wird, sondern auch noch dabei hilft, eine dauerhaft gute Belegung oberhalb des Break-even-point zu erreichen, dann sind die finanziellen und derzeit nicht refinanzierten Implementierungskosten gut investiertes Geld.

9. Am wichtigsten jedoch erscheint mir die **Außenwirkung** von BVP. Jede Einrichtung versucht sich möglichst positiv darzustellen und mit ihren Vorzügen zu werben. Wie oft lese ich ein wenig neidisch die Anzeigen der Kollegen und Mitbewerber: »Neue Einrichtung, großzügig gestaltetes Ambiente, ausschließlich Einzelzimmer, alle Zimmer mit Balkon, tolle Lage, moderne Einrichtung«. Ist es wirklich das, was unsere Kunden wollen? Oberflächlich gesehen ja, neue und moderne Einrichtungen verzeichnen nicht umsonst einen erstaunlichen Zulauf und sind in der Lage, alteingesessene Einrichtungen vom Markt zu verdrängen. Insbesondere die Einrichtungen der privaten Träger werben mit diesen Pfründen. Nun, unsere Einrichtung ist über 35 Jahre alt, baulich gut aufgestellt, aber nicht unbedingt ein Vorzeigeobjekt, an einigen Stellen sichtbar renovierungsbedürftig und ein alteingesessener Betrieb eines diakonischen Trägers. Nicht unbedingt das, was Personal und Bewohner anzieht. Warum haben wir trotzdem seit Jahren eine Auslastung von knapp 100 Prozent, obwohl es in unserem Einzugsbereich eine Überdeckung von rund 100 Pflegebetten gibt? Warum haben wir beständig mehr Anfragen von ambulanten Diensten, Sozialdiensten aus den umliegenden Krankenhäusern, dem Betreuten Wohnen und Angehörigen aus der Umgegend als wir befriedigen können?

17.3 Haltung als Antwort

Die Antwort ist einfach und verblüffend. Wir verkaufen keine großen, hellen, modern und großzügig eingerichtete Einzelzimmer mit Südbalkon. Das wissen die Interessenten in der Regel vorher. Wir verkaufen Haltung. Wir können nicht mit den Hochglanzprospekten der privaten Betreiber, der überregionalen Abteilung für Platzvergabe und dem flächendeckenden Angebot großer Träger konkurrieren. Das wollen wir auch gar nicht. Wir präsentieren uns als alteingesessener Betrieb mit langjährigem Mitarbeiterstamm, der weiß, was Pflege bedeutet.

Wir werben mit unserer Haltung gegenüber dem Alter, dem Leben und dem Sterben. In Würde. Wir werben mit unseren Anstrengungen zur Selbstbestimmung. Wir verweisen auf eine Übererfüllung des Personalschlüssels und auf eine Fachkraftquote von über 50 Prozent. Wir versuchen den künftigen Kunden und den jetzigen Bewohnern zu vermitteln, dass wir es ernst meinen mit der inneren Einstellung unserer Mitarbeiter. Wir sind nicht fehlerlos, aber wir haben eine Fehlerkultur. Wir sind nicht perfekt, aber wir streben danach. Wir zeigen auf, welche Anstrengungen wir unternehmen, um dies zu gewährleisten. Der Rest ist Mundpropaganda.

Wenn es uns gelingt, diese Haltung in die Öffentlichkeit zu transportieren, brauchen wir uns um die Nachfrage nach Pflegeplätzen kaum Gedanken zu machen. BVP vermittelt besser als jede andere Bemühung unsere Anstrengungen und unseren festen Willen, dem Propagierten auch Taten folgen zu lassen. Es gibt sie wirklich, die Angehörigen, die, weil sie keinen Platz bei uns fanden, ihre Mutter oder Vater zunächst in den hellen und modernen Einzelzimmern mit Südbalkon der privaten Träger untergebracht haben, die nach wenigen Wochen, meist nach der Kurzzeitpflege, nachfragen, ob wir denn einen Platz frei hätten, zu Not auch vorerst im Doppelzimmer. »Das neue Haus ist ja ganz schön, aber mein Vater, meine Mutter wird dort nicht richtig wahrgenommen.« Solche und ähnliche Aussagen habe ich des Öfteren gehört.

Die Angehörigen nehmen hier ganz klar eine Wertung, eine Gewichtung vor. Sie wägen die baulichen Gegebenheiten gegen die personellen Gegebenheiten ab. Letztlich behalten die personellen Rahmenbedingungen die Oberhand. In einer Zeit der überwiegend negativen Berichterstattung über Pflegeheime ist die Öffentlichkeit sehr sensibilisiert, was den Umgang mit ihren Angehörigen durch das Pflegepersonal angeht. Die Qualität der Dienstleistung rückt immer mehr in den Vordergrund. Dies fängt beim ersten persönlichen Kontakt mit dem potenziell Interessierten am Telefon oder beim Besuch in der Einrichtung an und endet mit der Beurteilung der Anstrengungen des Pflegepersonals. Ein Betrieb, der Haltung wahrnehmbar und erlebbar machen kann, der authentisch vorlebt, was er sich auf die Fahnen geschrieben hat, profitiert von der negativen Stimmungslage am Markt und sichert seine Belegung (▶ Kap. 5).

Fazit

BVP ist ein ideales Instrument, um eine Win-win-Situation für den Betrieb herbeizuführen:

1. Ein BVP-Programm stellt einen motivationsfördernden Aspekt im jährlichen Fortbildungsprogramm dar.
2. Eine BVP-Fortbildung besitzt die Eigenschaften der Nachhaltigkeit und hat einen Multiplikatoren-Effekt.
3. Ein BVP-Projekt fördert die innerbetriebliche Kommunikation zwischen den Abteilungen und gibt ein gemeinsames Ziel vor.
4. Ein BVP-Projekt fördert und erzeugt externe Kommunikationsstrukturen mit den Kooperationspartnern und dient der Vernetzung des Betriebes.
5. Eine BVP-Implementierung dient der Einbindung von Bewohnern und Angehörigen in die betrieblichen Ziele und verdeutlicht diesen die Ernsthaftigkeit der propagierten Ziele.
6. Ein BVP-Projekt hilft bei der Personalgewinnung und ist ein wichtiger Baustein der Darstellung des Betriebes.
7. BVP unterstützt die Marketingaktivitäten des Betriebes und schafft Zugang zu bisher nicht erreichbaren Potentialen in der Öffentlichkeitsarbeit.
8. Eine erfolgreiche BVP-Implementierung ist ein Baustein der dauerhaften Belegungssicherung.
9. BVP ist wichtiger Teil der Außenwirkung des Betriebes und demonstriert die gelebte Organisationskultur der Einrichtung.

Der langfristige wirtschaftliche Nutzen eines BVP-Projektes übersteigt die derzeit nicht refinanzierbaren Kosten für Ausbildung und Projektarbeit bei der BVP-Implementierung bei Weitem.

Sicherlich könnte man mit einiger Überlegung weitere Aspekte der Win-win-Situation bei einer BVP-Implementierung aufzeigen. Doch diese Vorteile sind wahrscheinlich sehr speziell auf die Gegebenheiten des jeweiligen Umfeldes zugeschnitten, in der ein BVP-Projekt realisiert wird. Was wir mit diesem Kapitel zu zeigen beabsichtig haben ist, das der einfache kaufmännische Dreisatz zur Beurteilung der Sinnhaftigkeit einer BVP-Implementierung nicht ausreicht. BVP ist, auch hinsichtlich der ökonomischen Aspekte, langfristig zu sehen. Ein BVP-Projekt ist die perfekte Win-win-Situation für einen Betrieb, da sie viele bislang isolierte und kostenintensive Bemühungen des Betriebes in einem einzigen Projekt zusammenführt.

18 Wie geht es weiter: BVP als lebendes und lernendes System

Günther Schlott

18.1 BVP als lebendes System

Gesundheitliche Versorgungsplanung ist ein Prozess, der, einmal angefangen, immer wieder aufgenommen und weitergeführt wird. Sicherlich wird durch eine schriftliche Dokumentation der künftigen Behandlungswünsche zunächst einmal ein Blitzlicht auf die aktuellen Einstellungen, Wertvorstellungen und Wünsche des Vorausplanenden geworfen und die Ergebnisse festgehalten. Allerdings sind Wünsche und Vorstellungen immer abhängig von den individuellen Umständen.

Rechtlich gesehen unterscheiden sich konkrete Entscheidungen (im Sinne von Absichtserklärungen) stark von den Wünschen eines Menschen. Konkrete Entscheidungen können rechtlich angezweifelt werden, etwa beim Verdacht auf Einwilligungsunfähigkeit oder wenn die Entscheidungsgrundlage nicht gegeben war (mangelhafte Informationen). Wünsche dagegen haben auch dann Bestand, wenn der Betroffene in der Zwischenzeit entscheidungsunfähig geworden ist. Allerdings haben die Wünsche auch in unserem Rechtssystem eine gewisse Halbwertszeit. Die Rechtsprechung geht davon aus, dass auch ein Wunsch mit der Zeit immer mehr verblasst.

Info – Nach aktueller Rechtsprechung verliert ein Wunsch nach ca. zwei Jahren seine Wirksamkeit

Dies könnte man so interpretieren, dass dies auch der Punkt ist, an dem eine Patientenverfügung überprüft und gegebenenfalls neu unterzeichnet werden sollte, auch wenn sich nichts geändert hat.

Daher ist der erste Gesprächsprozess immer nur der Anfangspunkt einer lebenslangen Entwicklung. Die dokumentierten Willensäußerungen unterliegen im Laufe der

Zeit einem natürlichen Wandel. Sie ändern sich in der Regel mit den Lebensumständen. Dieser fortwährende Wandel macht BVP zu einem lebenden System. Es ist Aufgabe als Gesprächsbegleiter, diesen Wandel nicht aus den Augen zu verlieren. BVP muss mit Leben erfüllt werden, wenn es seinen eigentlichen Zweck, nämlich die beständige individuelle Auseinandersetzung mit Leben und Sterben in Würde und Autonomie, erfüllen soll. Daher muss jeder, der einmal seinen Willen schriftlich verfügt hat, immer wieder und regelhaft darauf angesprochen werden, ob sich an seiner Willensverfügung in der Zwischenzeit etwas geändert hat. In unserer Einrichtung versuchen wir dies regelhaft alle sechs Monate, oder aber nach schweren gesundheitlichen Krisen oder gravierenden Änderungen im sozialen Umfeld, zum Beispiel einem Todesfall in der Familie.

Sicherlich ist der Gedanke nicht gänzlich unsympathisch, einmal einen Gesprächsprozess durchzuführen und dann ein für alle Mal abzuschließen. Mit BVP verhält es sich aber wie mit allen Risikoerhebungen in der Pflege. Alle Risiken und Wünsche der Bewohner unterliegen ständiger Veränderung und müssen bei Auftreten von anderen Umfeldvariablen angepasst werden. Demnach starten wir mit dem ersten Gesprächsprozess einen fortlaufenden Prozess, der immer wieder Beachtung und Überprüfung erfordert. BVP muss leben, sonst stirbt die dahinterliegende Idee.

18.2 BVP als lernendes System

An dieser Stelle ist zur Verdeutlichung meiner Argumentation ein kleiner Exkurs in die Systemtheorie nötig.

Systemisches Denken hat in den unterschiedlichsten Bereichen Einzug gehalten. In der Organisationsberatung, Psychotherapie sowie in Managementseminaren ist von systemischem Denken als einer Basiskompetenz die Rede. Die Systemtheorie bildet dabei den theoretischen Hintergrund, der sich aus verschiedenen Theorien der Biologie, Mathematik, Psychologie, Soziologie und anderen Wissenschaftsdisziplinen entwickelt hat.

Ohne allzu intensiv in die Thematik einsteigen zu wollen, möchte ich einige grundlegenden Gesetzmäßigkeiten der Systemtheorie aufzeigen. Grob gesagt, kann man zwei grundlegende Arten von Systemen unterscheiden:

1. Statische Systeme und
2. dynamische Systeme.

Bei einem statischen System ist jede Bewegungsmöglichkeit von vornherein unterbunden. Als Beispiel mögen hier Tragwerke dienen, zum Beispiel beim Hausbau. Ein statisches System verändert sich nicht. Es existiert zu einem bestimmten Zweck, der vorherbestimmt ist und steht für sich allein. **Statische Systeme** sind meist temporäre Systeme, d. h. sie existieren eine Zeitlang, danach werden sie im Regelfall unbedeutend, weil sich die Umweltbedingungen geändert haben. Wenn wir an BVP denken, wird schnell klar, dass BVP (hoffentlich!) kein statisches System ist. Was nützt uns ein einmal erlerntes und umgesetztes System, wenn sich mit der Zeit nichts verändert?

Dynamische Systeme dagegen sind anpassungsfähig. Sie verändern sich mit den Veränderungen in der Umwelt. Dynamische Systeme sind das typische Beispiel dafür, dass das System ab einem gewissen Komplexitätsgrad mehr ist als nur die Summe der Einzelteile. Oberstes (und meist einziges) Ziel eines Systems ist demnach immer der Selbsterhalt, also das Überleben des Systems. Dahinter steckt der Gedanke, dass Systeme die rein statisch sind und sich nicht wie dynamische Systeme verändern, irgendwann aussterben, weil sie nicht mehr zu den Umweltbedingungen passen. Ein System wird im Kampf um das Überleben immer bestrebt sein, sich zu verändern und anzupassen. Doch wie funktioniert das?

Ein System besitzt nach der Systemtheorie zwei grundlegende Möglichkeiten, mit veränderten Umweltbedingungen zurechtzukommen:
1. Die Assimilation (veränderte Umweltbedingungen zum Bestandteil des System machen) und
2. die Adaption (die Anpassung an veränderte Umweltbedingungen).

Bei der **Assimilation** wird die neue Umweltbedingung in das System integriert. Das System passt sich an, in dem es die Veränderung in der Umwelt »schluckt« und so zum Teil des Systems selbst macht. Das System lernt und wächst. Bei der **Adaption** gelingt dies nicht so leicht. Die neue Bedingung kann nicht einfach in das System integriert werden, das System muss sich verändern und sich an die neue Bedingung (z. B. Klimawandel) anpassen, wenn es überleben will. Auch hier lernt das System, wächst aber nicht unbedingt.

BVP war zunächst einmal ein theoretisches Konstrukt, eine Ansammlung von klugen Gedanken. Sobald aber BVP in die Praxis übertragen wird, entsteht ein System. Nun geht es nicht mehr vordringlich um die Theorie. Menschen werden ausgebildet, Gespräche zu führen, benutzen bestimmte Werkzeuge dafür, sammeln Erfahrungen, tauschen sich aus, versuchen Konflikte zu lösen und Übereinstimmung zu erzielen, verändern dadurch ihre Ansichten, verursachen Rückkopplungen zur Theorie und wissenschaftlichen Arbeit, die sich unter dem Druck der Praxiserfahrungen nun ebenfalls verändern muss.

Akzeptieren wir die Annahme, dass BVP mit fortschreitender Zeit und Expansion immer mehr die Eigenschaften eines Systems aufweist, so wird schnell klar: Wenn

BVP ein statisches System bildet, wird es nur solange seine Berechtigung haben, wie die Umweltbedingungen die gleichen bleiben. Gerade in einem neuen Feld, das sich gerade erst entwickelt, wäre das tödlich. Infolgedessen muss BVP ein dynamisches System bilden, das sich an neue Erfahrungen und Bedingungen anpasst. Die wissenschaftlichen Erkenntnisse erzeugen die Praxis, die Praxis sammelt Erfahrungen und befeuert und verändert die wissenschaftliche Theorie. Die geänderten wissenschaftlichen Konzepte wirken wiederum auf die Praxis. Ein Kreislauf von Assimilation und Adaption entsteht. Dies ist der Wirkmechanismus von dynamischen Systemen.

Das System BVP und speziell auch das Konzept »beizeiten begleiten®« hat in den letzten Jahren einen großen Veränderungsweg hinter sich. Zum einen gibt es neue gesetzliche Vorschriften oder Ausführungsbestimmungen. Hieran muss sich BVP adaptieren. Zum anderen muss BVP die Erfahrungen der Gesprächsbegleiter, der Vorausplanenden, Angehörigen und der Kooperationspartner berücksichtigen. Hier kommt der Mechanismus der Assimilation zum Tragen: neue Erfahrungen werden in das System übernommen und zu Elementen des Systems gemacht.

Zusätzlich zu den beiden Bestrebungen bei veränderten Umweltbedingungen gibt es noch einen **evolutionären Prozess**: Das System strebt nach Vervollkommnung, nach immer besserer Anpassung an die Gegebenheiten, da dies ebenfalls die Chancen auf sein Überleben erhöht.

Übertragen wir diese Erkenntnisse auf die gesundheitliche Versorgungsplanung so wird schnell klar, dass BVP sicherstellen muss, dass es sich immer mehr perfektioniert, die Erfahrungen aller Beteiligten assimilieren und sich den sich verändernden gesetzlichen Rahmenbedingungen anpassen muss. BVP kann nur als dynamisches System, als lernendes System überleben.

Ein System besteht aber, wenn wir genau hinschauen, aus einer Vielzahl von einzelnen Elementen. Sie sind voneinander unterschieden, gleichzeitig aber auch aufeinander angewiesen. Diese miteinander verbunden werden zu einem System.

Fazit

BVP muss sich also aus all den Einzelteilen, d. h. den Menschen, die das System ausmachen, zu einem großen, gemeinschaftlichem Ganzen entwickeln. Es muss eine Koordinationsstelle geben, die all die Erfahrungen der Gesprächsbegleiter und Vorausplanenden aufnimmt und in das System integriert und einen fortwährenden Verbesserungsprozess, die Assimilation, gewährleistet. Und es braucht eine interdisziplinäre Fachgruppe, die das System an die sich verändernden gesetzlichen Bedingungen anpasst, die Adaption gewährleistet.

18.3 Partnerwahl

Einer der Gründe, warum wir dieses Buch auf den Weg gebracht haben, war die Erfahrung, dass wir als Gesprächsbegleiter nach der Ausbildung doch ziemlich allein dastehen. In unserem Falle haben wir im Haus »An den Platanen« sicherlich einen Joker bei der Implementierung von BVP gezogen: Wir sind in enger räumlicher Nähe unserer Ausbildungsstelle (Würdezentrum Frankfurt gUG), arbeiten auf persönlicher Ebene sehr gut zusammen und können so schnell und problemlos Hilfe bei kniffligen Fragestellungen bekommen und unsere Erfahrungen besprechen. Es herrscht ein guter persönlicher Kontakt, die regionale Koordinationsarbeit wird unterstützt, alle Beteiligten ziehen an einem Strang. Es gibt Hilfe in allen Fragen rund um BVP.

Doch dies ist längst nicht bei allen ausgebildeten Gesprächsbegleitern (oder regionalen Gruppen) der Fall. Ich sehe dies in den regelmäßigen Plenartreffen, die erstaunlich gut besucht sind. Hier nehmen viele Gesprächsbegleiter oft lange Wege auf sich und opfern Zeit und Geld, um sich mit den Experten und der Gruppe auszutauschen. Einige berichten von den frustrierenden Erfahrungen, nach der Ausbildung fast ohne Unterstützung die BVP-Implementierung vorantreiben zu müssen. Sie alle wünschen sich einen engen und informativen Austausch, Hilfestellung bei Fragen rund um die Umsetzung und nicht zuletzt eine moralische Unterstützung bei schwierigen Fällen und inneren Konflikten.

Jedem, der sich mit BVP beschäftigt und gerne ein Konzept wie z. B. »beizeiten begleiten®« in seinem Betrieb, seinem Träger oder seiner Region umsetzen möchte, wird schnell klar, dass man mit BVP nicht allein durchs Leben gehen sollte.

Wichtig **BVP ist ein Konzept, das nicht isoliert in einer Region umgesetzt werden kann**

BVP ist Teil eines Kulturwandels in der deutschen Medizin- und Pflegelandschaft, der nur gemeinsam voran gebracht werden kann.

BVP ist ein Projekt, das auf viele Jahre hin angelegt ist und das die gemeinsamen Anstrengungen aller am Projekt Beteiligten erfordert. Es erscheint also logisch, dass man als BVP-Interessierter sich nach Hilfe und Unterstützung in seinen Anstrengungen umschaut, nach Synergien sucht und eine, wenn möglich, überregionale BVP-Gruppe bildet, die das gleiche Ziel verfolgt. Und so stellt sich die Frage nach der Partnerwahl.

Viele Projekte in Deutschland zur Etablierung von BVP sind seit 2016 an den Start gegangen. Es gibt regionale BVP-Projekte in Köln, Frankfurt, München, Göttingen, Freiburg und anderen Städten und Regionen. Verschiedene Akademien haben sich des

Themas angenommen und inzwischen begonnen, Kurse für BVP-Interessierte anzubieten. Dass wir im Konzept »beizeiten begleiten®« geschult wurden und dieses Instrument für das derzeit in Deutschland tauglichste Mittel halten[48], dürfte inzwischen klar geworden sein. Also kann ich auch gar nicht anders, als dieses Konzept zu empfehlen. Hier sind wir ganz klar und eindeutig voreingenommen. Man könnte nun natürlich hergehen und alle existierenden Konzepte nebeneinanderlegen, vergleichen, bewerten und das für sich am besten passende heraussuchen. Doch dies ist nicht die Aufgabe dieses Buches. Eine solche Analyse der Stärken und Schwächen unterschiedlicher Ansätze in Deutschland, der Schweiz und Österreich ist vielleicht das Thema eines weiteren Buches. In diesem Buch wird ausschließlich das Konzept »beizeiten begleiten®« behandelt, das ich persönlich für das am meisten ausgereifte Konzept halte.

Dennoch: Wenn ich ein Konzept gefunden habe, das die Anforderungen an BVP in Deutschland in hervorragender Weise erfüllt, warum soll ich dann viel Zeit und Geld opfern, um nach einem Konzept zu suchen (oder selbst eines entwickeln), das noch ein klein wenig besser zu sein scheint. Voraussetzung für die flächendeckende Verbreitung von BVP ist, dass eben keine Zersplitterung in viele unterschiedliche Konzepte stattfindet. Ein einziges Konzept, selbst wenn es Mängel aufweisen mag, das deutschlandweit eingeführt wird, hat die besseren Chancen auf Akzeptanz in der breiten Bevölkerung, bzw. bei den an der Versorgungsplanung beteiligten Akteuren. Als »Lernendes System« können wir das Konzept sich stetig weiterentwickeln, anpassen und perfektionieren lassen. Also setze ich auf ein Konzept, von dem ich glaube, dass es die Voraussetzungen für ein lernendes System erfüllt. Kleinere Fehler und Schwächen werden mit der Zeit ausgemerzt werden. Ich stelle keinen Anspruch auf Perfektion, sondern mein Anspruch ist die Praktikabilität des Konzeptes!

Eine Zersplitterung in unterschiedliche Gruppen, die regional ein unterschiedliches Teilprojekt umsetzen, würde dem Gedanken von BVP in Deutschland nur schaden. Sicherlich regelt der Markt die Angebote, schlecht konzipierte Instrumente und Formulare würden mit der Zeit nur wenig Beachtung finden, das beste Konzept würde sich auf Dauer durchsetzen. Doch eine solche Marktbereinigung kostet Zeit und könnte den Personen, für die die Idee wichtig ist, nämlich die Vorausplanenden, schaden. Es entstünde Unsicherheit in der Wahl der »richtigen« Patientenverfügungen, und diese Situation haben wir schließlich schon heute. »Gilt meine alte Patientenverfügung noch? Muss ich jetzt eine neue abfassen? Wenn ja, welche denn?« Solche Fragen höre ich fast täglich. Also gehen wir die Sache von der praktischen Seite aus an:

- Für welches der verfügbaren Konzepte entscheide ich mich?
- Alleine ein BVP-Konzept - gleich welcher Art umsetzen geht nicht.
- Wir brauchen einen Partner. Aber welchen?

[48] Hinweis: Das ursprüngliche Konzept »beizeiten begleiten®« ist mittlerweile integriert in das überarbeitete BVP-Konzept der DiV-BVP!

Zunächst möchte ich den Blickwinkel auf die verschiedenen Ebenen der Partnerwahl lenken: Zunächst brauche ich Partner im eigenen Betrieb. Danach benötige ich Partner im regionalen Verbund, die externen Kooperationspartner. Gleichzeitig ist wünschenswert und meiner Meinung nach notwendig, dass sich verschiedene Einrichtungen und Träger, die ein BVP-Konzept implementieren wollen, sich in einer Erfa-Gruppe (Erfahrungsaustausch-Gruppe) zusammenschließen und gegenseitig unterstützen. Eine räumliche Nähe ist hier von großem Vorteil, da man regelmäßige Treffen ohne große Anfahrtswege anberaumen kann. Dies ist die **erste Ebene**, die Basis der praktischen Arbeit.

Des Weiteren ist es wichtig, mit der Ausbildungsstätte Kontakt zu halten. Dies ist die **zweite, übergeordnete Ebene**. In der Regel sucht man sich eine Ausbildungsstätte, die in der Nähe ist, damit die Anfahrtswege nicht so groß sind. Idealerweise besitzt diese Ausbildungsstätte ausreichende Fachkompetenz und eine größere Anzahl an bereits fertig ausgebildeten Gesprächsbegleitern und Trainern. Auch nach der Ausbildung muss hier ein enger Kontakt gehaltenwerden, etwa in Form von regelmäßigen Plenartreffen, Fachveranstaltungen zum Thema, eine telefonische Kontaktaufnahme muss sichergestellt sein. Dies dient dazu, eventuelle Neuerungen rechtzeitig zu erfahren und Änderungen in den Umweltbedingungen umsetzen zu können und Problemfelder in der täglichen Arbeit diskutieren zu können.

Auf einer **dritten Ebene** sollten die verschiedenen Ausbildungsstätten untereinander Kontakt halten, um von den Anregungen, der konstruktiven Kritik und der Bewegung auf dem Markt Kenntnis zu haben. Idealerweise sollten die verschiedenen Lehrpläne aufeinander abgestimmt sein, damit überall das gleiche Curriculum gelehrt wird. Denn die Ausbildung in Sachen BVP sollte idealerweise deutschlandweit vergleichbar sein.

Damit wären wir auf der **vierten Ebene**. Wer kümmert sich um die Vereinheitlichung der Lehrpläne, wer sorgt für einen Qualitätsstandard in der Ausbildung? Wer koordiniert in der wissenschaftlichen und auch politischen Welt die unterschiedlichen Bestrebungen? Dies ist die Ebene eines Dachverbandes, dessen Ziel es ist, BVP deutschlandweit voranzutreiben. Sehen wir einige Jahre in die Zukunft und prognostizieren eine mögliche Entwicklung: Es wird regionale Verbände geben, die ausbilden und organisieren. Die regionalen Verbände werden in Landesgruppen zusammengeschlossen, einen Landesverband bilden. Alle Landesverbände werden sich in einem deutschlandweiten Dachverband zusammenschließen, um alle Aktivitäten zu koordinieren und mit einer Stimme sprechen zu können.

Doch dies ist derzeit noch Zukunftsmusik. Zurzeit gibt es in verschiedenen Bundesländern erste BVP-Projekte, die vor Ort hinsichtlich Ausbildung und Qualität die Aktivitäten steuern. Das weiterentwickelte Konzept »beizeiten begleiten®« ist hier ganz klar das bevorzugte Konzept.

Das Bundesgesundheitsministerium förderte vor einigen Jahren die Bildung einer Task Force »Advanced Care Planning - »Behandlung im Voraus Planen« (BVP)« zur Bildung eines Mustercurriculums zur Vorlage bei den Verhandlungspartnern im Sinne des §132g, SGV V, Abs. 4. Dieser Task Force gehörten Experten verschiedener Fachgesellschaften an, so die Deutsche Gesellschaft für Palliativmedizin (DGP), die Akademie für Ethik in der Medizin (AEM), die Deutsche Gesellschaft für Allgemeinmedizin (DEGAM) und der Deutsche Hospiz- und PalliativVerband (DHPV).

Diese Gruppe von »BVP-Infizierten« versuchte die Gedanken von ACP auch in Deutschland heimisch werden zu lassen. Man schloss sich zu einer Arbeitsgruppe zusammen, entwickelte das Konzept »beizeiten begleiten®« und untersuchte dessen Wirksamkeit und Auswirkungen in der Praxis auf wissenschaftlicher Basis. In der Folge wurden Lehrpläne entwickelt und Gesprächsbegleiter nach dem Konzept »beizeiten begleiten®« geschult und Trainer für die Gesprächsbegleiter ausgebildet.

Mit der Verabschiedung des § 132g Abs. 3 SGB V und der nachfolgenden Rahmenvereinbarung mit der GKV kam neuer Schwung in die Landschaft der Versorgungsplanung. Die Gründungsmitglieder der ursprünglichen BVP-Gruppe, darunter Prof. Dr. Friedemann Nauck (Uni Göttingen), Prof. Dr. Jürgen in der Schmitten (Uni Düsseldorf) und Prof. Dr. Georg Marckmann (Uni München) und andere BVP-Pioniere in Deutschland und der Schweiz erkannten die Notwendigkeiten eines lebenden und lernenden Systems und versuchten alle Aktivitäten von BVP wie Treffen, Ausbildung der Gesprächsbegleitungen und deren Trainer, Schulungen und Erfassung der Begleitungen zu bündeln und zu einem Kompetenzzentrum weiterzuentwickeln.

Ergebnis war am 20. Februar 2017 die Gründung der DiV-BVP (Deutsche interprofessionelle Vereinigung zu »Behandlung im Voraus Planen e. V.«) in Frankfurt am Main, die eine enge Zusammenarbeit mit den BVP-Pionieren in der Schweiz und nun auch in Österreich betreibt.

Ein solches interdisziplinäres und multiprofessionelles Zentrum im deutschsprachigen Raum kann die Voraussetzung dafür sein, dass BVP lernt, wächst und alle Beteiligten in eine große Gemeinschaft integriert. Die DiV-BVP stellt dann der Gemeinschaft alle notwendigen Informationen zur Verfügung, assimiliert Erfahrungen und adaptiert geänderte Rahmenbedingungen, achtet auf die Qualität der Ausbildung, integriert neueste wissenschaftliche Erkenntnisse und stellt sie den Mitgliedern zur Verfügung. Ebenso kann die DiV-BVP als Sprachrohr gegenüber dem Gesetzgeber und den Kostenträgern bei den künftigen Entwicklungen im Gesundheitssystem dienen.

Aus der Präambel der DiV-BVP e.V.
»Die Deutsche interprofessionelle Vereinigung – Behandlung im Voraus Planen (DiV-BVP) e.V. wird mit dem Ziel gegründet, das [...] bisher überwiegend in anglo-amerikanischen Ländern verbreitete Konzept ACP / BVP auch im deutschsprachigen Raum unter Berücksichtigung der hier gegebenen sozio-kulturellen und rechtlichen Besonderheiten zu etablieren. Damit verbindet sich die Erwartung eines durch die Implementierung von BVP teils initiierten, teils unterstützten kulturellen Wandels im Gesundheitswesen infolge der BVP-immanenten konsequenten Patientenorientierung der Entscheidungsprozesse, auch im Feld der potenziell lebensverlängernden Therapie.

Zur Förderung einer wissenschaftlich fundierten und im gesamten Sozial- und Gesundheitswesen integral etablierten Verankerung von BVP erfolgen die Maßnahmen des Vereins in enger Zusammenarbeit mit den einschlägig hiervon berührten Verbänden und wissenschaftlichen Fachgesellschaften im deutschsprachigen Raum sowie mit der Internationalen Gesellschaft für Advance Care Planning« (Advance Care Planning International, ACP-I).«

Fazit

Die DiV-BVP erfüllt in ihren Gründungsgedanken und Absichten somit alle Voraussetzungen, um BVP im deutschsprachigen Raum als ein lebendes und lernendes System dauerhaft und nachhaltig zu etablieren. Die aus der Task Force entstandene Vereinigung DiV-BVP ist meines Wissens nach die einzige derzeit operierende Fachvereinigung zur Koordination der deutschen Anstrengungen in Sachen BVP.

Kontakt
DiV-BVP e.V.
c/o Würdezentrum gUG
Geleitsstraße 14
60599 Frankfurt am Main
Tel: 069-13 02 55 62 80
info@div-bvp.de
Telefonische Erreichbarkeit
Mi von 9:00–11:00 Uhr

Nachwort

Nun, da dieses Buch geschrieben ist (endlich, sonst wäre ich noch am Schreibtisch festgewachsen), bleiben nur noch ein paar letzte Gedanken.

Zu Beginn des Schreibens ging ich voller Respekt vor dem Thema und auch etwas ängstlich zu Werke. Hatte ich denn wirklich etwas Substanzielles zu BVP zu sagen? Würde es mir gelingen, den Leser bei der Stange zu halten? Hätten die Gedanken, die wir in unserem Team gewälzt hatten, denn wirklich den Wert, um niedergeschrieben zu werden? All die Fragen meiner Kollegen, die tiefer in die BVP-Materie eingestiegen waren, halfen mir schließlich, die ersten Seiten zu schreiben. Bei vielen Fragen glaubte ich eine Antwort zu wissen, andere Fragen ließen mich ratlos zurück und brachten mich ins Nachdenken.

Ich gehöre zu jenen Menschen, die keine Fragen mögen, auf die sie keine Antwort kennen. Also versuchte ich, gültige Antworten zu finden und diese auszuformulieren. Ich hoffe, dies ist uns gelungen. Im Verlaufe des Schreibens dann wurde die ängstliche Phase von einer Zeit des Stolzes und der Euphorie abgelöst. Ich gelangte zu der Überzeugung, einige der Kapitel seien wirklich gut gelungen und dies beflügelte mich ungemein. Ich sah vor meinem geistigen Auge bereits den Briefkasten und das E-Mail-Postfach überquellen von begeisterten Kommentaren wie »Ich bin beeindruckt.« Und »Das ist das Buch, auf das wir so lange gewartete haben.« Verzeihen Sie mir meine Überheblichkeit, aber das dachte ich wirklich.

Doch als sich das Buch dem Ende näherte, geriet ich ins Zweifeln. Ich hatte mich so tief in das Thema eingearbeitet, dass mir plötzlich bewusst wurde, wie wenig ich wusste. Beinahe hätte ich das Projekt aufgegeben, da mir plötzlich nichts mehr gut genug erschien. Alle Kapitel schienen mir plötzlich sehr oberflächlich und populistisch geraten zu sein. Nun quoll der Briefkasten plötzlich über von kritischen Schreiben bis hin zur offenen Ablehnung dieses »unsäglichen Machwerkes«. Denn es gibt immer Leute, die es viel besser wissen, die den kleinsten Fehler sehen und sich daran festbeißen. Und es kann durchaus sein, dass sie Recht haben. Ich mag es nicht leugnen: Vieles ist nur oberflächlich angerissen und um die Fehler zu sehen, braucht man wahrscheinlich keine Lupe. Seltsamerweise erfährt man zu Anfang sehr viel Anregung und Unterstützung. Die Weggefährten stehen am Wegesrand, schwenken Fähnchen und feuern an. Doch mit der Zeit wird die Strecke immer einsamer. Der Jubel ist abgeklungen, nur noch wenige Begleiter klatschen gelegentlich Beifall. Und der Weg ist doch noch so lange! Gegen Ende des Weges sind dann alle nur noch genervt und man schleppt sich alleine und müde ins Ziel.

Doch immerhin haben wir das Ziel erreicht.

Um ein Projekt zum Ende zu bringen braucht man viel Eigenmotivation. Man muss sich immer wieder selbst loben, sich Mut zusprechen und die Zweifel dahin verbannen, wo sie hingehören: In die hinterste Ecke des Verstandes, zumindest so lange, bis das Projekt vollendet ist. Man muss sich nicht ständig selbst kritisieren, das machen schon die anderen. Ich musste mir immer wieder ins Gedächtnis rufen, warum wir das Projekt überhaupt angefangen hatten: Wir wollten jenen BVP-Gefährten, die noch am Anfang des Weges stehen, eine Orientierungshilfe geben und Gedanken in Köpfe pflanzen. Wir wollten ja kein wissenschaftliches Werk schreiben, sondern ein populäres, leicht lesbares. Wir wollten positive und negative Beispiele geben, die hilfreich sein könnten, wenn jemand unterwegs ist und sich wie wir Fragen stellt.

Nun, da alles zu Ende ist, scheint mir das Werk befremdlich. Als würden die Zeilen gar nicht mehr zu mir gehören. Es scheint, ein anderer hätte diese Kapitel geschrieben. Einer, der offenbar mehr Ahnung vom Thema hat als ich. Ich selbst bin ja gar nicht in der Lage, solche Zeilen zu schreiben. Tatsächlich erinnerte ich mich beim abschließenden Korrekturlesen mitunter nicht mehr an die Texte, die ich las. Es scheint, dass meine Gedanken auf Papier gebracht wurden und damit meinen Kopf verließen. Je mehr ich schrieb, desto leerer wurde mein Kopf. Nun, da das Buch zu Ende ist, weiß ich gar nichts mehr über BVP. Aber vielleicht geht das auch anderen Autoren so. Ich hoffe, die Gedanken kommen irgendwann wieder zurück. Ein paar waren ganz gut, denke ich.

Großen Dank schulden wir unseren Frauen. Jedes Kapitel wurde ausgedruckt, besprochen und oft genug in der Luft zerrissen. Immer wieder bekam ich »Hausaufgaben«, wenn etwas zu oberflächlich oder zu unverständlich war. Also wieder zurück an den Schreibtisch: Mehr informieren, lesen, verständlicher schreiben und umformulieren. Unsere Frauen sind nun ebenfalls BVP-Experten, wenn auch wider Willen. Und das Schreiben wandelte sich von lustvoller Beschäftigung hin zu harter Arbeit. Die letzten Wochen war ich nur körperlich anwesend, ohne allzu viel vom Leben zu Hause mitzubekommen. Es ist so still im Haus. Ich muss gleich mal nachsehen gehen, ob meine Frau nicht in der Zwischenzeit ausgezogen ist. Wann habe ich in den letzten Monaten denn etwas besprochen, das nichts mit BVP zu tun hatte?

Ein großes Dankeschön geht auch an unser BVP-Team: Den Mitgliedern unserer Arbeitsgruppe schulde ich großen Dank für ihre kritischen Gedanken, die seltsamerweise umso anregender waren, je spontaner und unreflektierter sie daherkamen. Viele dieser Äußerungen finden sich in diesem Buch wieder.

Danke auch an das Frankfurter BVP-Team: An Kirsten Wolf vom Würdezentrum, die mich mit immer neuer Literatur an den Rand des Verzweifelns brachte und mir wertvolle Hinweise gab; an Boris Knopf, der meine Kritik an der Sache einfach nicht stehen lassen wollte und der auch bis heute noch nicht weiß, wie man »Aufgeben« überhaupt buchstabiert; an Dr. Ingmar Hornke, der mir erstmals die Sicht eines Intensivmediziners auf das Thema nahebrachte und mir in seinen Vorträgen immer wieder den Boden unter den überheblichen Füßen wegzog.

Zum Schluss danke ich auch dem Team der DiV-BVP, Dr. in der Schmitten, Dr. Feddersen, Dr. Marckman und Dr. Nauck, Dr. Petri, Dr. Seifart, Kornelia Götze, Paul Hüster und die vielen anderen Helfer und Mitstreiter, die in ihren nicht nachlassenden Bemühungen aus groben Klötzen qualifizierte BVP-Begleiter machen zu wollen, für einen Großteil meiner Insuffizienzgefühle verantwortlich waren. Ich zitiere: »Ihre Aktionen müssen noch ganz erheblich an Substanz, Klarheit und Präzision gewinnen.« Doch jede Kritik spornt auch an. Das unermüdliche Bemühen um Qualität in der Ausbildung der Gesprächsbegleiter, um einen höchstmöglichen Standard von BVP-Trainern und Koordinatoren und der enorme persönliche Einsatz für diese Ziele nötigen mir den höchsten Respekt ab. Ich hoffe, dass diese »BVP-Burner« ihre hehren Ziele erreichen mögen. Und natürlich, dass ich in meinen Aussagen an Substanz, Klarheit und Präzision dazugewonnen habe.

Abschließend danke ich all jenen Mitstreitern und BVP-Kollegen, die ich hier vergessen habe: Fühlt euch umarmt!

Und einen freundlichen Gruß an Claudia Flöer vom Lektorat Pflege der Schlüterschen Verlagsgesellschaft in Hannover: Ohne Sie wäre das Buch nie geschrieben worden!

Abkürzungsverzeichnis

ÄNo®	Ärztliche Anordnung für den Notfall
ACP	Advanced Care Planing
AG	Arbeitsgruppe
AG-Brutto	Arbeitgeberbrutto (bei den Lohnkosten)
AN-Brutto	Arbeitnehmerbrutto (bei den Lohnkosten)
BSC	Balanced Scorecard
BVP	Behandlung im Voraus planen
BWA	Betriebswirtschaftliche Auuswertung
COPD	chronic obstructive pulmonary disease, (Chronisch-obstruktive Lungenerkrankung)
DiV-BVP	Deutschsprachige interdisziplinäre Vereinigung - BVP
GfB	Geringfügig Beschäftigte
GKV	Spitzenverband der gesetzlichen Krankenkassen gemäß § 217a SGB V
HPG	Hospiz- und Palliativgesetz
KZP	Kurzzeitpflege
MDK	Medizinischer Dienst der Krankenkassen
QM	Qualitätsmanagement
PEG	perkutane endoskopische Gastrostomie
PG	Pflegegrad
PV	Patientenverfügung
PSG	Pflegestärkungsgesetz
PST	Pflegestufe
VHK	Verhinderungspflege
VK	Vollzeitkraft (eine 100 Prozent-Stelle)
VZP	Vollzeitpflege
WTG	Wohn- und Teilhabegesetz

Literatur

Bayerisches Staatsministerium der Justiz (2017):Vorsorge für Unfall, Krankheit und Alter. 18. Aufl. Verlag C.H. Beck, München.

Beauchamp L, Childress JF (2012): Principles of Biomedical Ethics. 7. Aufl. Oxford University Press, Oxford.

Becker D (2016): Tod-Reden. Eine Plattform zum Austausch über Leben, Sterben, Tod und Trauer. Palliative Geriatrie 1/2016: 36-38.

Becker D (2017): Death Café – ein Gesprächsangebot. In: Praxis: palliativ 33/2017: 43.

Bollig G, Kuklau N (2015): Der Letzte Hilfe-Kurs – ein Angebot zur Verbesserung der allgemeinen ambulanten Palliativversorgung durch Information und Befähigung von Bürgerinnen und Bürgern; Z Palliativmed 16/2015: 210-216.

Bundesministerium für Gesundheit (2017): Mustercurricula der vom Bundesministerium für Gesundheit geförderten Task Force »Advance Care Planning – Behandlung im Voraus planen (BVP)« Konsentierter Entwurf, Stand: 11.01.2017

Coors M, Jox R. & in der Schmitten, J (2015): Advanced Care Planning. Von der Patientenverfügung bis zur gesundheitlichen Vorausplanung. Kohlhammer, Stuttgart.

Coors M (2015): Ethikberatung in Pflege und ambulanter Versorgung: Modelle und theoretische Grundlagen. Jacobs Verlag, Lage.

Coors M, Simon A & Stiemerling M (Hrsg.) (2015): Ethikberatung in Pflege und ambulanter Versorgung. Modelle und theoretische Grundlagen. Jacobs Verlag, Lage.

Diözesanbeauftragte für Ethik im Gesundheitswesen, Erzbistum Köln (2009): Köln-Nimwegener Instrumentarium für ethische Fallbesprechung. Für den Bereich Altenheim, Überarbeitung 10/2009.

ERC (2015): ERC-Leitlinien »Ethik der Reanimation und Entscheidungen am Lebensende, Notfall + Rettungsmedizin 8.

Europarat (2014): Leitfaden zum Prozess der Entscheidungsfindung zur medizinischen Behandlung am Lebensende.

Fragerlin A, Schneider CE (2004): »Enough: The Failure of the Living Will«. Hastings Center Report 34, No. 2, 2004: 30–42.

Gigerenzer G (2013): Risiko. , Zeitverlag, Hamburg.

Hauschildt J & g Gemünden HG (1998). Promotoren. Gabler Verlag, Wiesbaden.

Hüster P, Hobelsberger H & Hellwig A (Hrsg.) (2016): Christliche Organisationskultur prägen, Ansätze im kirchlichen Gesundheitswesen. Lambertus Verlag, Freiburg.

In der Schmitten J, Lex K, Mellert C, Rothärmel S, Wegscheider K & Marckmann G (2014): Implementing an Advance Care Planning Program in German Nursing Homes: Results of an Inter-Regionally Controlled Intervention Trial. Dtsch Arztebl Int 2014; 111(4): 50–57.

In der Schmitten J, Lex, Mellert, Rothärmel, Wegscheider & Marckmann (2014): Patientenverfügungsprogramm: Implementierung in Senioreneinrichtungen. Deutsches Ärzteblatt, Jg. 111, 4/2014

In der Schmitten J, Marckmann G (2015). Das Pilotmodell beizeiten begleiten. In: Coors M, Jox R, in der Schmitten J (2015) (Hrsg. Advanced Care Planning): Von der Patientenverfügung zur gesundheitlichen Vorausplanung. Kohlhammer Verlag, Stuttgart.

In der Schmitten J, Nauck F, Marckmann G (2016): Behandlung im Voraus planen/ Advanced Care Planning): ein neues Konzept zur Realisierung wirksamer Patientenverfügungen, Z Palliativmed 2016, 17: 177-195, Thieme Verlag, Stuttgart.

Jox RJ (2013): Sterben lassen: Über Entscheidungen am Ende des Lebens. Rowohlt Verlag, Reinbek.

Kahnemann D (2011): Schnelles Denken, langsames Denken. Siedler Verlag, München.

Lange W & Lampe L (2002). Balanced Scorecard als ganzheitliches Führungsinstrument in Non-Profit-Organisationen. Springer Verlag, Berlin.

Löhner M (2009): Führung neu denken. Campusverlag, Frankfurt

Maercker A & Forstmeier S (Hrsg.) (2013): Der Lebensrückblick in Therapie und Beratung. Springer Verlag, Berlin.

Marckmann G (2015): Praxisbuch Ethik in der Medizin. Medizinisch Wissenschaftliche Verlagsgesellschaft, Berlin.

Nauck F, Marckmann G, in der Schmitten J (2018): Behandlung im Voraus Planen – Bedeutung für die Intensiv- und Notfallmedizin. AINS 01/2018, Georg Thieme Verlag, Stuttgart, New York.

Neitzke G (2015): Recht als Ermöglichungsordnung – ACP als rechtlich zulässige Gestaltung. Rechtsnormen als gestaltungsoffene Deutungsschemata. Coors M, Jox R. & in der Schmitten, J (2015): Advanced Care Planning. Von der Patientenverfügung bis zur gesundheitlichen Vorausplanung. Kohlhammer, Stuttgart, S. 171.

Schein EH (2003). Organisationskultur. 3. Aufl. Verlag Edition Humanistische Psychologie (EHP), Bergisch-Gladbach.

Schöne-Seifert B (2007): Grundlagen der Medizinethik. Kröner Verlag, Stuttgart.

Schulze U, Niewohner S (hrsgg. im Auftrag der Forschungsgruppe Pflege und Gesundheit) (2014): Selbstbestimmt in der letzten Lebensphase – zwischen Autonomie und Fürsorge. Impulse aus dem Modellprojekt LIMITS Münster

Sommer S, Marckmann G, Pentzek M, Wegscheider K, Abholz HH & in der Schmitten J (2012): Patientenverfügungen in stationären Einrichtungen der Seniorenpflege. Deutsches Ärzteblatt, Jg. 109, 37/2012: 77–83

Stadt Essen (Hrsg.) (2012): Der geriatrische Palliativpatient. Empfehlung des Arbeitskreises Palliativmedizin, Palliativpflege und Hospizarbeit in der stationären Alten- und Behindertenhilfe. 3. überarb. Aufl. Essen.

Steinkamp N, Gordijn B (2000): »Die Nimwegener Methode für ethische Fallbesprechungen«. Rheinisches Ärzteblatt 5/2000: 22–23.

Teno JM, Nelson, JH & Lynn L. (1994): Advance Care Planning. Priorities for ethical and empirical research. Hastings Cent Rep 24(6): S. 32-36.

van de Glind et al.: Pre-arrest predictors of survival after resuscitation from out-of-hospital cardiac arrest in the elderly a systematic review. BMC Geriatrics 2013 13:68

Witte E (1973): Organisation für Innovationsentscheidungen – Das Promotoren-Modell. Verlag Otto Schwarz & Co., Göttingen.

Wolf G (2010): Der Business Discourse. Effizienz und Effektivität der unternehmerischen Kommunikation. Gabler Verlag, Wiesbaden.

Wolf K (2016): »Beratung nach dem §132g/SGB V, des Hospiz-und Palliativgesetz (HPG), Gesundheitliche Versorgungsplanung für die letzte Lebensphase, im Altenpflegeheim.« Bachelor-Thesis zum B.Sc. Pflege- und Casemanagement (PCM)

Literaturtipps zum Projektmanagement

DeMarco T (2007): Der Termin. Ein Roman über Projektmanagement. Carl Hanser Verlag, Berlin.

Drees J, Lang C & Schöps M (2014): Praxisleitfaden Projektmanagment. Tipps, Tools und Tricks aus der Praxis für die Praxis. 2. Aufl. Carl Hanser Verlag, Berlin.

Hemmrich A & Harrant H (2015): Projektmanagement: In 7 Schritten zum Erfolg. 4. Aufl. Carl Hanser Verlag, Berlin.

Linkverzeichnis

Würdezentrum gUG Frankfurt, im Internet: https://www.wuerdezentrum.de

»beizeiten begleiten®« (b.b.) ist eine eingetragene Wort-Bild-Marke der Universitäten Düsseldorf und Augsburg, siehe: www.beizeitenbegleiten.de/

Dr. med. Jürgen in der Schmitten, MPH, Institut für Allgemeinmedizin, Medizinische Fakultät der Heinrich-Heine-Universität, im Internet: www.aerzteblatt.de/archiv/152952/Patientenverfuegungsprogramm-Implementierung-in-Senioreneinrichtungen

Respekt für vorausverfügte Präferenzen und Entscheidungen für den Fall von Krankheit und Tod (RESPEKT), im Internet:

www.forschung-patientenorientierung.de/index.php/projekte/erste-foerderphase/modul-vier-phase-1/respect-in-der-schmitten.html

Gesetz zur Verbesserung der Hospiz- und Palliativversorgung in Deutschland (Hospiz- und Palliativgesetz – HPG, im Internet: www.bundesrat.de/SharedDocs/beratungsvorgaenge/2015/0101-0200/0195-15.html

Gesundheitliche Versorgungsplanung für die letzte Lebensphase, im Internet:

www.gkv-spitzenverband.de/krankenversicherung/hospiz_und_palliativversorgung/letzte_lebensphase/gesundheitliche_versorgungsplanung.jsp

Projekt Hospizkultur und Palliative Care in Alten- und Pflegeheimen (HPCPH) »Woran erkennen die Heime, dass sie Hospizkultur und Palliative Care (HPC) wirkungsvoll umsetzen?«

»Palliative Geriatrie«, im Internet:

www.hospiz.at/fachwelt/hospiz-und-palliative-care-in-der-Grundversorgung/hcp-in-alten-und-pflegeheimen/

und

www.hospiz.at/hospiz-palliative-care/hospiz-und-palliativecare-in-der-grundversorgung/hpc-in-alten-und-pflegeheimen/

Letzte Hilfe Kurse:

www.letztehilfe.info/

www.deutschlandfunkkultur.de/letzte-hilfe-kurse-im-stehen-sterben.1278.de.html?dram:article_id=401616

Robert Bosch Stiftung: Curriculum »Palliative Praxis«, im Internet: www.bosch-stiftung.de/de/publikation/palliative-praxis-kompetenz-und-sorge-fuer-alte-menschen-am-lebensende

ACP+ Gespräche mit Schwerstkranken:

https://www.talkaboutwhatmatters.org/documents/Providers/PSJH-Serious-Illness-Conversation-Guide.pdf

RESPEKT: Abschlussbericht zum Forschungsprojekt – juristischer Teil der Universität Augsburg. Für die Universität Augsburg: Dr. jur. Sonja Rothärmel, Projektleitung juristischer Teil,

http://forschung.deutscherentenversicherung.de/ForschPortalWeb/ressource?key=Rothaermel_01GX0754.pdf

RESPEKT: Respekt für vorausverfügte Präferenzen und Entscheidungen für den Fall von Krankheit und Tod (RESPEKT). Kontrollierte Interventionsstudie zur prozess- und system-orientierten Implementierung von Patienten-Vorausverfügungen in Altenheimen und den relevanten Versorgungsstrukturen einer Modellregion

http://www.forschung-patientenorientierung.de/files/01gx_0753_projekt_respekt_-_abschlussbericht.pdf

DHPV, ADVANCE CARE PLANNING (ACP) in stationären Pflegeeinrichtungen Eine Einführung auf Grundlage des Hospiz- und Palliativgesetzes (HPG), 23.02.2016

http://www.dhpv.de/tl_files/public/Service/Broschueren/Handreichung_ACP.pdf.

DHPV, Betreuung schwerstkranker und sterbender Menschen im hohen Lebensalter in Pflegeeinrichtungen Grundsatzpapier zur Entwicklung von Hospizkultur und Palliativversorgung in stationären Einrichtungen der Altenhilfe,

http://www.dhpv.de/tl_files/public/Service/Broschueren/Betreuung%20schwerstkranker%20und%20sterbender%20Menschen%20im%20hohen%20Lebensalter%20in%20Pflegeeinrichtungen.pdf

DHPV, Bundesarbeitsgemeinschaft Hospiz zur Förderung von ambulanten, teilstationären und stationären Hospizen und Palliativmedizin e.V., Hospizkultur im Alten- und Pflegeheim - Indikatoren und Empfehlungen zur Palliativkompetenz

http://www.dhpv.de/tl_files/public/Service/Broschueren/broschuere_hospizkultur-im-alten-u-pflegeheim.pdf

Diakonie, Handreichung Mit Sterbenden leben – achtsam sein 2015

http://www.diakoniehessen.de/fileadmin/Dateien/AAA_DiakonieHessen/Files/Veroeffentlichungen/AllgemeineLebensberatung/DH_Brosch_A5_Mit_Sterbenden_leben_screen.pdf

DIP: Studie »Würdige Sterbebegleitung in den stationären und ambulanten Einrichtungen des Caritasverbandes für die Region Kempen-Viersen e.V.«

http://www.dip.de/fileadmin/data/pdf/material/Projektbericht_Projektkoord_Wuerdige-Sterbebegleitung.pdf

EAPC, Weißbuch zu Empfehlungen der Europäischen Gesellschaft für Palliative Care (EAPC), Standards und Richtlinien für Hospiz- und Palliativversorgung in Europa: Teil 21,

https://www.dgpalliativmedizin.de/images/Radbruch_2011_white_paper_standards_and_norms_deutsch_Teil2.pdf

WHO: Bessere Palliativversorgung für ältere Menschen

http://www.palliative-geriatrie.de/fileadmin/downloads/Materialien/Better_Pall_Care_Deutsche_Endfassung.pdf

https://faktencheck-gesundheit.de/de/faktenchecks/faktencheck-palliativversorgung/ergebnis-ueberblick/
ZQP Zentrum für Qualität in der Pflege. Aktuelle Studie des Zentrums für Qualität in der Pflege(ZQP): Bevölkerungsbefragung des Zentrums für Qualität in der Pflege11
https://www.zqp.de/wp.../Analyse_Lebensende_Ambulante_Pflege_Simon_Eggert.pdf
FSH St. Gallen, Kernpunkte von »Advance Care Planning« im Pflegeheim
https://www.researchgate.net/.../307988133_Kernpunkte_von_Advance_Care_Planning_im_Pflegeheim 23.03.2018 - Kernpunkte von »Advance Care Planning« im Pflegeheim ... André Fringer at FHS St. Gallen University of Applied Sciences ... Evaluation of ACP in Long-term care - Nursing perspectives on ACP in Long-term care

ICN Ethikkodex für Pflegende
http://www.bpb.de/gesellschaft/umwelt/bioethik/182461/pflegerische-ethik
https://www.dbfk.de/media/docs/download/Allgemein/ICN-Ethikkodex-2012-deutsch.pdf

Kompetenzzentrum Palliative Geriatrie vom UNIONHILFSWERK I
www.palliative-geriatrie.de

Ambulante Ethikberatung Hessen
www.aebh.de

ACP-Programme, weltweit
www.fivewishes.org
www.letmedecide.ie/index/php/home
www.polst.org

Programme und Projekte von Beginn weg online planen
https://www.quint-essenz.ch/de

Kursbuch Wirkung: Projektziele effektiver erreichen
https://www.phineo.org/fuer-organisationen/kursbuch-wirkung

Sonstiges

5. Weltkongress
https://www.uni-muenchen.de/forschung/news/2015/marckmann_acpkongress.html
http://www.acpel2015.org/
https://www.zqp.de/portfolio/meinungsbild-debatte-assistierter-suizid-aus-bevoelkerungssicht-2014/
http://www.dhpv.de/themen_stationaere-altenpflege.html
https://www.dgpalliativmedizin.de/pressemitteilungen/pflegeheime-brauchen-gesellschaftlichen-rueckhalt-um-alte-menschen-bis-zum-ende-ihres-lebens-angemessen-betreuen-und-begleiten-zu-koennen.html
http://www.hospiz-palliativ-nds.de/versorgungsplanung-am-lebensende-fachtag-diskutiert-umsetzung-von-advance-care-planning-in-deutschland/
https://soziales.hessen.de/.../empfehlungen_zur_verbesserung_der_sterbebegleitung_i...
https://alpha-nrw.de/themen2/palliativversorgung-in-pflegeheimen/
http://www.charta-zur-betreuung-sterbender.de/
www.foerder-lotse.de

Dr. Tanja Krones Universität Zürich Leitende Ärztin Klinische Ethik Universitätsspital siehe:
http://www.nfp67.ch/de/projekte/modul-2-entscheidungen-motive-haltungen/projekt-krones
Kompetenzzentrum Palliative Geriatrie vom UNIONHILFSWERK I
www.palliative-geriatrie.de

Register